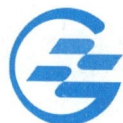

全国中医药行业高等职业教育"十二五"规划教材

中成药用药指导

（供中药学、药品生产技术、药学专业用）

主　编　王庆林（连云港中医药高等职业技术学校）
　　　　张金莲（江西中医药大学）

副主编　吴俊荣（黑龙江中医药大学）
　　　　周少林（盐城卫生职业技术学院）
　　　　高秀兰（山东中医药高等专科学校）

编　委　（以姓氏笔画为序）
　　　　付正丰（重庆三峡医药高等专科学校）
　　　　吕建军（山西药科职业学院）
　　　　孙振国（南阳医学高等专科学校）
　　　　李利娜（连云港中医药高等职业技术学校）
　　　　陈　桦（惠州卫生职业技术学院）
　　　　夏　红（北京卫生职业学院）

中国中医药出版社
·北　京·

图书在版编目（CIP）数据

中成药用药指导/王庆林，张金莲主编．—北京：中国中医药出版社，2015.8
（2024.12重印）
全国中医药行业高等职业教育"十二五"规划教材
ISBN 978 - 7 - 5132 - 2529 - 8

Ⅰ．①中…　Ⅱ．①王…②张…　Ⅲ．①中成药 - 用药法 - 高等职业教育 - 教材
Ⅳ．①R286

中国版本图书馆 CIP 数据核字（2015）第 112498 号

中 国 中 医 药 出 版 社 出 版
北京经济技术开发区科创十三街 31 号院二区 8 号楼
邮政编码　100176
传真　010-64405721
东港股份有限公司印刷
各地新华书店经销

*

开本 787 × 1092　1/16　印张 17　字数 378 千字
2015 年 8 月第 1 版　2024 年 12 月第 9 次印刷
书　号　ISBN 978 - 7 - 5132 - 2529 - 8

*

定价　48.00 元

网址　www.cptcm.com

服务热线　010-64405510
购书热线　010-89535836
微信服务号　zgzyycbs

微商城网址　https://kdt.im/LIdUGr
官方微博　http://e.weibo.com/cptcm
天猫旗舰店网址　http://zgzyycbs.tmall.com

全国中医药职业教育教学指导委员会

张美林（成都中医药大学附属医院针灸学校党委书记、副校长）

张登山（邢台医学高等专科学校教授）

张震云（山西药科职业学院副院长）

陈　燕（湖南中医药大学护理学院院长）

陈玉奇（沈阳市中医药学校校长）

陈令轩（国家中医药管理局人事教育司综合协调处副主任科员）

周忠民（渭南职业技术学院党委副书记）

胡志方（江西中医药高等专科学校校长）

徐家正（海口市中医药学校校长）

凌　娅（江苏康缘药业股份有限公司副董事长）

郭争鸣（湖南中医药高等专科学校校长）

郭桂明（北京中医医院药学部主任）

唐家奇（湛江中医学校校长、党委书记）

曹世奎（长春中医药大学职业技术学院院长）

龚晋文（山西职工医学院/山西省中医学校党委副书记）

董维春（北京卫生职业学院党委书记、副院长）

谭　工（重庆三峡医药高等专科学校副校长）

潘年松（遵义医药高等专科学校副校长）

秘 书 长　周景玉（国家中医药管理局人事教育司综合协调处副处长）

前　言

中医药职业教育是我国现代职业教育体系的重要组成部分，肩负着培养中医药多样化人才、传承中医药技术技能、促进中医药就业创业的重要职责。教育要发展，教材是根本，在人才培养上具有举足轻重的作用。为贯彻落实习近平总书记关于加快发展现代职业教育的重要指示精神和《国家中长期教育改革和发展规划纲要（2010—2020 年）》，国家中医药管理局教材办公室、全国中医药职业教育教学指导委员会紧密结合中医药职业教育特点，充分发挥中医药高等职业教育的引领作用，满足中医药事业发展对于高素质技术技能中医药人才的需求，突出中医药高等职业教育的特色，组织完成了"全国中医药行业高等职业教育'十二五'规划教材"建设工作。

作为全国唯一的中医药行业高等职业教育规划教材，本版教材按照"政府指导、学会主办、院校联办、出版社协办"的运作机制，于 2013 年启动了教材建设工作。通过广泛调研、全国范围遴选主编，又先后经过主编会议、编委会议、定稿会议等研究论证，在千余位编者的共同努力下，历时一年半时间，完成了 84 种规划教材的编写工作。

"全国中医药行业高等职业教育'十二五'规划教材"，由 70 余所开展中医药高等职业教育的院校及相关医院、医药企业等单位联合编写，中国中医药出版社出版，供高等职业教育院校中医学、针灸推拿、中医骨伤、临床医学、护理、药学、中药学、药品质量与安全、药品生产技术、中草药栽培与加工、中药生产与加工、药品经营与管理、药品服务与管理、中医康复技术、中医养生保健、康复治疗技术、医学美容技术等 17 个专业使用。

本套教材具有以下特点：

1. 坚持以学生为中心，强调以就业为导向、以能力为本位、以岗位需求为标准的原则，按照高素质技术技能人才的培养目标进行编写，体现"工学结合""知行合一"的人才培养模式。

2. 注重体现中医药高等职业教育的特点，以教育部新的教学指导意见为纲领，注重针对性、适用性及实用性，贴近学生、贴近岗位、贴近社会，符合中医药高等职业教育教学实际。

3. 注重强化质量意识、精品意识，从教材内容结构、知识点、规范化、标准化、编写技巧、语言文字等方面加以改革，具备"精品教材"特质。

4. 注重教材内容与教学大纲的统一，教材内容涵盖资格考试全部内容及所有考试要求的知识点，满足学生获得"双证书"及相关工作岗位需求，有利于促进学生就业。

5. 注重创新教材呈现形式，版式设计新颖、活泼，图文并茂，配有网络教学大纲指导教与学（相关内容可在中国中医药出版社网站 www.cptcm.com 下载），符合职业院校学生认知规律及特点，以利于增强学生的学习兴趣。

在"全国中医药行业高等职业教育'十二五'规划教材"的组织编写过程中，得到了国家中医药管理局的精心指导，全国高等中医药职业教育院校的大力支持，相关专家和各门教材主编、副主编及参编人员的辛勤努力，保证了教材质量，在此表示诚挚的谢意！

我们衷心希望本套规划教材能在相关课程的教学中发挥积极的作用，通过教学实践的检验不断改进和完善。敬请各教学单位、教学人员及广大学生多提宝贵意见，以便再版时予以修正，提升教材质量。

国家中医药管理局教材办公室

全国中医药职业教育教学指导委员会

中国中医药出版社

2015 年 5 月

编写说明

为了满足高等职业教育中医药相关专业的人才培养目标及当前职业教育改革和发展的需要，在全国中医药职业教育教学指导委员会、国家中医药管理局教材办公室统一规划、宏观指导下，中国中医药出版社组织全国有关中医药职业教育院校联合编写了本教材，即全国中医药行业高等职业教育"十二五"规划教材《中成药用药指导》。

中成药用药指导是高等职业教育中药学、药品生产技术及药学专业的专业核心课程之一，为培养学生指导用药技能而开设。本教材严格遵循职业教育专业设置与产业需求、课程内容与职业标准、教学过程与工作过程"三对接"的原则，力求体现思想性、科学性、实用性、启发性、教学适用性。所选中成药以《中国药典》作为依据，基本满足了中药专业对应国家职业大典上的工种所开展的职业技能鉴定（中、高级）、全国中医药专业技术资格中药专业（初级士）考试大纲对中成药知识及技能的要求，并参考执业药师考试大纲以及国家基本药物目录，为学生今后的可持续发展奠定基础。

全书共分上下两篇，上篇为总论部分，分为四章，主要介绍中成药的基础知识，下篇为各论部分，按主治病症将常用中成药分为内科用药、妇科用药、儿科用药、外科用药、五官科用药、皮肤科用药等六章，共涉及病症43种，选择中成药共476种，其中正文中307种，介绍其组成、功能主治、规格、用法用量、使用注意等内容，附169种，在正文后列表介绍。

本教材上篇与下篇第一章第一节由王庆林编写；下篇第一章第二、三、四节由孙振国编写；下篇第一章第五、六、七、八节由吕建军编写；下篇第一章第九、十、十一、十二节由陈桦编写；下篇第一章第十三、十四、十五、十六节由周少林编写；下篇第一章第十七、十八、十九节由夏红编写；下篇第二章由吴俊荣编写；下篇第三章由张金莲编写；下篇第四章由付正丰编写；下篇第五章由高秀兰编写；下篇第六章由李利娜编写。最后由王庆林负责全书统稿。在编写过程中，各参编人员所在院校给予了大力支持和帮助，同时本教材参考引用了大量文献资料，在此一并表示感谢！

由于编者水平有限，加之编写时间仓促，书中若有不妥之处，衷心希望各院校在使用过程中提出宝贵意见，以便再版时修订提高。

《中成药用药指导》编委会
2015 年 7 月

第三节　中成药的组成 ……………… 9
　一、组成目的 ……………… 10
　二、组成原则 ……………… 10

第三章　中成药的剂型
第一节　中成药剂型分类 ………… 12
第二节　常用中成药剂型介绍 …… 13
　一、丸剂 ……………… 13
　二、散剂 ……………… 13
　三、煎膏剂 ……………… 13
　四、外用膏剂 ……………… 13
　五、酒剂 ……………… 14
　六、片剂 ……………… 14
　七、栓剂 ……………… 14
　八、颗粒剂 ……………… 14
　九、合剂 ……………… 15
　十、胶囊剂 ……………… 15
　十一、糖浆剂 ……………… 15
　十二、注射剂 ……………… 15
　十三、其他剂型 ……………… 16

第四章　中成药的合理使用
第一节　中成药的选用 ……… 17
　一、药证相符 ……………… 17
　二、剂型的选择 ……………… 17
　三、配伍用药 ……………… 18
第二节　中成药的使用注意事项 … 19
　一、名称与功效 ……………… 19
　二、用法与用量 ……………… 19
　三、精简用药 ……………… 20
　四、毒副作用 ……………… 21
第三节　中成药的用药禁忌 …… 21
　一、药物配伍禁忌 ……………… 21
　二、妊娠用药禁忌 ……………… 21
　三、用药饮食禁忌 ……………… 22
第四节　中成药的不良反应 …… 22

目　录

上篇　总论

第一章　绪论
第一节　中成药的概念 ……… 2
第二节　中成药的分类 ……… 2
　一、按主治病证分类 ……… 2
　二、按功效分类 ……… 2
　三、按剂型分类 ……… 2
　四、其他分类方法 ……… 3
第三节　中成药的发展简史 …… 3
　一、秦汉时期 ……… 3
　二、晋、唐时期 ……… 3
　三、宋、金、元时期 ……… 4
　四、明清时期 ……… 4
　五、民国时期 ……… 4
　六、新中国成立后 ……… 5

第二章　中成药处方来源、命名及组成
第一节　中成药处方来源 …… 6
　一、传统古方 ……… 6
　二、验方 ……… 6
　三、新研制方 ……… 6
第二节　中成药的命名 ……… 7
　一、传统命名 ……… 7
　二、现代命名 ……… 8

一、引起中成药不良反应的主要
原因 ·········· 22
二、中成药不良反应的防治 ······ 23
第五节 中成药的贮存保管 ······ 23
一、中成药变质的原因 ······· 23
二、各类中成药的贮藏保管方法 ······ 24

下篇 各论

第一章 内科用药

第一节 感冒 ·········· 27
一、概述 ·········· 27
二、辨病要点 ·········· 28
三、辨证荐药 ·········· 28
第二节 中暑 ·········· 34
一、概述 ·········· 34
二、辨病要点 ·········· 35
三、辨证荐药 ·········· 35
第三节 咳嗽 ·········· 38
一、概述 ·········· 39
二、辨病要点 ·········· 39
三、辨证荐药 ·········· 39
第四节 喘病 ·········· 46
一、概述 ·········· 47
二、辨病要点 ·········· 47
三、辨证荐药 ·········· 48
第五节 胃痛 ·········· 52
一、概述 ·········· 52
二、辨病要点 ·········· 52
三、辨证荐药 ·········· 53
第六节 泄泻 ·········· 60
一、概述 ·········· 60
二、辨病要点 ·········· 61
三、辨证荐药 ·········· 61
第七节 便秘 ·········· 65

一、概述 ·········· 65
二、辨病要点 ·········· 66
三、辨证荐药 ·········· 66
第八节 胁痛 ·········· 70
一、概述 ·········· 70
二、辨病要点 ·········· 71
三、辨证荐药 ·········· 71
第九节 胸痹 ·········· 74
一、概述 ·········· 75
二、辨病要点 ·········· 75
三、辨证荐药 ·········· 76
第十节 心悸 ·········· 84
一、概述 ·········· 84
二、辨病要点 ·········· 85
三、辨证荐药 ·········· 85
第十一节 不寐 ·········· 92
一、概述 ·········· 93
二、辨病要点 ·········· 93
三、辨证荐药 ·········· 94
第十二节 头痛 ·········· 98
一、概述 ·········· 98
二、辨病要点 ·········· 99
三、辨证荐药 ·········· 99
第十三节 眩晕 ·········· 105
一、概述 ·········· 106
二、辨病要点 ·········· 106
三、辨证荐药 ·········· 106
第十四节 中风 ·········· 112
一、概述 ·········· 112
二、辨病要点 ·········· 112
三、辨证荐药 ·········· 113
第十五节 消渴 ·········· 119
一、概述 ·········· 119
二、辨病要点 ·········· 119
三、辨证荐药 ·········· 119

第十六节　淋证 ……………… 123
　一、概述 ……………… 123
　二、辨病要点 ……………… 124
　三、辨证荐药 ……………… 124
第十七节　痹病 ……………… 128
　一、概述 ……………… 128
　二、辨病要点 ……………… 129
　三、辨证荐药 ……………… 129
第十八节　虚劳 ……………… 135
　一、概述 ……………… 135
　二、辨病要点 ……………… 136
　三、辨证荐药 ……………… 136
第十九节　高脂血症 ……………… 145
　一、概述 ……………… 145
　二、辨病要点 ……………… 146
　三、辨证荐药 ……………… 146

第二章　妇科用药

第一节　月经不调 ……………… 150
　一、概述 ……………… 150
　二、辨病要点 ……………… 150
　三、辨证荐药 ……………… 151
第二节　痛经 ……………… 157
　一、概述 ……………… 157
　二、辨病要点 ……………… 157
　三、辨证荐药 ……………… 158
第三节　带下 ……………… 160
　一、概述 ……………… 160
　二、辨病要点 ……………… 161
　三、辨证荐药 ……………… 161
第四节　绝经前后诸症 ……………… 165
　一、概述 ……………… 165
　二、辨病要点 ……………… 166
　三、辨证荐药 ……………… 166

第三章　儿科用药

第一节　小儿感冒 ……………… 170
　一、概述 ……………… 170
　二、辨病要点 ……………… 170
　三、辨证荐药 ……………… 171
第二节　小儿咳嗽 ……………… 175
　一、概述 ……………… 175
　二、辨病要点 ……………… 176
　三、辨证荐药 ……………… 176
第三节　小儿泄泻 ……………… 180
　一、概述 ……………… 180
　二、辨病要点 ……………… 181
　三、辨证荐药 ……………… 181
第四节　小儿积滞 ……………… 184
　一、概述 ……………… 184
　二、辨病要点 ……………… 185
　三、辨证荐药 ……………… 185
第五节　小儿肠道虫证 ……………… 188
　一、概述 ……………… 188
　二、辨病要点 ……………… 188
　三、辨证荐药 ……………… 188

第四章　外科用药

第一节　疮疡 ……………… 191
　一、概述 ……………… 191
　二、辨病要点 ……………… 192
　三、辨证荐药 ……………… 192
第二节　烧烫伤 ……………… 195
　一、概述 ……………… 195
　二、辨病要点 ……………… 196
　三、辨证荐药 ……………… 196
第三节　痔疮 ……………… 198
　一、概述 ……………… 198
　二、辨病要点 ……………… 198

三、辨证荐药 ┈┈┈┈┈ 198

第四节 乳癖 ┈┈┈┈┈ 201
　　一、概述 ┈┈┈┈┈ 201
　　二、辨病要点 ┈┈┈┈┈ 202
　　三、辨证荐药 ┈┈┈┈┈ 202

第五节 跌打损伤 ┈┈┈┈┈ 205
　　一、概述 ┈┈┈┈┈ 205
　　二、辨病要点 ┈┈┈┈┈ 206
　　三、辨证荐药 ┈┈┈┈┈ 206

第五章 五官科用药

第一节 圆翳内障 ┈┈┈┈┈ 209
　　一、概述 ┈┈┈┈┈ 209
　　二、辨病要点 ┈┈┈┈┈ 209
　　三、辨证荐药 ┈┈┈┈┈ 209

第二节 耳鸣耳聋 ┈┈┈┈┈ 213
　　一、概述 ┈┈┈┈┈ 213
　　二、辨病要点 ┈┈┈┈┈ 213
　　三、辨证荐药 ┈┈┈┈┈ 213

第三节 鼻渊 ┈┈┈┈┈ 215
　　一、概述 ┈┈┈┈┈ 216
　　二、辨病要点 ┈┈┈┈┈ 216
　　三、辨证荐药 ┈┈┈┈┈ 216

第四节 喉痹 ┈┈┈┈┈ 219
　　一、概述 ┈┈┈┈┈ 219
　　二、辨病要点 ┈┈┈┈┈ 219
　　三、辨证荐药 ┈┈┈┈┈ 219

第五节 乳蛾 ┈┈┈┈┈ 225
　　一、概述 ┈┈┈┈┈ 225
　　二、辨病要点 ┈┈┈┈┈ 225
　　三、辨证荐药 ┈┈┈┈┈ 225

第六节 牙痛 ┈┈┈┈┈ 228
　　一、概述 ┈┈┈┈┈ 228
　　二、辨病要点 ┈┈┈┈┈ 228
　　三、辨证荐药 ┈┈┈┈┈ 228

第七节 口疮 ┈┈┈┈┈ 231
　　一、概述 ┈┈┈┈┈ 231
　　二、辨病要点 ┈┈┈┈┈ 232
　　三、辨证荐药 ┈┈┈┈┈ 232

第六章 皮肤科用药

第一节 脚湿气 ┈┈┈┈┈ 234
　　一、概述 ┈┈┈┈┈ 234
　　二、辨病要点 ┈┈┈┈┈ 234
　　三、辨证荐药 ┈┈┈┈┈ 235

第二节 湿毒疮 ┈┈┈┈┈ 237
　　一、概述 ┈┈┈┈┈ 237
　　二、辨病要点 ┈┈┈┈┈ 237
　　三、辨证荐药 ┈┈┈┈┈ 238

第三节 瘾疹 ┈┈┈┈┈ 240
　　一、概述 ┈┈┈┈┈ 240
　　二、辨病要点 ┈┈┈┈┈ 240
　　三、辨证荐药 ┈┈┈┈┈ 240

实践技能训练

实训一 中成药基础知识技能训练 ┈ 244
实训二 常用中成药的社会调查 ┈┈ 245
实训三 问病荐药技能训练 ┈┈┈┈ 247

药名索引 ┈┈┈┈┈ 250
主要参考书目 ┈┈┈┈┈ 258

上篇 总 论

中成药在我国已有两千多年的使用历史，是中医药伟大宝库的重要组成部分。到目前为止，经国家批准生产的中成药已超过 9000 多种，治疗范围遍及临床各科，其中不少品种已为广大人民群众所熟知乐用。由于中成药具有疗效确切、毒副作用小、服用方便等优点，在国内很受欢迎，在国外也享有很高的声誉。

由于中成药治疗疾病的历史悠久，使用方便，备受广大患者的喜爱。尤其是近年来随着科学技术的发展，中成药的新药、新剂型不断涌现，在防病治病中的应用越来越广泛，甚至有些中成药已成为一些家庭中的常备药。但药物的应用具有两重性，中成药也不例外，用之得当，可迅速奏效，用之不当，即可产生与防治疾病无关，甚至对机体有害的作用。如何正确应用中成药？如何使中成药发挥其应有的疗效？本教材从实际应用的角度出发，对中成药的基础知识进行简明扼要的介绍，旨在为理解和应用各类中成药做出有效指导。

第一章 绪 论

学习目标

知识目标：掌握中成药的概念；熟悉中成药发展各历史阶段具有代表性的著作的年代、作者、主要成就；了解中成药的分类。

能力目标：理解中成药的概念及其与中药、方剂的关系；能说出中成药发展各历史阶段具有代表性的著作的年代、作者、主要成就。

第一节　中成药的概念

中成药，是指以中药饮片为原料，在中医药理论指导下，按规定处方和标准制成一定剂型，随时可以取用的药物。

中成药除极少数是由单味药构成的单方制剂外，绝大多数为多味药组成的复方制剂，是由方剂的成方中衍生而来，多来源于疗效确切、质量稳定的古方、经验方、研制方，属成品制剂，它的组成、主治、剂型规格、服法用量都是固定不变的。目前，除少部分为处方药，需凭医生处方配给使用外，大部分中成药为非处方药，可以由患者根据中成药常识及经验直接购买使用，为大众广泛应用。

中成药与中药饮片、方剂有着密不可分的关系，三者都是在中医药理论指导下应用的。中药饮片是用中医理论来解释单味药物的药性、归经、功效及主治，是构成方剂与中成药的基础。而方剂又是中药治病的进一步发展，它是在中医理论指导下，经辨证审因、确立治法后，按照组方原则，有目的的选择适于病情的中药饮片有机结合在一起，起着减毒、增效的双重作用。其中一部分疗效确切、质量稳定的知名方剂制成了中成药。从某种意义上来讲，中成药是方剂中的精华。由此可见，中药饮片的应用主要是通过方剂或中成药这一形式体现出来，三者并存互动，相互促进，共同发展，是医理与药理的统一。虽然中药饮片是构成方剂与中成药的基础，但方剂与中成药的功效不等于方中药味各自功能的简单叠加，而是方中诸多药物综合作用的体现。

中成药的主要任务是防治疾病，为中华民族的繁衍昌盛做出贡献。

第二节　中成药的分类

中成药的品种繁多，其分类方法归纳起来主要有以下几种：

一、按主治病证分类

根据中成药的主治病证进行分类，具体来说，先将病证根据内、外、妇、儿等进行分科，科下设病，病下设证，证下设药。此分类法便于临床按病索药，根据所治病证不同，找到所需的中成药，本教材采用此方法。

二、按功效分类

根据中成药的主要功效进行分类，如解表类、清热类、补益类等，此分类法概念清晰，便于教学，前期课程中药学与方剂学就采用这种分类方法，西药也多采用此分类法。

三、按剂型分类

根据中成药的剂型进行分类，如丸剂、片剂、颗粒剂、胶囊剂等。此分类法突出了剂型特点，对中成药的制备、贮藏和运输较有意义，药剂学多用此分类法。

四、其他分类方法

另外还有按给药途径分类以及混合分类的方法。

上述分类方法，各有一定的优势，但无论哪种方法都难以完全分清各类中成药，在工作中可根据实际情况选择合适的分类方法。

第三节　中成药的发展简史

中成药发展历史久远，与人类同疾病的斗争密切相关。早在原始社会，我们的祖先就发现了药物并开始运用药物治疗疾病。最初使用单味药，后来经过长期的医疗实践，人们发现，将几种药物配合使用能更好地发挥药物的作用和治疗较复杂的病情，于是便产生了方剂，进而又将方剂成批制成一定的剂型，成为中成药。

一、秦汉时期

秦汉时期是中成药形成的初期阶段。我国第一部医学经典著作《黄帝内经》是最早记载方剂理论的书籍。该书收载方剂 13 首，除汤剂 4 首外，其余 9 首均为成药，含丸、散、膏、丹、酒剂等多种剂型。总结了有关辨证治则、立法处方、配伍宜忌及组方原则等理论，为方剂与中成药的形成与发展初步奠定了理论基础。

1973 年湖南长沙马王堆出土帛书，载有治疗 52 种疾病的医方——《五十二病方》，据考证，该书成书于战国时期，是我国现存最古老的方书，记载医方 283 首，书中收载有饼、酒、丸、散、丹、油膏等十余种中成药剂型。

东汉末年，著名医家张仲景著《伤寒杂病论》，后世整理为《伤寒论》和《金匮要略》两书。前者载方 112 首，其中中成药 11 首；后者载方 258 首，其中中成药 50 余首。记载剂型有丸、散、酒、软膏、洗剂、栓剂、糖浆剂等十余种，其处方配伍严谨，疗效确切，有许多名方及中成药，如理中丸、肾气丸、麻子仁丸等一直沿用至今。后世医家将该书誉为"方书之祖"，将其所载之方称为"经方"，张仲景也被奉为"医中之圣"。

二、晋、唐时期

晋代葛洪著《肘后备急方》，收载了简、便、廉、验的有效方剂 101 首，其中成药过半，并列专章论述；首次使用了"成剂药"这一术语；在配方与制法上又有新的发展，创制了干浸膏、铅硬膏、浓缩丸、蜡丸、尿道栓、饼、丹等剂型。

唐代出现了集大成式的大型医方著作，收集唐以前的大量医方汇集整理成书。唐代孙思邈著《备急千金要方》和《千金翼方》，分别载方 5300 首和 2000 首，集唐以前方剂之大成，著名的成药有磁朱丸、紫雪丹、定志丸等，至今沿用。孙思邈首次提出丸剂包装宜采用蜡密封包裹防潮的方法，同时还在书中记载了秤、铁臼、磁钵、绢罗等制药工具。

唐代王焘著《外台秘要》，载方 6800 余首，汇集了历代名方和一些海外传入的方剂。使用了进口药材，如苏合香，以苏合香为原料制备的"乞力伽丸"，即苏合香丸，长于芳香开窍、理气止痛，治疗心绞痛疗效显著，现代研制的"冠心苏合丸""苏冰滴丸"均源于此方。

孙思邈、王焘的著作不仅收载了大量的成方，还对中成药的生产工艺进行了完善，推动了中成药的发展。

三、宋、金、元时期

从宋代开始，中成药的制备实现了官方化，设立了专门生产成药的机构"和剂局"和专门经营成药的机构"惠民局"，后合并称为"惠民和剂局"，专门制备丸、散、膏、丹等中成药出售，成为中国历史上第一个官办药局。同时诏令名医裴宗元、陈师文将官药局所收之成药处方进行校正，编写了《太平惠民和剂局方》，载方788首，是我国第一部由国家组织编制的成药典。书中每方之后除列主证和药物外，还详述了药物的炮炙法和药剂制备方法，并作为修制成药的依据，将中成药的规范化生产推向了高潮，成为中成药发展史上的一个里程碑。该书收载的牛黄清心丸、逍遥散、至宝丹、藿香正气散等成药沿用至今，收载的黑锡丹开创了化学制药的先河。此外，宋代民间方书也收入了不少中成药，如六味地黄丸出自钱乙的《小儿药证直诀》，归脾丸出自严用和的《济生方》，四神丸出自许叔微的《普济本事方》，这些成药都很有验效。

金元时期著名的金元四大家除了开创医学流派外，还创立了一些疗效确切、后世常用的中成药，如刘完素创防风通圣散、六一散，张子和创木香槟榔丸、三圣散，李东垣创朱砂安神丸、香砂枳术丸，朱丹溪创大补阴丸、保和丸、左金丸等。

四、明清时期

明清时期方书众多，内容丰富，方剂学理论日趋完善，中成药剂型发展较为全面。明代朱橚著《普济方》，几乎将明以前的方剂收罗殆尽，载方61739首，是我国古代载方最多的方剂专著，书中载有许多成药制剂。李时珍著《本草纲目》，总结了我国16世纪以前的医药经验，收载成药制剂四十余种，包括了除片剂、注射剂等新剂型外的所有现代中成药剂型。张介宾著《景岳全书》，所载的一些成药，如左归丸、右归丸、天麻丸等现仍为常用之品。外科医家陈实功著《外科正宗》，创制了很多外科成药，如冰硼散、如意金黄散、生肌散等。

清代，温病学派兴起，创制了银翘散、桑菊饮、安宫牛黄丸等一系列治疗温热急症的有效急救成药，促进了中成药的发展，至今仍广泛应用于临床。

五、民国时期

19世纪中后期，西医、西药不断传入我国，形成了中医药与西医药并存的局面，中医药的发展受到了一定的冲击，但中医药的科学化运动也开始逐渐兴起，不少医家提出了"中医科学化""中西医汇通"等口号。随着大型西药房的兴建，中成药开始前店后厂的生产模式，在吸收西方国家的现代化大工业技术的基础上，采用西药的制剂工艺，丰富中成药剂型品种，为促进近代中药制药产业的发展奠定了基石。

六、新中国成立后

新中国成立后，随着中医药事业的发展与振兴，中成药亦得到迅速的发展。随着现代科学技术的飞速发展，除继承传统剂型并改进工艺以提高中成药的质量外，又研制了许多具有时代特点的质量好、疗效优的新成药剂型，如片剂、注射液、颗粒剂、滴丸、口服液、气雾剂、胶囊等，弥补了传统剂型的不足，使给药途径更加多样，药物吸收速度及临床疗效大有提高。同时，加强了药品质量监督与管理，中华人民共和国成立以后，政府对中成药发展十分重视，相继建立了各级药品监督管理及检验机构，国务院先后颁布了《中华人民共和国药典》《中华人民共和国药品管理法》《新药审批办法》等，这些管理条例及办法的实施，从法律意义上对中成药的生产、经营和使用进行了规范，以最大限度地确保中成药的质量。

思考与练习

一、单项选择题

1. 奠定中成药理论基础的时期为（　　　）
   A. 原始时期　　　　　　　B. 先秦时期　　　　　　　C. 秦汉时期
   D. 晋唐时期　　　　　　　E. 金元时期
2. 我国第一部成药典是（　　　）
   A.《新修本草》　　　　　　B.《伤寒杂病论》　　　　　C.《太平圣惠方》
   D.《太平惠民和剂局方》　　E.《外台秘要》
3. 中成药制备官方化首推在（　　　）
   A. 汉代　　　　　　　　　B. 晋代　　　　　　　　　C. 唐代
   D. 宋代　　　　　　　　　E. 元代
4. 被后世誉为"方书之祖"的典籍是（　　　）
   A.《黄帝内经》　　　　　　B.《伤寒杂病论》　　　　　C.《备急千金要方》
   D.《圣济总录》　　　　　　E.《普济方》

二、问答题

1. 何谓中成药？简述其与中药、方剂的关系。
2. 试述各历史阶段对中成药发展具有影响的代表性著作。

第二章　中成药处方来源、命名及组成

▮ 学习目标

知识目标：掌握君、臣、佐、使的含义；熟悉中成药的命名方法；了解中成药的处方来源。

能力目标：学会用君、臣、佐、使的组方原则分析成方；根据中成药的名称说出其命名方法。

第一节　中成药处方来源

一、传统古方

传统古方是从历代医药文献中选录的处方。其中有的原本就是成药，如六味地黄丸、理中丸、逍遥散、至宝丹；有的原来是汤剂或煮散，后改变剂型而成为成药，如九味羌活汤改为九味羌活丸，八珍汤改为八珍颗粒。这类处方大多为历代医家经验的总结，具有组方严谨、主治病证明确、疗效显著的特点。

二、验方

验方是流传民间行之有效而未经历代医药文献收载的处方。如云南白药、鸡骨草胶囊、白带丸、木香顺气丸等。这类处方有些出自民间医生之手，也有些是医药专业人士根据实践经验拟定，具有实用、有效、简便、易行的特点。

三、新研制方

新研制方是在中医学理论或现代医学理论的指导下，运用现代科学方法，经过药理、药化、临床等研究试制，经国家或地方药政管理部门批准生产的成药。新研制方有的是在古方的基础上加减变化而来，如抗病毒口服液以白虎汤和清瘟败毒饮为基础改进而成，清开灵注射液即为安宫牛黄丸变化而来；有的取中西药的复合作用，制成中西药并用制剂，如维C银翘片。由于新技术的应用，有的新研制方为中药提纯精制品，如生脉注射液、丹参滴丸，有的制成纯化学单体成分，如丹参酮胶囊、雷公藤多苷片。

第二节　中成药的命名

任何一种中成药的名称均可分为两部分，即方名和剂名，一般来说，其名称的前面部分为方名，后面的一两个尾字则为剂名。相对而言，剂名的含义比较简单，可以体现该处方的剂型，而方名的含义多深刻和复杂。

一、传统命名

传统中成药的来源复杂，创制的历史时期各不相同，其命名方法没有统一的规定，归纳起来，有以下几种：

1. 组成命名法　根据组成该成药的药物名称来命名，具体又可细分为 3 种情况：

（1）**方名中包含了所有构成药物**　方中药物不多，将方中所有药物都列于方名，如板蓝根颗粒、双黄连口服液、玄麦甘桔含片等。

（2）**仅列出其中具代表性的药物**　大多数中成药的组方药物都比较复杂，要在方名中包含所有构成药物的名称往往比较困难，因此很多方名只列出其中一种或少数几种药物的名称作为代表，这些代表性的药物通常是该方中的主要药物，如桂枝合剂、知柏地黄丸等。

（3）**以数字加以统括**　将方剂构成药物（可能是所有组方药物，也可能是其中一部分药物）的名称以数字缩略的形式加以概括统称，从而得到该成药的名称，如二冬膏（由天冬、麦冬两味药组成）、二陈丸、六味地黄丸等。

2. 功用命名法　主要依据该药方的功效或主治来命名，具体又可分为两种情况：

（1）**直接型**　以平实朴素的文字指出该药的主要功用，如平胃丸、健脾丸、胃肠宁片、养血安神片、补中益气丸、风寒感冒颗粒、急支糖浆、白带丸、肥儿疳积颗粒等，基本上可以由方名推知该药方的功效或主治，便于理解应用。

（2）**间接型**　以比喻、夸张等手法间接地指出该药的神奇疗效，如逍遥丸、舒泰丸、周公百岁酒、金嗓子喉片、外用无敌膏等，这些命名大都形象生动，能给人留下深刻印象。

3. 组成加功用命名法　此法为上述两种方法的综合，方名中既包括了构成该成药的全部或部分药物名称，又指出了其功效与主治，如桑菊感冒片、银翘解毒颗粒、二母宁嗽片、人参益母丸、香砂养胃丸、丹栀逍遥丸等。

以上三种是中成药的主要命名方法，占所有中成药的绝大多数。

4. 其他命名方法　是指除上述三种方法以外的其他命名方法。

（1）**根据道教用语命名**　中医药历来与道教文化有着极为密切的关系，许多成药其实是由追求长生不老的炼丹家发明或推广的，所以不少成药名称带有浓厚的道教文化色彩，如无极丸、两仪膏。

（2）**根据成药的外观、色泽命名**　如生肌玉红膏、如意金黄散、紫雪丹和黑锡丹等。

（3）**根据药物比例、用量用法命名**　如滑石与甘草比例为6∶1的六一散，每次服用三两半的三两半药酒，清茶送服的川芎茶调颗粒，治腰腿痛的复方热敷散，用于漱口的复方两面针漱齿液等。

（4）**根据中医文献命名**　如金匮肾气丸意为该方出自《金匮要略》，以区别其他名"肾气丸"者；指迷茯苓丸始义指《指迷方》中的"茯苓丸"，日久则将书名与原始方名混在一处了。

（5）**根据成方的创始人命名**　如马应龙八宝眼膏、王回回狗皮膏、白敬宇眼药、梁财信跌打丸等。

（6）**根据主药的产地命名**　如云南白药、泉州茶饼、绍兴大补酒、罗浮山凉茶颗粒等。

（7）**根据主药的炮制方法命名**　如七制香附丸，说明方中香附需用七种不同的方法炮制；九制大黄丸，说明方中大黄要用九种方法炮制。

（8）**根据典故、传说命名**　如行军散、天王补心丹、青娥丸等。

知识链接

> 行军散别名武侯行军散、诸葛行军散，传说乃是由诸葛亮为解军士暑瘟之苦所配，效能祛暑、开窍、辟秽、解毒，为暑月解暑治疗痧胀之良药。现代主要用于夏令中暑、急性肠胃炎等感受秽浊之气所致者。

二、现代命名

新研制中成药的命名，在由国家药典委员会负责组织制定并报国家食品药品监督管理总局备案的《中国药品通用名称命名原则》中有明确的要求。总则中要求命名应科学、明确、简短。具体规定如下：

1. 中成药中文名

（1）剂型应放在名称之后。

（2）不应采用人名、地名、企业名称。如：同仁乌鸡白凤丸、云南红药等；

（3）不应采用固有特定含义名词的谐音。如：名人名字的谐音等。

（4）不应采用夸大、自诩、不切实际的用语。如"宝""灵""精""强力""速效"等。如飞龙夺命丸、嫦娥加丽丸、防衰益寿丸、男宝胶囊、心舒宝片、软脉灵口服液、治糜灵栓、感特灵胶囊、雏凤精；强力感冒片、速效牛黄丸、中华跌打丸、中华肝灵胶囊、东方活血膏。名称中没有明确剂型，如紫雪、一捻金、龟龄集、健延龄。名称含有"御制""秘制""精制"等溢美之词，如御制平安丸、秘制舒肝丸、精制银翘解毒片。不应采用受保护动物命名。

（5）不应采用封建迷信色彩及不健康内容的用语。如媚灵丸、雪山金罗汉止痛涂膜剂。

（6）一般不采用"复方"二字命名，如复方丹参片等。

（7）一般字数不超过 8 个字。

2. 单味制剂一般应采用中药材、中药饮片或中药提取物加剂型命名。

3. 复方制剂根据处方组成的不同情况可酌情采用下列方法命名。

（1）由中药材、中药饮片及中药提取物制成的复方制剂的命名。

（2）可采用处方中的药味数、中药材名称、药性、功能等并加剂型命名。鼓励在遵照命名原则条件下采用具有中医文化内涵的名称，如六味地黄（滋阴）丸。

（3）源自古方的品种，如不违反命名原则，可采用古方名称。如：四逆汤（口服液）。

（4）某一类成分或单一成分的复方制剂的命名。应采用成分加剂型命名。如丹参口服液、蛹虫草菌粉胶囊、云芝糖肽胶囊、西红花多苷片等。单味制剂（含提取物）的命名，必要时可用药材拉丁名或其缩写命名，如康莱特注射液。

（5）采用处方主要药材名称的缩写并结合剂型命名。如香连丸由木香、黄连二味药材组成；桂附地黄丸由肉桂、附子、熟地黄、山药、山茱萸、茯苓、丹皮、泽泻等八味药组成；葛根芩连片由葛根、黄芩、黄连、甘草等四味药材组成。

（6）注意药材名称的缩写应选主要药材，其缩写不能组合成违反其他命名要求的含义。

（7）采用主要功能加剂型命名。如：补中益气合剂、除痰止嗽丸、大补阴丸。

（8）采用主要药材名和功能结合并加剂型命名。如牛黄清心丸、龙胆泻肝丸、琥珀安神丸等。

（9）采用药味数与主要药材名或药味数与功能并结合剂型命名。如六味地黄丸、十全大补丸等。

（10）由两味药材组方者，可采用方内药物剂量比例加剂型命名。如六一散，由滑石粉、甘草组成，药材剂量比例为 6∶1；九一散，由石膏（煅）、红粉组成，药材剂量比例为 9∶1。

（11）采用象形比喻结合剂型命名。如玉屏风散，本方治表虚自汗，形容固表作用像一扇屏风；泰山磐石散，本方为安胎剂，形容安胎作用固若泰山磐石。

（12）采用主要药材和药引结合并加剂型命名。如川芎茶调散，以茶水调服。

（13）必要时可加该药临床所用的科名，如小儿消食片、妇科千金片、伤科七味片。

（14）必要时可在命名中加该药的用法，如小儿敷脐止泻散、含化上清片、外用紫金锭。

4. 中药与其他药物组成的复方制剂的命名应符合中药复方制剂命名基本原则，兼顾其他药物名称。

第三节　中成药的组成

中成药是将方剂的组成药物经过加工生产制成一定的制剂，因此中成药的组成即其方剂的组成。

一、组成目的

中成药除极少数是由单味药构成的单方制剂外，绝大多数为多味药组成的复方制剂，其组成不是随意的药物堆砌，更不是简单的药效相加，而是在辨证立法的基础上选择具有特定疗效的药物配伍而成。其组成目的主要有以下几点：

1. 增强或综合药物的作用，提高原有的疗效。所谓"药有个性之特长，方有合群体之妙用"。

2. 随证合用，全面兼顾，扩大治疗范围，以适应病情需要。

3. 减轻药物的毒性、烈性，消除或减缓对人体的不利因素，使各具特性的药物最大限度地发挥相辅相成或相反相成的综合作用，以适应复杂病情的需要。

二、组成原则

中成药的组成原则与方剂的组成原则一致，均是由"君、臣、佐、使"四个部分所构成。

1. 君药　即针对主病或主证起主要治疗作用的药物。"君者主此一方"。

君药在方剂中的地位：药味少，药力、药量最大；起主导作用，是方剂的核心，是方剂不可缺少的部分。

2. 臣药　作用有两种，一是辅助君药加强治疗主病或主证的作用；二是治疗主要的兼病或兼证。

臣药在方剂中的地位：药味可多于君药，但药力、药量次于君药，李东垣认为"不可令臣过于君"；与君药多具特定的增效配伍关系。

3. 佐药　作用有三：一是佐助药，即助君、臣药加强治疗作用，或治疗次要的兼证；二是佐制药，消除或减弱君、臣药的毒性，或峻烈之性；三是反佐药，根据病情的需要，配伍与君药性味相反而在治疗中起相成作用的药物，防止药病格拒。

佐药在方剂中的地位：药味多于臣药，其药力、药量次于臣药；佐助、佐制药使用较多，反佐药使用相对较少。现代反佐药的涵义有所扩大，通常方剂中与君药的性能相反而在全方中有相成作用的药物均为反佐药。

4. 使药　作用有两种：一是引经药，能引导方中药力直达病所；二是调和药，能调和方中诸药的性能，协助诸药发挥相互作用或起矫味作用。

使药在方剂中的地位：其药力、药量与佐药相似，但药味宜少。

方剂中君、臣、佐、使的设定是以所治病情的特点和药物在方中的主次地位为依据的。君药是方剂的核心部分，是方中不可缺少的药物，而臣、佐、使药则是围绕君药起着协同或加强的作用，从而达到整体的治疗效应。有时若君药可兼引经作用，则可不用使药；君臣药无毒或药性平缓，可不用佐药。因而在具体组方时，除君药外，臣、佐、使药是否俱备，需视病情的需要而定。

思考与练习

一、单项选择题

1. 中成药的处方来源不包括（　　　）
   A. 传统古方
   B. 经方
   C. 验方
   D. 新研制方
   E. 临床医生随症开方

2. 金匮肾气丸的命名是（　　　）
   A. 成分命名
   B. 功用命名
   C. 中医文献命名
   D. 用量用法命名
   E. 道教文化命名

3. 针对主病或主证起主要治疗作用的药物为（　　　）
   A. 君药
   B. 臣药
   C. 佐助药
   D. 佐制药
   E. 使药

4. 组方时不可缺少的部分是（　　　）
   A. 引经药
   B. 调和药
   C. 佐药
   D. 臣药
   E. 君药

二、问答题

1. 中成药的组成原则有哪些？各自的含义是什么？
2. 试分析本书所收中成药的命名方法。

第三章 中成药的剂型

学习目标

知识目标：掌握中成药常用剂型的含义；熟悉中成药常用剂型各自的特点；了解中成药剂型的分类方法。

能力目标：能根据剂型的特点和临床用药需要，选择合适的中成药剂型。

第一节 中成药剂型分类

剂型是指中成药存在的形式和状态。它是根据组成药物性质、用药目的、给药途径、临床需要，将药物的原料通过加工，制成具有一定质量标准的药品形态。目前我国正式生产的中药剂型，已多达 50 种左右。常用的主要有丸剂、散剂、颗粒剂、片剂、煎膏剂、糖浆剂、胶囊剂、注射剂、栓剂等。

中成药的剂型种类繁多，各有其特点和用途，其分类方法主要有以下几种：

1. 按物态分类 按剂型的物态，可以分为气体、液体、半固体、固体等类别。气体剂型如气雾剂等；液体剂型如酒剂、酊剂、注射剂等；半固体剂型如软膏剂、煎膏剂（膏滋）等；固体剂型如丸剂、散剂、片剂、颗粒剂等。

2. 按制法分类 按剂型的制备方法，可以分为浸出制剂（如酒剂、酊剂）、无菌制剂（如注射剂、滴眼剂）等。

3. 按给药途径分类 按给药途径可以分为经胃肠道给药剂型和不经胃肠道给药剂型。经胃肠道给药的剂型包括口服给药的如合剂、糖浆剂、胶囊剂等；还有经直肠给药的栓剂等。不经胃肠道给药的剂型包括经注射给药的注射剂，经皮肤、黏膜给药的外用膏剂等。

4. 按分散系统分类 按药物的分散特性，可以分为真溶液类剂型，如芳香水剂、甘油剂；胶体溶液类剂型，如胶浆剂、涂膜剂；乳浊液类剂型，如乳剂；混悬液类剂型，如合剂；气体分散体剂型，如气雾剂；固体分散体剂型，如丸剂、片剂、散剂等。

第二节　常用中成药剂型介绍

一、丸剂

丸剂是指药物的细粉或提取物，加适宜的辅料（赋型剂）制成的圆形固体剂型。是中药传统剂型之一，列"丸散膏丹"之首。根据制备所用赋型剂的不同，丸剂又分为水丸、蜜丸、水蜜丸、糊丸、浓缩丸、滴丸及蜡丸等。丸剂服用后在肠道中溶散缓慢，故多用于慢性病的治疗，如六味地黄丸、十全大补丸等；也有用于急救的，如速效救心丸、苏冰滴丸等。除此以外，对于毒性峻烈或刺激性药物，为延缓其吸收，减弱毒性和不良反应，常通过赋形剂调节成丸剂，如礞石滚痰丸、控涎丸等；贵重、芳香不宜入煎剂者亦宜制成丸剂，如安宫牛黄丸、苏合香丸等。丸剂多有服用量较大（水丸、糊丸）、小儿服用困难、生物利用度较低等缺点。

二、散剂

散剂是指一种或多种药物经粉碎、混合制成的粉末状制剂。是中药传统剂型之一。分内服、外用两种。因散剂有较大的比表面积，内服后对胃黏膜有机械性的保护作用，而且具有易分散、奏效快的特点，在古代中成药剂型中尚无注射剂时，可以用散剂济急，故有"散者散也，去急病用之"的用药经验。散剂制作简便，剂量易控制，可随证加减，当不便服用丸、片、胶囊等剂型时，均可改用散剂，但对于某些剂量较大的散剂，则不如丸、片、胶囊等剂型服用方便。此外，对一些有效成分不溶于水或难溶于水、不耐高温、剧毒不易掌握用量、用量小而较珍贵的药物，亦宜制成散剂。

三、煎膏剂

煎膏剂是药材加水煎煮，去渣浓缩后，加蜂蜜或糖制成的稠厚状半液体剂型。煎膏剂经浓缩并含较多的蜂蜜或糖，故具有体积小、含量高、口味甜美、便于服用等优点，其药性滋润，多有补益作用，故又称膏滋。多用于慢性虚弱性患者。如益母草膏、养阴清肺膏等。

四、外用膏剂

外用膏剂是采用适宜的基质将药物制成专供外用的半固体或近似固体的一类剂型，分为软膏剂、硬膏剂两类。此类制剂广泛应用于皮肤科与外科，具有保护创面、润滑皮肤和局部治疗的作用，也可透过皮肤或黏膜发挥全身作用，

1. 软膏剂　又称药膏。是将药物细粉或药材提取物与适宜的基质制成的易于涂布于皮肤或黏膜的半固体外用制剂，其中以乳剂型基质制成的亦称乳膏剂。软膏具有一定的黏稠性，外涂于皮肤、黏膜后渐渐软化或溶化，使药物慢慢吸收，持续发挥疗效，多适用于外科疮疡疖肿、烧烫伤等，如生肌玉红膏等。

2. 硬膏剂 是将药物溶解或混合于黏性基质中，摊涂于裱褙材料上供外敷使用的外用剂型。常用的中药硬膏剂有黑膏药、橡胶膏等。

（1）**黑膏药** 是将药材、食用植物油与红丹炼制而成的铅硬膏。一般为黑褐色坚韧固体，用时须烘热，软化后贴于皮肤上。硬膏具有药效持久、使用携带方便的优点，可用于治疗局部和全身疾病，如疮疡肿毒、跌打损伤、风湿痹痛及腰痛、腹痛等，常用的有狗皮膏、暖脐膏等。

（2）**橡胶膏** 又称橡皮膏，是将药物与橡胶等基质混合后涂布于裱褙材料上的外用剂型。橡胶膏剂黏力强，不经预热即可直接贴于皮肤，不污染衣物，携带使用均方便。常见的有伤湿止痛膏等。

五、酒剂

酒剂又称药酒，古称酒醴，是将药物用蒸馏酒浸提成分而制得的澄清液体剂型。多供内服，少数外用。酒有活血通络、易于吸收、长于发散和助长药效的特性，故具有祛风散寒、活血止痛作用的方剂制成酒剂效果更佳，如风湿药酒等。但儿童、孕妇、心脏病及高血压患者不宜服用。

六、片剂

片剂是将药物细粉或药材提取物与辅料混合压制成片状的剂型。主要供内服，亦可作外用。因其生产的机械化程度较高等原因，目前已发展成为临床应用最广、用量最大的中药剂型之一。其特点是体积小，剂量准确，质量稳定，便于服用，溶出速度好。若矫正药物的苦味，可包上糖衣；若需在肠中崩解，则可包肠溶衣。此外还有口含片、控释片、舌下片等。缺点是儿童、老人及昏迷患者不便吞服。

七、栓剂

栓剂是将药材提取物或药粉与基质混合制成供腔道给药的固体制剂，因给药途径是经直肠或阴道，故古称"坐药""塞药"。栓剂在常温下为固体，塞入腔道后，借助体温能迅速融化或溶解，并易与分泌液混合，逐渐释放出药效而起局部或全身治疗作用。如：起局部治疗作用的甘油栓、复方蛇床子栓；起全身治疗作用的小儿解热栓等。栓剂的特点是药物吸收比口服给药快，生物利用度高，药物不经肝脏而直接进入大循环，既可减少对肝脏的毒副作用，又可避免对胃的刺激，防止胃酸及消化酶对药物的破坏，对不能或不愿吞服药物的患者，如昏迷、呕吐的患者，尤其是婴幼儿，可用此剂型给药。缺点是用药略有不便，生产成本较高，在炎热地区贮运不便。

八、颗粒剂

颗粒剂是指将药材的提取物加适宜的辅料或药材细粉制成干燥颗粒状制剂。使用时用开水冲服，故在《中国药典》1990年版中称为冲剂，而《中国药典》1995年版则改为颗粒剂（冲剂），两者含义相同。中药颗粒剂是借鉴化学药物颗粒剂的有关技术，结合汤剂与糖浆剂的特点发展而来。其特点是既保存了汤剂吸收快、作用迅速的优势，又省去汤剂煎煮的麻烦，且味道可口，便于服用，尤其儿童更易于接受，如小儿感冒颗粒。缺点是许多品种含糖量较高，限制了糖尿病等禁糖患者的用药。

知识链接

　　作为替代传统中药饮片的新型汤剂，具有方便、快捷、安全、卫生等特点的单味"中药配方颗粒"逐步进入市场。中药配方颗粒，又称为中药免煎颗粒，是指按照中药制剂浸提法，选用适当的溶媒和程序，将中药饮片中的可溶性有效成分浸出，经浓缩干燥，按一定比例制成的散剂或颗粒剂，是国内近十余年逐渐发展起来的中药新剂型。该产品定型之后，先后使用过"中药饮片精制颗粒""免煎饮片""无糖型固体汤剂"等名称。1996年，由卫生部和国家中医药管理局对上述名称进行规范和统一，命名为单味中药浓缩颗粒。在2001年7月国家药监局下发的《中药配方颗粒管理暂行规定》中又称之为中药配方颗粒，将其纳入饮片管理范畴，并与饮片一样逐步实施文号管理。

九、合剂

合剂是指将药材用水或其他溶剂采用适宜方法提取、纯化、浓缩制成的内服液体制剂。是汤剂的一种改进剂型，具有体积小、能成批生产、贮存时间长、便于服用的特点。单剂量包装者亦称"口服液"，具有吸收快、奏效迅速、服用量小、口感好等特点，但工艺要求高，成本也高。

十、胶囊剂

胶囊剂是指将一定量的药物制成均匀的粉末或颗粒，装入空心胶囊或软质胶囊中制成的制剂，分为硬胶囊剂、软胶囊剂（胶丸）和肠溶胶囊剂。多用于口服，也有用于其他部位的，如直肠用胶囊或阴道用胶囊。其优点是外观整洁，易于识别和服用，可掩盖药物的不良臭味，剂量准确，可定时、定位释放药物，提高生物利用度，目前其产量在世界上已成为仅次于片剂、注射剂居第三位的剂型；缺点是不适宜儿童服用。

十一、糖浆剂

糖浆剂是指含有药物、药材提取物和芳香物质的浓蔗糖水溶液。糖浆剂中的糖可掩盖某些药物的苦、咸及其他不适气味，使制剂容易服用，故深受儿童欢迎，但糖尿病等禁糖患者不宜使用。

十二、注射剂

注射剂是指药物制成的供注入人体内的灭菌溶液、乳状液或混悬液，以及供临用前配成溶液或混悬液的灭菌粉末或浓缩液，又称"针剂"。在中药传统剂型中没有注射剂，中药注射剂的出现，是对中药剂型的补充和完善，改变了中药传统的给药方式，为中医药治疗昏迷重症或急症提供了新的给药途径和剂型。其特点是起效迅速，剂量准确，给药方便，不受消化液和食物的影响。多用于急救，可用于神志昏迷、吞咽困难或消化系统障碍的患者。如清开灵注射液、生脉注射液等。但中药注射剂目前还存在着成品的澄明度和疗效不稳定等问题。

十三、其他剂型

除上述常用剂型外，中成药还有一些品种相对较少的剂型，如胶剂、灸剂、熨剂、茶剂、丹剂、膜剂、锭剂、钉剂、线剂等。

思考与练习

一、单项选择题

1. 适宜儿童服用的剂型（　　）
    A. 丸剂   B. 片剂   C. 胶囊剂
    D. 糖浆剂   E. 酒剂

2. 供腔道给药起局部或全身治疗作用的是（　　）
    A. 片剂   B. 散剂   C. 栓剂
    D. 合剂   E. 注射剂

3. 糖尿病患者不宜选用（　　）
    A. 栓剂   B. 注射剂   C. 口服液
    D. 煎膏剂   E. 酒剂

4. 有效成分不溶于水或难溶于水、不耐高温及剧毒不易掌握用量的药物宜制成（　　）
    A. 丸剂   B. 散剂   C. 口服液
    D. 煎膏剂   E. 注射剂

5. 药性滋润，有补益作用，多用于慢性虚弱性患者的剂型（　　）
    A. 丸剂   B. 颗粒剂   C. 软膏剂
    D. 煎膏剂   E. 硬膏剂

二、问答题

简述丸剂、片剂、颗粒剂、注射剂及栓剂的含义和特点。

第四章 中成药的合理使用

学习目标

知识目标：掌握中成药的选用；熟悉中成药的使用注意事项和用药禁忌；了解中成药的不良反应和贮存保管。

能力目标：能根据临床需要正确选用中成药；能指导患者正确使用中成药。

第一节 中成药的选用

一、药证相符

辨证论治是中医治疗疾病的基本原则，在通常情况下，中成药并非是固定治疗某种疾病或症状的特效药，每一种中成药都有一定的组成、功效和主治范围，其设方组药的依据为中医药理论，因此，中成药的选用需要通过辨证，认识到疾病的本质与属性，进而立法选药，做到药证相符，才能取得应有的治疗效果，否则轻则造成药品浪费，重则贻误病情，以至引起不良后果。如双黄连口服液与感冒清热颗粒均可用于感冒，若不辨寒热，将适用于风热感冒的双黄连口服液用于风寒感冒，将适用于风寒感冒的感冒清热颗粒用于风热感冒，非但不能治好疾病，还易加重病情，给健康带来损害。

二、剂型的选择

不同剂型各有特点，临证时需根据患者的病情，选用合适的中成药剂型，方能产生良好的疗效。

关于剂型同药效的关系，金元时代李东垣曰："汤者荡也，去大病用之；散者散也，去急病用之；丸者缓也，不能速去病，舒缓而治之也……"阐述了不同剂型的作用特点，并把什么剂型适合治疗什么性质的疾病结合起来，说明当时古人已经清楚地认识到了剂型因素对药效的发挥有影响这个客观事实。

对起全身作用的药物来说，只有在药物被吸收之后才能发挥药效，故药物吸收的效果直接关系到药效。药物吸收的快慢，除与药物本身的性质和给药后的各种环境有关外，剂型是很重要的影响因素。一般来说，不同剂型吸收由快到慢的次序为注射剂、气雾剂、灌肠剂、煎剂、口服液剂、酊剂、酒剂、颗粒剂、浸膏剂、散剂、胶囊剂、微丸剂、片剂、浓缩丸、水丸、蜜丸、糊丸、蜡丸。因此，临床上用药必须对药物剂型加以选择。如丸剂、片剂吸收缓慢而作用持久，适用于轻、慢性疾病；颗粒剂、散剂吸收较快，适用于急性疾病；注射剂因作用快，吸收迅速，适用于急症、重症。

知识链接

　　同一处方，或极为类似的处方制成不同剂型的制剂是常见的。如牛黄解毒丸方有丸剂、片剂；藿香正气丸方有丸剂、合剂、酊剂、软胶囊剂、滴丸剂；银翘散方更有散剂、合剂、丸剂、颗粒剂、胶囊剂、袋泡剂等。剂型不同，可能对药效影响不大，也可能影响极大。如牛黄解毒丸与牛黄解毒片疗效区别不大；而藿香正气水则疗效最好，作用最快。

三、配伍用药

中成药属成品制剂，其组成、主治、剂型规格均固定不变，每一品种都有其特定的功效和治疗范围，然而患者的临床表现却可能错综复杂，为了提高疗效、扩大治疗范围，以适应复杂多变的病情，在选用中成药时，除辨证选药外，有时还可配伍其他药物，其配伍形式主要有以下几种：

1. 中成药与中成药配伍　中成药之间的配伍与中药的"七情"配伍用药规律类似。用功效相近的中成药配伍使用，可增强疗效，如治疗胃热牙痛、咽痛可选清胃黄连丸加牛黄解毒丸。用功效不同的中成药配伍使用，可扩大治疗范围或消除毒副作用，如治疗风寒感冒而咳嗽明显的患者可用感冒清热颗粒加通宣理肺丸；治疗肾虚腰痛可用青娥丸加二至丸，长期服用温补之青娥丸易致火升，配合服用补肾阴之二至丸，可收到既补阳又不伤阴之效。

2. 中成药与汤剂配伍　中成药与汤剂配伍应用，通常用于不适合入汤煎煮的，如含有贵重、易挥发成分的中成药，用汤剂送服或化服；或需要用成药做辅助治疗的疾病。

3. 中成药与药引配伍　药引即引经药，其应用是中药配合应用的一种重要形式，所谓"药无引使，则不达病所"，如治疗风寒湿痹、跌打损伤的中成药用黄酒送服可加强其通经活络的功效。中药药引为数众多，如淡盐水、醋、米汤、生姜、葱白、芦根、红糖、蜂蜜等，视所用中成药药性、功效而定，药引使用时一般用开水冲化或煎汤，送服中成药。

4. 中成药与西药配伍　随着医药事业的迅速发展，中西药物合用防治疾病的情况日趋普遍。中成药与西药合理配伍，能增强疗效或减低毒副作用，如青霉素与痰热清注射液合用时，痰热清中所含的金银花能增强青霉素对耐药金葡菌的抑制作用，在抑制耐药菌体蛋白质合成上有协同作用。需用抗生素治疗的患者，联用中药及其制剂可使病情好转加快，除能收到满意的疗效外，还能增强机体的免疫机能。不过，由于中西药分属不同的医疗体系，各自有着不同的理论基础和用药经验，相互配伍，会产生诸多新问题，须当慎重。

知识拓展

中西药配伍运用最早见于清末张锡纯的"石膏阿司匹林汤"，开创了中西医结合之先河。处方由石膏与阿司匹林组成，治疗"温病周身壮热，心烦热而渴，苔白舌黄，脉洪滑；或尤觉头痛，周身有紧束之感者"。

第二节　中成药的使用注意事项

中成药除供医生临床选用外，患者也可根据病情自行购买使用，因此如何正确使用中成药，达到安全有效的使用目的，还须了解中成药的使用注意事项。

一、名称与功效

虽然中成药的命名有一定的规律，许多中成药通过其名称能大致了解其功效主治，但切不可以偏概全，望文生义，如将驱蛔消积的"肥儿丸"当成小儿滋补品；另外，中成药品种繁多，在药名上颇多近似而易混淆，如小活络丸与大活络丸；甚至存在着"同名异药"的现象，如白带丸与白带片，从名称看似是处方相同而剂型不同的两个品种，实际上白带片组成为白术、泽泻、茯苓、车前子、椿皮，功能健脾燥湿，而白带丸组成为黄柏、椿皮、白芍、当归、香附，功能清湿热，止带下；名为喘咳宁的既有中成药也有西药，中成药喘咳宁，用于素有里热，外又感受风寒所致的咳喘病，西药喘咳宁又名甲氧那明，用于治疗支气管哮喘。因此在使用中成药时，必须对该药的组成、功能与主治等进行全面了解，才不至于误用误治。

二、用法与用量

正确掌握中成药的用法用量，采用合理的给药途径，对中成药的安全使用具有重要意义。

1. 注意用药时间　中成药的适时应用，是药效正常发挥的重要保障。内服药主要是根据药物的半衰期确定，以保持药物在血液中的浓度，只有达到一定的血药浓度，才能充分发挥药物作用。一般口服中成药每日用药 2~3 次，于早、晚，或早、中、晚饭后 0.5~1 小时各服一次；两次用药间隔时间不可过长，以确保药物在血液中的浓度，若间隔时间过长，血药浓度低于治疗标准，就会出现治疗盲区，贻误治疗时机。补益药一般宜饭前服，以利吸收；补阴药宜晚上一次服，可提高疗效；危急重症应及时给药，为保证药力持续发挥，将所需药量酌情分次给予；解表药应及时服用，以免病邪由表入里，如病情许可，发汗解表药于中午以前阳分时间（约11时）服用，可顺应阳气升浮，有助药力驱邪除病；镇静安眠药宜睡前 1~2 小时服用；涩精止遗药早、晚各一次服用；

截疟药于发作前 2 小时服用；峻下逐水药宜清晨空腹服用；泻下药遵"日晡人气收降"的理论，入夜睡前服用，但病情重者，当随病情酌定给药时间；止泻药应及时给予，按时再服，泻止停服；润肠通便药应空腹或半空腹服，以利清除肠胃积滞；驱虫药应清晨空腹或晚上睡前给予；生津润燥、清暑解热药不拘时顿服；治疗咽喉疾患药应不拘时多次频服，缓缓咽下，使药液与病变部位充分接触，迅速奏效；祛痰药应饭前服，使药物刺激胃黏膜，间接促使支气管分泌增加，从而稀释痰液，便于排痰；健胃药用于开胃的宜饭前服，用于消食导滞的宜饭后服；制酸药饭前服，以减少胃酸并增强对胃黏膜的保护作用；对胃有刺激的药物，宜饭后服，以缓和对胃黏膜的刺激。外用中成药一般每日换药一次。

2. 注意用量与次数　凡中成药都明确标明了常用剂量与次数，因此在应用时应按规定用法、用量服用，通常是每日 2~3 次，少数是每日 1 次，每次用量视剂型而不同，如大蜜丸（9g/丸）多数每次 1 丸，口服液（10mL/瓶）多每次 1 瓶，不能随意增加药量以求速效而造成药源性损害，也不能无端减少用量，对含剧毒成分的中成药更要严格遵守剂量规定或遵医嘱。另外，在具体应用时，还应根据药物的性能、患者病情轻重、个体差异、生活习惯、发病季节、病理生理和联合用药等诸多因素进行综合分析，在规定的用法用量范围内确定实际的剂量。一般性质平和的中成药用量可大些，药性峻猛或有毒的中成药应严格控制剂量；服一种中成药时用量宜重，若联合用药时用量宜轻；患者体质壮实者，用量宜稍重，体弱者用量宜轻。对老人和小儿用药，更要注意，老人因对药物代谢的能力不全或衰退，易发生药物蓄积，引起毒性反应，故用量宜低于成人量，尤其是具有毒、副作用的药物更应慎重；儿童用药，一般年龄在 10 岁以上者，用成人量的 2/3，5~10 岁用成人量的 1/2，2~5 岁用成人量的 1/3，1 岁以内用成人量的 1/4~1/6，剧毒药例外。

3. 注意给药途径　因机体的不同组织对药物的吸收性能不同，对药物的敏感性亦有差异，所以不同的给药途径会发生不同的治疗效应，甚至有些药物必须以某种特定途径给药，才能发挥治疗作用，因此，临证用药须根据病情、病位选择给药途径，而给药途径是通过剂型来体现的，要充分考虑各种剂型的特点。口服，是临床使用中成药的主要给药途径，口服药包括丸剂、片剂、颗粒剂、胶囊剂、糖浆剂等多种剂型，对于一般病情，若口服药有效，则不考虑注射给药，以避免中成药注射剂引起的不良反应；对于危重急需抢救的患者，则多采用注射剂注射给药，如清开灵注射液；冠心病、心绞痛的患者多舌下给药，如速效救心丸；气管炎、哮喘患者可采取气雾剂吸入治疗；口腔、鼻腔、眼、阴道、肛肠疾病多采用散剂、栓剂、滴眼剂、滴鼻剂等黏膜给药；皮肤病变多外用给药，常用的有搽剂、外用膏剂、散剂、酊剂等；对婴幼儿某些全身性疾病，可选择栓剂直肠给药。

三、精简用药

本着"宁少勿多，宁精勿滥"的原则，尽量避免不必要的联合用药，应用一种药物治疗有效时，就不要联用多种，单用中药或西药治疗有效时，就不必采用中西药物联用，联合用药越多，安全系数越小，除非有一定的指征，否则应优先考虑用单种药物或少数几种药物进行治疗，以减少不良反应，避免药物的滥用和浪费。

四、毒副作用

中成药为中药饮片加工而成，相较于西药而言，安全系数较大，如合理用药，一般毒副作用不强，这是中成药的一大优势。但在临床运用时，切不可掉以轻心，部分中成药因其含有毒性成分或用量过大等原因，也会产生毒副作用，如风湿骨痛胶囊含有毒中药制川乌、制草乌，壮骨关节丸可引起肝损伤，因此必须重视其毒副作用，以确保用药安全。

第三节　中成药的用药禁忌

一、药物配伍禁忌

所谓"配伍禁忌"是指在一般情况下不宜相互配合使用的药物，传统的禁忌包括"十八反""十九畏"。不仅中成药的配方中不允许出现此类问题，选用两种或两种以上中成药时，也要注意甲药与乙药组方中的药味不可出现配伍禁忌，如含有"半夏"的清气化痰丸不能与含有"川乌""草乌"的风湿骨痛胶囊合用。

目前，医药界约定俗成、共同认可的配伍禁忌，主要是"十八反"和"十九畏"所涉及的药对。其中"十八反"中的药对自古相沿皆指相反之义，最早源于《神农本草经》"勿用相恶、相反者"，五代后蜀《蜀本草》中又谓"《本经》三百六十五种……相反者十八反"，今人所谓"十八反"之名，盖源于此。金·张子和《儒门事亲》作歌诀，广为流传至今。后世医家临证之际将此作为配伍禁忌而加以避用，沿用至今。至于"十九畏"的"畏"有"畏避""避开"之义，其歌诀中也有"不顺情""难合""莫相依"等描述，即认为这些药对均不宜合用，含有"相反"之义，作为配伍禁忌看待，且其中部分内容也为《中国药典》认可，从1977年版起，已将"十九畏"组对与"十八反"的组对同称"不宜同用"，故"十八反"和"十九畏"均已成为法定配伍禁忌。

二、妊娠用药禁忌

某些药物因损害胎元或对孕妇有不良作用，属于妊娠禁忌药。根据中成药对孕妇不良作用程度的不同，有禁用、忌用、慎用之别。这些中成药大多含有妊娠禁忌成分及毒性成分，具有通经祛瘀、行气破滞、泻下逐水等作用，为数很多，必须引起重视。

关于禁、忌、慎的表述，其中"禁"，程度最重，可以理解为"绝对禁止"，如牛黄解毒片（丸）、小活络丸等；"忌"，程度较"禁"为次，可以理解为"尽量避免"，如云南白药、追风透骨丸等；"慎"，程度最轻，可以理解为"小心谨慎"，如黄连上清丸、附子理中丸等。

知识链接

有人做过统计，在 2010 年版《中国药典》（一部）所收载的 1062 种成方制剂和单味制剂中，在"注意"项下注明孕妇禁忌品种总计 335 种，其中禁用品种 117 种，忌用品种 74 种，慎用品种 114 种。

三、用药饮食禁忌

中成药使用后有时必须忌食某些食物，以免药物与食物之间产生相互作用而影响药效，属通常所说的"忌口"的一个部分。用药饮食禁忌主要包括四方面：一是忌食可能妨碍脾胃消化吸收功能、影响药物吸收的食物，《本草纲目》指出："凡服药不可杂食肥猪、犬肉、油腻羹脍、腥臊、陈臭诸物。""凡服药不可多食生蒜、胡荽、生姜、诸果、诸滑滞之物。"指出了在服药期间一般都要忌生冷、腥膻油腻、不易消化及有刺激性的食品；二是忌食与所服中成药药性相反的食物，如服用清热解毒类中成药（如牛黄解毒片、清瘟解毒丸）、清热泻火类中成药（如牛黄上清丸、凉膈散）时应避免吃辛辣温热的食物（如辣椒、姜、葱、韭菜、油条、焦溜肉），服用祛寒类中成药（如附子理中丸）时不宜吃寒凉的食物（如西瓜、冷饮），当然，若进食与所用中成药药性相顺应的食物（如服清热解毒药的同时又吃西瓜），对药性的发挥和疾病的治疗有利，但也不宜吃得过多，以免矫枉过正；三是忌食与所服中成药之间存在类似相恶或相反配伍关系的食物，如服用含人参的中成药（人参健脾丸、人参养荣丸等）时不宜吃萝卜，服用含铁的中成药（磁朱九、脑立清、紫雪）时不宜喝茶、吃柿子；四是忌食对某些病证不利的食物，如消渴病忌糖，水肿病忌盐等。

第四节 中成药的不良反应

药物的不良反应（ADR）是指在预防、诊断、治疗和改善人的生理功能而给予正常剂量的药品时所出现的任何有害且非预期的反应。随着中成药的使用量不断增加，以及 ADR 报告制度的执行，对中成药的不良反应的认识也在提高，中成药常见不良反应主要有副作用、毒性反应、过敏反应及特异反应等。

一、引起中成药不良反应的主要原因

1. 个体差异及特殊人群 人体对药物的反应，往往因个体的差异而有极大的不同，其中，女性的药物不良反应比男性多，婴幼儿、老年人的不良反应比青壮年多。少数敏感体质及特异性遗传体质患者，对药物的反应与大多数人不同，与药物的药理、毒理及用法用量等无关。儿童、老年人、经孕期及哺乳期妇女由于生理功能与青壮年不同，对药物的反应及药物体内代谢过程等也不同。

2. 药物自身因素 有些中成药自身含毒性成分，因炮制不当或制药工艺不当，也

可能导致不良反应。

3. 使用不合理　药物使用不合理的情况较多，常见的有：①剂量过大或用药时间过长，如长期服用朱砂安神丸可造成汞蓄积，出现肝肾功能损伤的副作用；②辨证不明，误用或滥用中成药；③不适宜的剂型和给药途径，尤其是一些口服药物制成注射剂静脉用药后，由于质量不易控制，稳定性差，可导致不良反应；④不合理的配伍联用，尤其是中西药配伍不当，增加了不良反应风险，如维 C 银翘片和感冒通、康泰克、白加黑联用治疗感冒，因其中均含有抗组胺药而易加重嗜睡、头痛、头晕等抗组胺症状，甚至引起药源性再生障碍性贫血；⑤其他，如饮食禁忌、同名异药等。

二、中成药不良反应的防治

1. 对成药的处方组成、功能、主治、用法用量及注意事项等要有所了解，避免盲目滥用。对一些作用较强的，或容易引起不良反应的成药，尤应慎重使用。

2. 注意患者有否过敏史。如有，应避免使用曾致敏的成药或含有曾致敏药物的成药。对有变态反应史的个人和家族成员，使用容易致敏的成药必须格外小心，尤其使用中成药注射剂更要慎重。

3. 注意观察用药反应。如出现不耐受、异常，或毒副症状，应立即停药，严加观察，必要时给予治疗；如出现中毒或休克，应当积极采用中西医综合疗法尽快抢救。

4. 对中成药可能引起不良反应要有正确的认识。广泛宣传安全用药的重要性，使广大患者增强自我保护意识，改变中成药"安全、无毒"的错误观念，不能擅自加大药量或长期服用，甚至滥用，从而降低中成药的不良反应发生率。

第五节　中成药的贮存保管

妥善贮藏保管中成药，是用药安全有效的重要环节。中成药从制备完成到患者使用，经过较长时间的流通和贮存过程，往往因温度、湿度、光线、微生物等因素的影响，使其易发生变质，从而影响药品的安全性和有效性。每年都有大量的中成药因贮藏保管不善而变质，不少人因服用发霉变质的中成药而导致药源性疾病。因此，掌握科学贮存保管中成药的知识是十分必要的。

一、中成药变质的原因

1. 温度　中成药对温度有一定的适应范围，温度过高，中成药的物理、化学和生物学的变化均加速，含芳香挥发性成分的药物可因加速挥发而损失，含脂肪油成分的药物易"泛油"或酸败，胶囊剂易黏软变形，片剂易裂片变色，糖衣易溶化粘连，软膏易溶化分层；温度过低，含乙醇制剂、糖浆剂、露剂等易产生沉淀、结晶，甚至变性失效，玻璃容器有时还会冻裂。

2. 湿度　一般中成药在相对湿度 45% ~75% 条件下比较稳定。空气中湿度过大，有些中成药如颗粒剂、片剂会发生潮解、变形、生虫、霉变等变化；湿度过低，有些中成药会发生风化或干裂。

3. 光线 紫外线可促使药品变色、分解氧化，如保管不当，药品被光线直接照射后会引起变质，如含油脂的成药能发生酸败，酒类能发生浑浊，含苷类及色素类的成药能发生分解。因此，大多数中成药要求避光保管。

4. 空气 空气是各种气体的混合物，其中对中成药影响最大的是氧气，在室温条件下，中药成分可与空气中的氧气发生氧化反应而变质，如挥发油受氧的作用易发生树脂化，脂肪油易氧化而结块并产生酸败，另外，需氧菌和霉菌都必须在有氧条件下才能生长、繁殖。因此，中成药一般需要密闭或密封贮藏保管。

5. 时间 有些中成药因其性质不稳定，尽管贮藏保管条件适宜，但时间过长仍会失效。因此，药物应在有效期内使用。

二、各类中成药的贮藏保管方法

中成药的贮藏保管与其剂型的特点、性质有密切联系，具体品种的贮藏方法应以药品说明书提示为准。一般而言，保管时应避免日光照射、高温、潮湿，避免微生物的污染。可常温贮藏的剂型有丸剂、片剂、胶囊剂、胶剂、散剂、贴膏剂、颗粒剂、栓剂，其中散剂、颗粒剂还要特别注意防潮，栓剂则防止受热、受潮而变形、发霉及变质；应在阴凉处贮藏的剂型有煎膏剂、糖浆剂、合剂（口服液）、酒剂、锭剂；需遮光贮藏的剂型有注射剂、软膏剂；酊剂需避光并于阴凉处贮藏；喷雾剂应置凉暗处贮藏，并避免暴晒、受热和撞击。另外，对于已经开启的中成药要及时用完，并注意其有无异常变化，对于有疑问的药物，不要贸然使用。

知识链接

常用贮藏术语：①常温是指 10℃～30℃，凡贮藏项未规定贮存温度的，系指常温；②阴凉处是指不超过20℃；③凉暗处是指避光并不超过20℃；④冷处是2℃～10℃；⑤密闭是指容器密闭，以防止尘土或异物进入；⑥密封是指将容器密封，以防止风化、吸潮、挥发或异物进入；⑦熔封或严封是指将容器熔封或用适宜的材料严封，以防止空气与水分的侵入并防止污染；⑧遮光是指用不透光的容器包装，例如棕色容器或黑色包装材料包裹的无色透明、半透明容器。

思考与练习

一、单项选择题

1. 服用六味地黄丸、金锁固精丸等具有补肾功效的药物常配伍的药引是（　　）

A. 姜汤　　　　　　　　B. 醋　　　　　　　　C. 淡盐水

　　D. 红糖水　　　　　　　　E. 黄酒

2. 补益中成药宜服用的时间是（　　　）

　　A. 睡前服用　　　　　　　B. 饭前服用　　　　　　C. 饭后服用

　　D. 空腹时服用　　　　　　E. 不拘时服用

3. 不能与清气化痰丸配伍应用的是（　　　）

　　A. 双黄连颗粒　　　　　　B. 急支糖浆　　　　　　C. 麻仁丸

　　D. 保和丸　　　　　　　　E. 风湿骨痛胶囊

4. 剂型吸收由快到慢的次序为（　　　）

　　A. 口服液剂、注射剂、酒剂、颗粒剂、浸膏剂

　　B. 注射剂、口服液剂、酒剂、颗粒剂、浸膏剂

　　C. 酒剂、注射剂、口服液剂、颗粒剂、浸膏剂

　　D. 颗粒剂、注射剂、口服液剂、酒剂、浸膏剂

　　E. 浸膏剂、注射剂、口服液剂、酒剂、颗粒剂

5. 糖浆剂的贮藏条件为（　　　）

　　A. 常温贮藏　　　　　　　B. 阴凉处贮藏　　　　　　C. 遮光贮藏

　　D. 凉暗处贮藏　　　　　　E. 避光并阴凉处贮藏

二、问答题

1. 引起中成药不良反应的主要原因有哪些？该如何预防？

2. 中成药的用药饮食禁忌有哪些？

下篇 各 论

第一章 内科用药

第一节 感 冒

学习目标

知识目标：掌握感冒的中医分类与临床表现及相应的治疗方法；熟悉常用中成药的功能主治；了解感冒的病因病机及注意事项。

能力目标：能根据感冒病例的临床特点推荐相应的中成药。

一、概述

感冒，是风邪侵袭人体所致的常见外感疾病。以鼻塞、流涕、喷嚏、头痛、恶寒、发热、全身不适为主要特征。在一定时期广泛流行，证候多相类似者，称为时行感冒。本病四季均可发病，尤以冬、春两季多见。

中医根据感邪之不同及患者体质的强弱，临床主要分为风寒感冒、风热感冒两大类，又有兼湿兼暑之不同，体虚之人，易于感冒，谓之体虚感冒。在治疗上，依其邪在肺卫的特点，以解表宣肺为主，并照顾兼症。风寒感冒以辛温解表，宣肺散寒为主；风热感冒以辛凉解表，清肺透邪为主；时行感冒以风热居多，易化热成毒，因此重在解毒;感冒兼湿佐以化湿,夹暑佐以祛暑;体虚感邪者,则宜扶正祛邪,标本兼顾。

注意事项:①在服用治疗感冒类药物期间不宜同时服用滋补性中药;②忌烟、酒及辛辣、生冷、油腻食物;③多饮开水,可适当增加含维生素 C 丰富的食物或水果;④充分休息,避免劳累。

西医学的上呼吸道感染、流行性感冒可参考本病辨证选药。

知识链接

现代研究表明:治感冒中成药多具有发汗、解热、抗菌、抗病毒、抗炎、抗过敏、止咳平喘祛痰等作用,主要用于普通感冒、流行性感冒、上呼吸道感染、支气管炎。部分治感冒中成药还具有镇痛、镇静、抗惊厥等作用。

二、辨病要点

1. 辨风寒与风热 感冒主要以风邪兼夹寒、热而发病,因此首先要分清风寒与风热。二者均有鼻塞、流涕、喷嚏、头痛、恶寒、发热、全身不适等症,但风寒者以恶寒重、发热轻、鼻塞流清涕为特征;风热者以恶寒轻、发热重、鼻流浊涕、咽红或肿为特征;若症状类似风热感冒,但发病急,病情较重,全身症状显著者,多为时行感冒。

2. 辨兼夹证候 夹湿者多有淋雨冒湿之经历,以头重如裹、肢体困重等为特征;夹暑者则发于夏季,以身热有汗、心烦口渴、小便短赤为特征。

三、辨证荐药

(一) 风寒感冒

【证候特点】恶寒重,发热轻,无汗,头痛,肢体酸痛,或鼻塞,时流清涕,或咽痒咳嗽,痰稀白,口不渴。舌苔薄白而润,脉浮或紧。

【选药】常用药物有感冒清热颗粒、正柴胡饮颗粒等。

感冒清热颗粒

【组成】荆芥穗、薄荷、防风、柴胡、紫苏叶、葛根、桔梗、苦杏仁、白芷、苦地丁、芦根。

【功能主治】疏风散寒,解表清热。用于风寒感冒。

【临证要点】头痛发热,恶寒身痛,鼻流清涕,咳嗽咽干。

【现代应用】常用于普通感冒、流行性感冒、上呼吸道感染等属外感风寒、内有蕴热者。

【规格】每袋装:①12g;②6g(无蔗糖);③3g(含乳糖)。

【用法用量】开水冲服。一次 1 袋,一日 2 次。

【其他剂型】片剂、软胶囊、口服液。

正柴胡饮颗粒

【组成】柴胡、陈皮、防风、赤芍、甘草、生姜。

【功能主治】发散风寒，解热止痛。用于外感风寒所致的感冒。

【临证要点】发热恶寒，无汗，头痛，鼻塞，喷嚏，咳嗽咽痒，四肢酸痛。

【现代应用】常用于流行性感冒初起、轻度上呼吸道感染等属风寒表实者。

【规格】每袋装：①10g；②3g（无蔗糖）。

【用法用量】开水冲服。一次 10g 或 3g（无蔗糖），一日 3 次；小儿酌减或遵医嘱。

【其他剂型】胶囊剂、合剂。

（二）风热感冒

【证候特点】身热较著，微恶风，汗泄不畅，头胀痛，咳嗽，痰黏或黄，咽痛，咽红，鼻塞，流黄浊涕，口渴欲饮，舌边尖红。舌苔薄黄，脉浮数。

【选药】常用药物有双黄连口服液、板蓝根颗粒、清开灵口服液、银翘解毒片等。

双黄连口服液

【组成】金银花、黄芩、连翘。

【功能主治】疏风解表，清热解毒。用于外感风热所致的感冒。

【临证要点】发热，咳嗽，咽痛。

【现代应用】常用于上呼吸道感染、普通或流行性感冒、流行性腮腺炎、流行性乙型脑炎初起、肺炎、急性扁桃体炎、咽炎等见有风热表证者。

【规格】每支装：①10mL；②20mL。

【用法用量】口服。一次 20mL，一日 3 次；小儿酌减或遵医嘱。

【其他剂型】栓剂、片剂、糖浆剂、颗粒剂、胶囊剂、合剂、滴丸、注射剂、气雾剂。

板蓝根颗粒

【组成】板蓝根。

【功能主治】清热解毒，凉血利咽。用于肺胃热盛证。

【临证要点】咽喉肿痛、口咽干燥、腮部肿胀。

【现代应用】常用于上呼吸道感染、流行性感冒、流行性腮腺炎、流行性乙型脑炎、急性扁桃体炎、传染性肝炎、水痘等属肺胃热盛者。

【规格】每袋装：①5g（相当于饮片 7g）；②10g（相当于饮片 14g）；③3g（无蔗糖，相当于饮片 7g）。

【用法用量】开水冲服。一次 5~10g，或一次 3~6g（无蔗糖）；一日 3~4 次。

【其他剂型】片剂、茶剂、糖浆剂、口服液、胶囊剂、软胶囊、含片、滴丸、注射剂、泡腾片、分散片。

清开灵口服液

【组成】胆酸、珍珠母、猪去氧胆酸、栀子、水牛角、板蓝根、黄芩苷、金银花。

【功能主治】清热解毒，镇静安神。用于外感风热时毒，火毒内盛所致诸症。

【临证要点】高热不退，烦躁不安，咽喉肿痛，舌质红绛，苔黄，脉数。

【现代应用】常用于上呼吸道感染、病毒性感冒、急性化脓性扁桃体炎、急性咽炎、急性气管炎、高热等属外感风热时毒，火毒内盛者。

【规格】每支装 10mL。

【用法用量】口服。一次 20～30mL，一日 2 次；儿童酌减。

【使用注意】久病体虚患者如出现腹泻时慎用。

【其他剂型】片剂、泡腾片、胶囊剂、颗粒剂。

银翘解毒片

【组成】金银花、连翘、薄荷、荆芥、淡豆豉、牛蒡子（炒）、桔梗、淡竹叶、甘草。

【功能主治】辛凉解表，清热解毒。用于风热感冒。

【临证要点】发热头痛，咳嗽口干，咽喉疼痛。

【现代应用】常用于普通感冒、流行性感冒、急性扁桃体炎、急性咽喉炎、急性腮腺炎、麻疹初期、流行性乙型脑炎初期等见有风热或温病初起的表证者。

【规格】①素片，每片重 0.3g；②薄膜衣片，每片重 0.52g。

【用法用量】口服。一次 4 片，一日 2～3 次。

【其他剂型】颗粒剂、胶囊剂、丸剂。

（三）暑湿感冒

【证候特点】暑湿表证见于夏季。暑湿感冒偏热型，表现为身热、微恶风、汗出、肢体酸困、头晕、心烦口渴、小便黄少，舌苔薄黄而腻，脉滑数或濡数；暑湿感冒偏寒型，表现为恶寒、怕风、发热可不明显、肢体酸重、头昏重、脘胀胸闷、口重黏腻、渴不多饮，或伴有恶心、吐泻，舌苔白腻，脉滑或濡。

【选药】常用药物有藿香正气水、六合定中丸、保济丸等。

藿香正气水

【组成】苍术、陈皮、厚朴（姜制）、白芷、茯苓、大腹皮、生半夏、甘草浸膏、广藿香油、紫苏叶油。

【功能主治】解表化湿，理气和中。用于外感风寒、内伤湿滞或夏伤暑湿所致的感冒。

【临证要点】头痛身重，胸膈痞闷，脘腹胀痛，呕吐泄泻。

【现代应用】常用于胃肠型感冒、急性胃肠炎、结肠炎等属外感风寒、内伤湿滞者，对夏季伤湿感寒、脾胃失和者尤为适宜。

【规格】每瓶装 10mL。

【用法用量】口服。一次 5~10mL，一日 2 次，用时摇匀。

【其他剂型】丸剂、片剂、口服液、软胶囊。

知识链接

藿香正气水作为夏季家庭、旅行常备药，除了用于感冒中暑外，还有诸多妙用，如内服还可用于慢性荨麻疹、水土不服、空调病等，外用则可治疗晕车晕船、小儿痱子、蚊虫叮咬、湿疹、婴幼儿腹泻、足癣等。不过藿香正气水含乙醇（酒精）40%~50%，因此服药后不得驾驶机、车、船、从事高空作业、机械作业及操作精密仪器。儿童、孕妇、哺乳期妇女、年老体弱及高血压、心脏病等患者应在医师指导下服用。

六合定中丸

【组成】广藿香、紫苏叶、香薷、木香、炒白扁豆、檀香、茯苓、桔梗、枳壳（炒）、木瓜、陈皮、炒山楂、姜厚朴、甘草、炒麦芽、炒谷芽、六神曲（炒）。

【功能主治】祛暑除湿，和中消食。用于夏伤暑湿，宿食停滞之感冒。

【临证要点】寒热头痛，胸闷恶心，吐泻腹痛。

【现代应用】常用于胃肠型感冒、急性胃肠炎、结肠炎等属外感暑湿、宿食内停者。

【规格】每袋装 6g。

【用法用量】口服。一次 3~6g，一日 2~3 次。

保济丸

【组成】钩藤、菊花、蒺藜、厚朴、木香、苍术、天花粉、广藿香、葛根、化橘红、白芷、薏苡仁、稻芽、薄荷、茯苓、广东神曲。

【功能主治】解表，祛湿，和中。用于暑湿感冒，亦可用于晕车晕船。

【临证要点】发热头痛，腹痛腹泻，恶心呕吐，肠胃不适。

【现代应用】常用于胃肠型感冒、急性胃肠炎、结肠炎等属伤暑或兼夹湿伤中者。

【规格】每瓶装：①1.85g；②3.7g。

【用法用量】口服。一次 1.85~3.7g，一日 3 次。

【使用注意】外感燥热者不宜服用。

【其他剂型】口服液。

（四）气虚感冒

【证候特点】经常感冒反复不愈，恶寒较盛，发热，无汗，身楚倦怠，咳嗽，咯痰无力。舌苔淡白，脉浮无力。

【选药】常用药物有参苏丸、玉屏风口服液等。

参 苏 丸

【组成】党参、紫苏叶、葛根、前胡、茯苓、半夏（制）、陈皮、枳壳（炒）、桔梗、甘草、木香、生姜、大枣。

【功能主治】益气解表，疏风散寒，祛痰止咳。用于身体虚弱、感受风寒所致的感冒。

【临证要点】恶寒发热，头痛鼻塞，咳嗽痰多，胸闷呕逆，乏力气短。

【现代应用】常用于感冒、上呼吸道感染、气管炎、支气管炎等属气虚外感风寒表证者，对老幼体弱、劳倦、妊娠而外感风寒的感冒均可应用，尤以老年寒性感冒疗效较好。

【规格】每袋装6g。

【用法用量】口服。一次6~9g，一日2~3次。

【其他剂型】片剂、胶囊剂、颗粒剂、口服液。

玉屏风口服液

【组成】黄芪、防风、白术（炒）。

【功能主治】益气，固表，止汗。用于表虚不固而外感风邪之表证。

【临证要点】自汗恶风，面色㿠白，或体虚易感风邪。

【现代应用】常用于感冒、反复呼吸道感染、慢性荨麻疹、慢性支气管炎、过敏性鼻炎等属气虚外感者及体虚多汗者。

【规格】每支装10mL。

【用法用量】口服。一次10mL，一日3次。

【其他剂型】丸剂、胶囊、颗粒、滴丸。

附表：其他常用中成药

药名	组成	功能主治	用法用量
九味羌活颗粒	荆芥、防风、羌活、独活、柴胡、前胡、川芎、枳壳、茯苓、桔梗、甘草	疏风解表，散寒除湿。用于外感风寒夹湿所致的感冒，症见恶寒发热、无汗、头重而痛、肢体酸痛	姜汤或开水冲服。一次15g，一日2~3次
小柴胡颗粒	柴胡、姜半夏、黄芩、党参、甘草、生姜、大枣	解表散热，疏肝和胃。用于外感病，邪犯少阳证，症见寒热往来、胸胁苦满、心烦喜呕、口苦咽干	开水冲服。一次2~4袋，一日3次
清热解毒口服液	石膏、金银花、玄参、地黄、黄连、连翘、栀子、甜地丁、黄芩、龙胆、板蓝根、知母、麦冬	清热解毒。用于热毒壅盛所致的发热面赤、烦躁口渴、咽喉肿痛；流感、上呼吸道感染见上述证候者	口服。一次10~20mL，一日3次，儿童酌减；或遵医嘱
柴胡口服液	柴胡	解表退热，用于外感发热，症见身热面赤、头痛身楚、口干而渴	口服。一次10~20mL，一日3次。小儿酌减

续表

药名	组成	功能主治	用法用量
羚羊感冒片	羚羊角、牛蒡子、淡豆豉、金银花、荆芥、连翘、淡竹叶、桔梗、薄荷素油、甘草	清热解表。用于流行性感冒，症见发热恶风、头痛头晕、咳嗽、胸闷、咽喉肿痛	口服。一次4~6片，一日2次
桑菊感冒片	桑叶、菊花、连翘、薄荷素油、苦杏仁、桔梗、甘草、芦根	疏风清热，宣肺止咳。用于风热感冒初起，头痛，咳嗽，口干，咽痛	口服。一次4~8片，一日2~3次
感冒舒颗粒	大青叶、连翘、荆芥、防风、薄荷、牛蒡子、桔梗、白芷、甘草	疏风清热，发表宣肺。用于风热感冒，头痛体困，发热恶寒，鼻塞流涕，咳嗽咽痛	开水冲服。一次15g，一日3次；病情较重者，首次可加倍
感冒退热颗粒	大青叶、板蓝根、连翘、拳参	清热解毒，疏风解表。用于上呼吸道感染、急性扁桃体炎，咽喉炎属外感风热、热毒壅盛证，症见发热、咽喉肿痛	开水冲服。一次1~2袋，一日3次

思考与练习

一、单项选择题

1. 表虚不固，自汗恶风，面色无华的患者应服用（   ）
   A. 二至丸　　　　　　　　B. 左归丸　　　　　　　　C. 玉屏风颗粒
   D. 活力苏口服液　　　　　E. 复方阿胶浆

2. 可用于晕车晕船，具有解表祛湿和中功能的药是（   ）
   A. 越鞠保和丸　　　　　　B. 沉香化滞丸　　　　　　C. 五味清浊丸
   D. 开胃山楂丸　　　　　　E. 保济丸

3. 外感风寒初起时可以选用（   ）
   A. 正柴胡饮颗粒　　　　　B. 清开灵胶囊　　　　　　C. 双黄连口服液
   D. 抗病毒颗粒　　　　　　E. 银翘解毒片

4. 双黄连口服液的组成是（   ）
   A. 黄芩、黄连　　　　　　B. 双花、黄连　　　　　　C. 黄芩、黄柏、连翘
   D. 金银花、黄芩、连翘　　E. 黄芩、大黄、连翘

5. 清开灵口服液的功能是（   ）
   A. 发汗解表，散风祛湿　　B. 疏风清热，宣肺止咳　　C. 清热解毒，镇静安神
   D. 解表散热，疏肝和胃　　E. 清热祛湿，凉血解毒

二、案例分析

李某，男，20岁，学生。初诊：昨天下午因受凉于今晨7点左右突发高热，伴头

痛，微恶寒（急性上呼吸道感染），鼻塞，流浊涕，咽痛。舌红，苔薄黄，脉浮数。请根据患者病情，推荐合适的中成药，并说明理由。

三、问答题

通过市场调查介绍 3～4 种当地常用治疗感冒的中成药，并说出其功效与主治。

第二节　中　暑

■ 学习目标

知识目标：掌握中暑的中医分类与临床表现及相应的治疗方法；熟悉常用中成药的功能主治；了解中暑的病因病机及注意事项。

能力目标：能根据中暑病例的临床特点推荐相应的中成药。

一、概述

中暑，是指暑天感受暑热或暑湿之邪，出现身热、汗出、烦渴、乏力，甚则神昏、抽搐、四肢厥冷，或身热胸闷、头昏头胀、渴不多饮、恶心、呕吐等为主要临床表现的一种急性热病。本病发病突然，变化较快，病情有轻重之别，轻者仅见头晕、汗出、乏力等症，重者可见高热昏厥，甚则导致死亡。本病多发于长夏季节，男女老幼皆可患病。

中暑的形成，多因暑天、高温下劳作而外感暑热、耗气伤津，或外感暑湿、过食生冷致中气郁滞、升降失常而发病，故中医临床将中暑分为暑热证和暑湿证两类。治疗上，以清热祛暑为主，同时根据中暑偏于暑热或暑湿的不同及发病的轻重而进行辨证施治。兼气阴不足者，宜佐益气养阴；暑热蒙蔽清窍致神昏者，合开窍醒神；兼湿滞中焦、脾胃升清降浊紊乱者，又当宣畅气机、祛湿化浊、醒脾和胃等。

注意事项：①婴幼儿、年老体虚者应在医师指导下用药；②服药期间忌烟、酒及辛辣、生冷、油腻食物；③充分休息，避免劳累；④降低病室温度，保持病室空气流通；⑤暑热患者，宜多服清凉饮料。

西医学的中暑、热射病、热痉挛、肠伤寒、急性胃肠炎等可参考本病辨证选药。

知识链接

现代研究表明：祛暑中成药多具有解热、抑菌、抗病毒、抗炎等作用，主要用于中暑、热射病、热痉挛、肠伤寒、急性胃肠炎、小儿夏季热、痱疹。部分祛暑中成药还具有改善胃肠功能、止吐止泻、保肝利胆、解痉、镇痛、调节免疫等作用。

二、辨病要点

1. 辨暑热与暑湿　中暑主要因感受暑热或兼夹湿邪而发病，故临证首先要分清暑热与暑湿。因暑为阳邪，易伤津耗气、内扰心神，故暑热证发病急，传变快，多见身热、头胀、烦渴引饮、汗出乏力等症状；而湿为阴邪，重浊黏滞，易阻滞气机，故暑湿证发病缓，传变慢，病程长，常见身热不扬、头昏身重、脘闷呕恶、苔黄厚或腻等症状。

2. 辨病情的轻重　暑热伤人病位有浅深之别，病情就有轻重之分。轻者耗气伤津，见身热、汗出、口渴、乏力、恶心呕吐、胸闷、心悸等；重者暑热内闭，或内陷心包、蒙蔽心神，或暑热炽盛、引动肝风，见高热、汗出、烦渴、乏力、神昏、抽搐等。

三、辨证荐药

（一）暑热

【证候特点】头晕，头胀，多汗，乏力，心胸烦热，口渴引饮，饮不解渴，咽痛喉燥，小便短赤，或身热，全身不适，胸闷，舌红少津，苔薄黄而干，脉细数或滑数。甚或见神昏、抽搐、壮热等。

【选药】常用药物有清暑解毒颗粒等。

清暑解毒颗粒

【组成】芦根、薄荷、金银花、甘草、淡竹叶、滑石粉、夏枯草。

【功能主治】清暑解毒，生津止渴。用于暑热或高温作业中暑。

【临证要点】烦热口渴，头晕乏力。

【现代应用】常用于高温环境或夏季暑热的中暑。

【规格】每袋装25g。

【用法用量】开水冲服或含服。一次25g，一日4~5次。

【使用注意】孕妇慎用。

（二）暑湿

【证候特点】头昏胸闷，脘痞纳呆，呕吐泄泻，或伴有寒热，头昏身重，肢体酸痛。舌淡苔腻，脉濡。

【选药】常用药物有避瘟散、甘露消毒丸、十滴水软胶囊、午时茶颗粒、六合定中丸（见感冒）、藿香正气水（见感冒）、保济丸（见感冒）等。

避　瘟　散

【组成】檀香、零陵香、白芷、香榧草、姜黄、玫瑰花、甘松、丁香、木香、人工麝香、冰片、朱砂、薄荷脑。

【功能主治】祛暑避秽，开窍止痛。用于感受暑湿秽浊所致之中暑及晕动症。

【临证要点】头目眩晕，头痛，鼻塞，恶心，呕吐。

【现代应用】常用于暑湿秽浊型中暑及晕车、晕船者。

【规格】每盒装 0.6g。

【用法用量】口服。一次 0.6g。外用适量，吸入鼻孔。

【使用注意】孕妇禁用；因本品含有朱砂，故不宜久用。

【其他剂型】胶囊剂。

甘露消毒丸

【组成】滑石、茵陈、黄芩、石菖蒲、白豆蔻、川贝、木通、藿香、射干、连翘、薄荷。

【功能主治】芳香化湿，清热解毒。用于暑湿蕴结之湿温。

【临证要点】身热，肢酸，胸闷腹胀，尿赤黄疸。

【现代应用】常用于夏季感冒，急性传染性黄疸型肝炎，急性胆囊炎，尿路感染，肠伤寒，急性胃肠炎，皮肤湿疹，中暑等属于感受暑湿、湿热并重者。

【规格】每 50 粒重约 3g。

【用法用量】口服。一次 6～9g，一日 2 次。

【使用注意】孕妇禁用；凡湿热兼阴虚津亏者或属寒湿内阻者慎用。

十滴水软胶囊

【组成】樟脑、干姜、大黄、小茴香、肉桂、辣椒、桉油。

【功能主治】健胃，祛暑。用于感受暑湿所致之中暑。

【临证要点】头晕，恶心，腹痛，胃肠不适。

【现代应用】常用于中暑、急性胃肠炎等属于暑湿所致者。

【规格】每粒装 0.425g。

【用法用量】口服。一次 1～2 粒；儿童酌减。

【使用注意】孕妇忌服。

【其他剂型】酊剂。

知识链接

十滴水作为夏季家庭、旅行的常备药，除了内服用于感受暑湿之中暑外，其酊剂还可以外用，外擦可以治疗小儿痱子，改善冻伤，缓解轻度烫伤，预防蚊虫叮咬等。不过十滴水含乙醇（酒精）60%～70%，因此服药后不得驾驶机、车、船，从事高空作业、机械作业及操作精密仪器，对酒精过敏者禁用。儿童、哺乳期妇女、年老体弱及高血压、心脏病等患者应在医师指导下服用。因十滴水中的樟脑成分对胎儿有影响，孕妇应禁用。

午时茶颗粒

【组成】苍术、柴胡、羌活、防风、白芷、川芎、广藿香、前胡、连翘、陈皮、山楂、枳实、炒麦芽、甘草、桔梗、六神曲（炒）、紫苏叶、厚朴、红茶。

【功能主治】祛风解表，化湿和中。用于外感风寒、内伤食滞之感冒、泄泻。

【临证要点】恶寒发热，头痛身楚，胸脘满闷，恶心呕吐，腹痛腹泻。

【现代应用】常用于胃肠型感冒、急性胃肠炎、胃肠功能紊乱、消化不良、过敏性肠炎属于外感风寒、内伤食滞者。

【规格】每袋装6g。

【用法用量】开水冲服。一次6g，一日1～2次。

【使用注意】风热感冒或无积滞者不宜使用；孕妇慎用。

【其他剂型】胶囊剂、茶剂。

附表：其他常用中成药

药名	组成	功能主治	用法用量
益元散	滑石、甘草、朱砂	清暑利湿。用于感受暑湿，身热心烦，口渴喜饮，小便短赤	调服或煎服。一次6g，一日1～2次
清暑益气丸	人参、黄芪（蜜炙）、炒白术、苍术（米泔炙）、麦冬、泽泻、醋五味子、当归、黄柏、葛根、醋青皮、陈皮、六神曲（麸炒）、升麻、甘草	祛暑利湿，补气生津。用于中暑受热，气津两伤，症见头晕身热，四肢倦怠，自汗心烦，咽干口渴	姜汤或温开水送服。一次1丸，一日2次
纯阳正气丸	广藿香、姜半夏、木香、陈皮、丁香、肉桂、苍术、白术、茯苓、朱砂、硝石、硼砂、雄黄、煅金礞石、麝香、冰片	温中散寒。用于暑天感寒受湿，腹痛吐泻，胸膈胀满，头痛恶寒，肢体酸重	口服。一次1.5～3g，一日1～2次
仁丹	肉桂、广藿香叶、薄荷脑、冰片、朱砂、砂仁、丁香、豆蔻（去果皮）、檀香、木香等味	清暑开窍。用于伤暑引起的恶心胸闷，头昏，晕车晕船	含化或用温开水送服。一次10～20粒
暑症片	猪牙皂、细辛、薄荷、广藿香、木香、白芷、防风、清半夏、陈皮、桔梗、甘草、贯众、枯矾、朱砂、雄黄	祛寒辟瘟，化浊开窍。用于夏令中恶昏厥，牙关紧闭，腹痛吐泻，四肢发麻	口服。一次2片，一日2～3次；必要时将片剂研成细粉，取少许吹入鼻内取嚏
清凉油	薄荷脑、薄荷油、樟脑油、樟脑、桉油、丁香油、桂皮油	祛风镇痛，消炎止痒，清凉。主治外感风寒，风热中暑，蚊虫螫咬，烧伤烫伤以及晕车晕船	外用。涂擦于额角太阳穴、眉间印堂穴或鼻孔周围，虫咬、烧烫伤涂于局部损伤处

思考与练习

一、单项选择题

1. 下列中成药除哪项外均能治疗中暑（   ）
   - A. 清暑解毒颗粒
   - B. 甘露消毒丸
   - C. 六味地黄丸
   - D. 十滴水软胶囊
   - E. 仁丹

2. 可用于中暑及晕车晕船，具有祛暑避秽、开窍止痛功能的药是（   ）
   - A. 午时茶颗粒
   - B. 甘露消毒丸
   - C. 清暑益气丸
   - D. 避瘟散
   - E. 暑症片

3. 具有健胃、祛暑功能的中成药为（   ）
   - A. 十滴水软胶囊
   - B. 清暑解毒颗粒
   - C. 甘露消毒丸
   - D. 午时茶颗粒
   - E. 纯阳正气丸

4. 组成中含有连翘、黄芩、滑石、木通、茵陈的药是（   ）
   - A. 十滴水软胶囊
   - B. 甘露消毒丸
   - C. 午时茶颗粒
   - D. 避瘟散
   - E. 清暑解毒颗粒

5. 午时茶颗粒的功能是（   ）
   - A. 祛暑利湿，补气生津
   - B. 芳香化湿，清热解毒
   - C. 祛暑避秽，开窍止痛
   - D. 祛寒辟瘟，化浊开窍
   - E. 祛风解表，化湿和中

二、案例分析

张某，男，32岁，建筑工人。初诊：2012年6月20日。患者自述下午上班时突感头晕头昏，胸闷，恶心呕吐，腹痛腹泻。查舌脉：舌淡，苔腻微黄，脉濡缓。

请根据患者病情，推荐合适的中成药，并说明理由。

三、问答题

1. 何谓中暑？其辨病要点是什么？
2. 能治疗暑热型中暑的药品有哪些？请写出药品的功能主治及临证要点。

第三节 咳 嗽

📊 学习目标

知识目标：掌握咳嗽的中医分类与临床表现及相应的治疗方法；熟悉常用中成药的功能主治；了解咳嗽的病因病机及注意事项。

能力目标：能根据咳嗽病例的临床特点推荐相应的中成药。

一、概述

咳嗽是由六淫侵袭肺系，或脏腑功能失调，致肺失宣降，以肺气上逆作声、咯吐痰液为主要特征的一种疾病。咳嗽既为肺系多种疾病的一个主要症状，又是独立的一种病证。本病四季均可发生，尤以冬、春两季多见。

中医根据咳嗽的形成原因，临床主要分为外感、内伤两大类；又因感邪性质之不同及患者体质的强弱，常有虚实寒热之分。在治疗上，依其病机特点，以宣降肺气、化痰止咳为原则，同时还应分清寒热虚实。外感咳嗽多为实证，应祛邪利肺，按病邪性质分风寒、风热、燥邪论治；内伤咳嗽，多属邪实正虚，标实为主者，治以祛邪止咳，本虚为主者，治以扶正补虚，并按本虚标实的主次酌情兼顾。

注意事项：①室内空气应保持流通、新鲜；②忌烟、酒及辛辣、生冷、油腻食物；③痰涎壅盛者要注意排痰，使呼吸道保持通畅；④注意气候变化，预防感冒；⑤锻炼身体，增强体质，提高抗病能力。

西医学中的急、慢性支气管炎，支气管扩张，肺炎，肺气肿等可参考本病辨证选药。

知识链接

现代研究表明：治咳嗽中成药多具有镇咳、平喘、祛痰、解痉等作用，主要用于普通感冒、流行性感冒、上呼吸道感染、支气管炎、肺炎、肺气肿。部分治咳嗽中成药还具有抑菌、抗病毒、抗炎、抗过敏、免疫调节等作用。

二、辨病要点

1. 辨外感与内伤　咳嗽多因外感六淫之邪犯肺或饮食、情志等内伤因素致脏腑功能失调而发病，因此临床首先要分清外感与内伤。二者均有咳嗽、咯痰等症状，但外感咳嗽多为新病，具有起病急、病程短，初起常兼恶寒发热、头痛、鼻塞等特点；内伤咳嗽多为久病，具有病程长、反复发作、常兼他脏病证等特点。

2. 辨证候虚与实　外感咳嗽多以风寒、风热、燥邪袭肺致病，故实证者居多；内伤咳嗽多因饮食、情志损伤脏腑而致病，故多为虚实夹杂，其中痰湿、痰热壅肺者多为实证，肺气、肺阴亏虚所致者则为虚证，或虚中夹实。另外，咳声响亮者多实证，咳声低怯者多虚证；脉有力者为实证，脉无力者为虚证。

三、辨证荐药

（一）外感咳嗽

1. 风寒袭肺

【证候特点】咳嗽声重，咳痰稀薄色白，常伴鼻塞流清涕，头痛，肢体酸痛，恶寒发热，无汗等表证。舌淡，苔薄白，脉浮紧。

【选药】常用药物有通宣理肺丸、镇咳宁胶囊等。

通宣理肺丸

【组成】紫苏叶、前胡、桔梗、苦杏仁、麻黄、甘草、陈皮、半夏（制）、茯苓、枳壳（炒）、黄芩。

【功能主治】解表散寒，宣肺止嗽。用于风寒咳嗽。

【临证要点】发热，恶寒，咳嗽，鼻塞流涕，头痛，无汗，肢体酸痛。

【现代应用】常用于感冒、上呼吸道感染、气管炎、急性支气管炎、急慢性鼻炎等属风寒束表、肺气不宣者。

【规格】①水蜜丸，每100丸重10g；②大蜜丸，每丸重6g。

【用法用量】口服。水蜜丸一次7g，大蜜丸一次2丸；一日2~3次。

【使用注意】孕妇慎用；方中含有麻黄，高血压、心脏病患者慎用。

【其他剂型】胶囊剂、片剂、颗粒剂、口服液、煎膏剂。

镇咳宁胶囊

【组成】甘草、桔梗、盐酸麻黄碱、桑白皮。

【功能主治】止咳，平喘，祛痰。用于风寒咳嗽。

【临证要点】咳嗽，气喘，咯痰。

【现代应用】常用于支气管炎、支气管哮喘等属风寒束肺者。

【规格】每粒装0.35g。

【用法用量】口服。一次1~2粒，一日3次。

【使用注意】本品含盐酸麻黄碱，应在医生指导下用药；冠心病、高血压和甲状腺功能亢进、前列腺肥大者慎用。

【其他剂型】糖浆剂、颗粒剂、含片、滴丸、口服液。

2. 风热犯肺

【证候特点】咳嗽声嘶，咯痰黏稠或色黄，咳痰不爽，常伴鼻塞流黄涕、口渴咽痛、汗出头痛，或发热、恶风等表证。舌尖红，苔薄黄，脉浮数。

【选药】常用药物有急支糖浆、川贝枇杷颗粒、蛇胆川贝枇杷膏等。

急支糖浆

【组成】鱼腥草、金荞麦、四季青、麻黄、紫菀、前胡、枳壳、甘草。辅料为蔗糖、苯甲酸、山梨酸钾。

【功能主治】清热化痰，宣肺止咳。用于外感风热所致的咳嗽。

【临证要点】发热，恶寒，胸膈满闷，咳嗽咽痛。

【现代应用】常用于急性支气管炎、上呼吸道感染、支气管扩张、肺脓肿、慢性支气管炎急性发作等属外感风热、肺失宣降者。

【规格】每瓶装：①100mL；②200mL。

【用法用量】口服。一次 20～30mL，一日 3～4 次；儿童 1 岁以内一次 5mL，1～3 岁一次 7mL，3～7 岁一次 10mL，7 岁以上一次 15mL，一日 3～4 次。

【使用注意】孕妇慎用；高血压、心脏病、糖尿病患者慎用。

【其他剂型】颗粒剂。

川贝枇杷颗粒

【组成】川贝母流浸膏、桔梗、枇杷叶、薄荷脑。

【功能主治】清热宣肺，化痰止咳。适用于风热犯肺、痰热内阻所致之咳嗽。

【临证要点】咳嗽，咯痰，痰黏稠色黄，或咯痰不爽，咽喉肿痛，胸闷胀痛。

【现代应用】常用于感冒、急慢性支气管炎等属风热犯肺、痰热内阻者。

【规格】每袋装 3g。

【用法用量】开水冲服。一次 3g，一日 3 次。

【其他剂型】糖浆剂、片剂、合剂、煎膏剂。

蛇胆川贝枇杷膏

【组成】蛇胆汁、川贝母、枇杷叶、桔梗、半夏、薄荷脑。辅料为蔗糖、蜂蜜。

【功能主治】清肺止咳，祛痰定喘。用于风热犯肺引起的咳嗽。

【临证要点】咳嗽痰多，痰黏难咯，胸闷气喘，鼻燥，咽干喉痒。

【现代应用】常用于上呼吸道感染、气管炎、急慢性支气管炎、肺炎、肺气肿、肺结核等属风热犯肺者。

【规格】每瓶装：①75mL；②100mL。

【用法用量】口服。一次 15mL，一日 3 次。

3. 燥邪犯肺

【证候特点】干咳，连声作呛，无痰或痰少而黏，不易咯出，甚则痰中带血，喉痒，口、唇、鼻咽干燥。初起或伴鼻塞、头痛、微恶风寒、身热等表证。舌质红，苔薄白或薄黄而干，脉浮数。

【选药】常用药物有二母宁嗽丸等。

二母宁嗽丸

【组成】川贝母、知母、石膏、栀子（炒）、黄芩、桑白皮（蜜炙）、瓜蒌子（炒）、茯苓、陈皮、枳实（麸炒）、五味子（蒸）、炙甘草。

【功能主治】清肺润燥，化痰止咳。用于燥热蕴肺所致的咳嗽。

【临证要点】咳嗽，痰黄而黏不易咳出，胸闷气促，久咳不止，声哑喉痛。

【现代应用】常用于上呼吸道感染、急慢性支气管炎、急性咽喉炎等属燥热蕴肺者。

【规格】①大蜜丸，每丸重 9g；②水蜜丸，每 100 丸重 10g。

【用法用量】口服。大蜜丸一次 1 丸，水蜜丸一次 6g；一日 2 次。

【其他剂型】颗粒剂、口服液。

（二）内伤咳嗽

1. 痰热壅肺

【证候特点】咳嗽，痰多色黄质稠难咯，气息喘促，甚则鼻翼煽动，或胸痛，咳吐腥臭脓血痰，常伴壮热烦渴、面赤尿少等实热证。舌红苔黄腻，脉滑数。

【选药】常用药物有清气化痰丸、蛇胆川贝胶囊、橘红丸等。

清气化痰丸

【组成】胆南星、酒黄芩、瓜蒌仁霜、半夏（制）、陈皮、苦杏仁、枳实、茯苓。

【功能主治】清肺化痰。用于痰热阻肺所致的咳嗽。

【临证要点】咳嗽痰多，痰黄稠黏，胸腹满闷。

【现代应用】常用于肺炎、肺脓肿、急慢性支气管炎等属痰热阻肺者。

【规格】每100粒重6g。

【用法用量】口服。一次6~9g，一日2次；小儿酌减。

【使用注意】孕妇慎用。

蛇胆川贝胶囊

【组成】蛇胆汁、川贝母。

【功能主治】清肺，止咳，祛痰。用于肺热咳嗽。

【临证要点】咳嗽咯痰，痰稠色黄。

【现代应用】常用于慢性支气管炎、上呼吸道感染、肺炎、百日咳等属痰热壅肺者。

【规格】每粒装0.3g。

【用法用量】口服。一次1~2粒，一日2~3次。

【使用注意】痰湿犯肺，久咳不止者慎用；孕妇、体质虚弱者慎用。

【其他剂型】口服液、散剂、软胶囊、含片。

橘 红 丸

【组成】化橘红、陈皮、半夏（制）、茯苓、甘草、桔梗、苦杏仁、紫苏子（炒）、紫菀、款冬花、瓜蒌皮、浙贝母、地黄、麦冬、石膏。

【功能主治】清肺，化痰，止咳。用于痰热咳嗽。

【临证要点】咳嗽，痰多，色黄黏稠，胸闷口干。

【现代应用】常用于急、慢性支气管炎，支气管哮喘等属痰热蕴肺者。

【规格】水蜜丸，每100丸重10g；大蜜丸，每丸重3g或6g。

【用法用量】口服。水蜜丸，一次7.2g；大蜜丸，一次2丸；一日2次。

【使用注意】孕妇慎用；气虚咳喘及阴虚燥咳者不宜使用。

【其他剂型】片剂、颗粒剂、胶囊剂。

2. 痰湿蕴肺

【证候特点】咳嗽痰多，色白易咯，痰出则咳缓，胸闷，甚则气喘痰鸣。每于晨起或食后则咳甚痰多，进甘甜油腻食物则加重。常伴体倦、纳差、呕恶、大便时溏等脾气虚证。舌淡苔白腻，脉濡滑。

【选药】常用药物有二陈丸、杏仁止咳糖浆、蛇胆陈皮液等。

二 陈 丸

【组成】陈皮、半夏（制）、茯苓、甘草。

【功能主治】燥湿化痰，理气和胃。用于痰湿停滞导致的咳嗽。

【临证要点】咳嗽痰多，胸脘胀闷，恶心呕吐，舌淡，苔白。

【现代应用】常用于慢性支气管炎、功能性消化不良、梅尼埃病、神经性呕吐、小儿流涎等属痰湿停滞者。

【规格】每8丸相当于原生药3g。

【用法用量】口服。一次12～16丸，一日3次。

【使用注意】本药性燥，故燥痰证及肺阴虚所致的燥咳、咯血慎用；阴虚火旺之人忌用；本品辛香温燥，易伤阴津，不宜长期服用。

【其他剂型】合剂。

杏仁止咳糖浆

【组成】杏仁水、百部流浸膏、远志流浸膏、陈皮流浸膏、桔梗流浸膏、甘草流浸膏。

【功能主治】化痰止咳。用于痰浊阻肺之咳嗽。

【临证要点】咳嗽，痰多黏稠，不易咯出，或伴气喘、胸闷，苔白腻。

【现代应用】常用于急、慢性支气管炎属于痰湿阻肺者。

【规格】每瓶装100mL。

【用法用量】口服。一次15mL，一日3～4次。

【其他剂型】口服液、颗粒剂、合剂。

蛇胆陈皮液

【组成】蛇胆汁、陈皮。

【功能主治】理气化痰，祛风和胃。用于痰浊阻肺、胃失和降之咳嗽、呕吐、呃逆。

【临证要点】咳嗽，痰多，呕逆。

【现代应用】常用于变异性哮喘、百日咳、慢性支气管炎急性发作、慢性胃炎等属痰浊阻肺、胃失和降者。

【规格】每支装10mL。

【用法用量】口服。一次10mL（1支），一日3～4次。

【其他剂型】散剂、片剂、胶囊剂。

3. 肺阴亏虚

【证候特点】干咳无痰或痰少而黏，不易咯出，甚则痰中带血，咽干口燥，声音嘶哑，常伴午后潮热，颧红盗汗，手足心热，形瘦神疲等阴虚证。舌红少苔，脉细数。

【选药】常用药物有养阴清肺膏、百合固金丸等。

养阴清肺膏

【组成】地黄、麦冬、玄参、川贝母、白芍、牡丹皮、薄荷、甘草。

【功能主治】养阴润燥，清肺利咽。用于阴虚肺燥之咳嗽、咽痛。

【临证要点】咳嗽，干咳少痰或痰中带血，咽喉干痛。

【现代应用】常用于急慢性支气管炎、肺结核、白喉、支气管扩张、急性扁桃体炎、急慢性咽喉炎等属阴虚肺燥者。

【规格】每瓶装 100mL。

【用法用量】口服。一次 10～20mL，一日 2～3 次。

【使用注意】孕妇慎用。

【其他剂型】丸剂、口服液、颗粒剂、糖浆剂、合剂。

百合固金丸

【组成】百合、生地黄、熟地黄、麦冬、玄参、川贝母、当归、白芍、桔梗、甘草。

【功能主治】养阴润肺，化痰止咳。用于肺肾阴虚之咳嗽、咽痛。

【临证要点】咳嗽少痰，痰中带血，咽干喉痛。

【现代应用】常用于肺结核、慢性支气管炎、支气管扩张、慢性咽喉炎等属肺肾阴虚者。

【规格】大蜜丸，每丸重 9g；浓缩丸，每 8g 相当于原生药 3g。

【用法用量】口服。大蜜丸一次 1 丸，一日 2 次；浓缩丸一次 8g，一日 3 次。

【使用注意】本品为阴虚燥咳所设，外感咳嗽或寒湿壅盛之痰喘者不宜服用；本品滋阴碍脾，脾虚便溏、食欲不振者慎用。

【其他剂型】片剂、口服液、颗粒剂。

4. 肺气亏虚

【证候特点】咳嗽声低无力，痰多清稀，常伴面色淡白，体倦乏力，气短懒言，语声低微，自汗畏风，容易感冒等气虚证。舌淡，脉虚弱。

【选药】常用药物有固本咳喘片等。

固本咳喘片

【组成】党参、白术（麸炒）、茯苓、麦冬、五味子（醋制）、甘草（炙）、补骨脂（盐炒）。

【功能主治】益气固表，健脾补肾。用于脾虚痰盛、肾气不固所致的咳嗽、喘证。

【临证要点】咳嗽痰多，喘息气促，动则喘剧。

【现代应用】常用于慢性支气管炎、肺气肿、支气管哮喘、慢性阻塞性肺病、肺源性心脏病等属脾虚痰盛、肾气不固者。

【规格】每片重0.4g。

【用法用量】口服。一次3片，一日3次。

【使用注意】慢性支气管炎和支气管哮喘急性发作期不宜服用。

【其他剂型】颗粒剂、胶囊剂。

附表：其他常用中成药

药名	组成	功能主治	用法用量
复方川贝精片	麻黄浸膏、陈皮、川贝母、法半夏、甘草浸膏、桔梗、五味子、远志	宣肺化痰，止咳平喘。用于风寒咳嗽、痰喘引起的咳嗽气喘，胸闷，痰多；急、慢性支气管炎见上述证候者	口服。一次3~6片，一日3次。小儿酌减
感冒止咳颗粒	柴胡、山银花、葛根、青蒿、连翘、黄芩、桔梗、苦杏仁、薄荷脑。	清热解表，止咳化痰。用于外感风热所致的感冒，症见发热恶风，头痛鼻塞，咽喉肿痛，咳嗽，周身倦怠不适	开水冲服。一次1袋，一日3次
羚羊清肺丸	浙贝母、桑白皮（蜜炙）、前胡、麦冬、天冬、天花粉、地黄、玄参、石斛、桔梗、枇杷叶（蜜炙）、苦杏仁（炒）、金果榄、金银花、大青叶、栀子、黄芩、板蓝根、牡丹皮、薄荷、甘草、熟大黄、陈皮、羚羊角粉	清肺利咽，清瘟止嗽。用于肺胃热盛，感受时邪，身热头晕，四肢酸懒，咳嗽痰盛，咽喉肿痛，鼻衄咳血，口干舌燥	口服。一次1丸，一日3次
复方鲜竹沥液	鲜竹沥、鱼腥草、生半夏、生姜、枇杷叶、桔梗、薄荷	清热化痰，止咳。用于痰热咳嗽，痰黄黏稠	口服。一次20mL，一日2~3次
克咳胶囊	麻黄、罂粟壳、甘草、苦杏仁、莱菔子、桔梗、石膏	止嗽，定喘，祛痰。用于咳嗽，喘急气短	口服。一次3粒，一日2次

思考与练习

一、单项选择题

1. 常用于外感风热所致的咳嗽，咽痛，发热，恶寒，胸膈满闷的药是（　　）

　　A. 通宣理肺丸　　　　B. 急支糖浆　　　　C. 蛇胆川贝枇杷膏

　　D. 清气化痰丸　　　　E. 养阴清肺膏

2. 通宣理肺丸的功能是（　　）

A. 温化寒痰、宣肺止咳　　　　B. 清热解表、散寒止咳

C. 清热宣肺、化痰止咳　　　　D. 燥湿化痰，理气和胃

E. 解表散寒、宣肺止嗽

3. 肺结核、慢性支气管炎、支气管扩张、慢性咽喉炎等属肺肾阴虚者可选用（　　）

A. 百合固金丸　　　　B. 养阴清肺膏　　　　C. 固本咳喘片

D. 杏仁止咳糖浆　　　　E. 蛇胆川贝枇杷膏

4. 二陈丸的组成是（　　）

A. 陈皮、茵陈、茯苓、甘草　　　　B. 麻黄、枳壳、半夏、甘草

C. 陈皮、半夏、茯苓、甘草　　　　D. 党参、白术、茯苓、甘草

E. 杏仁、陈皮、半夏、甘草

5. 具有清热宣肺、化痰止咳功能的药是（　　）

A. 川贝枇杷颗粒　　　　B. 急支糖浆　　　　C. 清气化痰丸

D. 蛇胆川贝胶囊　　　　E. 杏仁止咳糖浆

二、案例分析

邱某，女，32 岁，演员。国庆节后从外地巡回演出归来，咳嗽频作，痰少而黏，伴有胸痛，以致影响演出。近三天来，干咳更剧，昨日曾咳出血丝少许，咽喉干燥作痒，声音嘶哑，口渴饮水不太多，皮肤干燥，小便尚调，大便燥结，舌质偏红，舌苔薄而少津，脉细数。

请根据患者病情，推荐合适的中成药，并说明理由。

三、问答题

1. 内伤咳嗽分为哪几类？各类常用的中成药有哪些？

2. 急支糖浆、蛇胆川贝枇杷膏分别治疗哪类外感咳嗽？其功能主治各是什么？

3. 请写出下列药品的功能及临证要点：

镇咳宁胶囊　二母宁嗽丸　橘红丸　固本咳喘片

第四节　喘　　病

学习目标

知识目标：掌握喘病的中医分类与临床表现及相应的治疗方法；熟悉常用中成药的功能主治；了解喘病的病因病机及注意事项。

能力目标：能根据喘病病例的临床特点推荐相应的中成药。

一、概述

喘病是以喘促短气，呼吸困难，甚则张口抬肩，鼻翼煽动，不能平卧为临床特征的一种病证。轻者仅表现为呼吸困难，不能平卧；重者稍动则喘息不已，甚则张口抬肩，鼻翼煽动；严重者，喘促持续不解，烦躁不安，面青唇紫，肢冷汗出，脉浮大无根，发为喘脱。

喘病病因较为复杂，但归纳起来，不外外感与内伤两大类，外感为六淫侵袭肺系，肺失宣降、肺气上逆所致；内伤则为痰浊内蕴、情志失调、劳欲久病等导致肺气上逆，宣降失职，或肾虚失于摄纳而成。喘病的治疗以降逆平喘为总则，实喘者当治肺，以祛邪利气为主，应区别寒、热、痰、气之不同，分别采用散寒、清肃、祛痰、理气等法；虚喘者治在肺肾，以培补摄纳为主，采用补肺、温肾、益气、养阴、固脱等法；对于虚实夹杂、寒热互见者，又当分清主次，权衡标本，辨证用药。

注意事项：①服药期间，适寒温，顺应气候变化，尤其在季节交替之时，注意增减衣物，避免外邪入侵；②长期用药，应向医师或执业药师咨询；③调饮食，宜清淡、有营养，忌烟、酒及辛辣、生冷、油腻食物；④充分休息，避免劳累；⑤调畅情志，保持情绪稳定乐观；⑥有病早治，防止久病伤肾；⑦适当体育锻炼，如太极拳、气功、散步、慢跑等以增强体质；⑧对肺肾两虚之虚喘者，应严密观察病情，注意血压、脉搏的变化，防止喘脱危证的发生。

西医学的喘息型支气管炎、支气管哮喘、各型肺炎、慢性阻塞性肺气肿、心源性哮喘、重症肺结核、肺不张、矽肺、成人呼吸窘迫综合征、睡眠期呼吸暂停综合征以及癔症等疾病出现以喘症为主的临床表现时，可参考喘病进行辨证选药。

知识链接

现代研究表明：治喘证中成药多具有祛痰、镇咳、平喘、抗炎、抗过敏、止咳等作用，主要用于喘息型支气管炎、支气管哮喘、肺炎、急慢性支气管炎。部分治喘证中成药还具有抗菌、抗病毒、解痉、提高免疫功能等作用。

二、辨病要点

1. 辨喘证之虚实 实喘者一般起病急，病程短，以呼吸深长有余，呼出为快，气粗声高，伴有痰鸣咳嗽，脉象有力为特点；虚喘者多起病缓慢，病程长，以呼吸短促难续，深吸为快，气怯声低，少有痰鸣咳嗽，脉象微弱，且时轻时重，遇劳则甚为特点。实喘多责之于肺，为外邪、痰浊等邪壅肺气，宣降不利所致；虚喘则多责之于肺、肾，因阳气不足，阴精亏耗，致肺肾出纳失常所致。

2. 辨喘证之寒热 热喘以胸高气粗，痰黄黏稠难咯，身热烦躁，面赤鼻煽，舌红苔黄腻，脉数为特点；寒喘以痰涎清稀，面白唇青，舌苔白，脉迟为特点。

三、辨证荐药

（一）寒邪客肺

【证候特点】喘息咳逆，呼吸气促，咳吐痰多，质稀色白，胸部胀闷；或伴有恶寒，无汗，头身疼痛，鼻塞，喷嚏，流清涕，口不渴或发热。舌淡苔薄白而滑，脉浮紧。

【选药】常用药物有小青龙颗粒、桂龙咳喘宁胶囊等。

小青龙颗粒

【组成】麻黄、桂枝、白芍、干姜、细辛、甘草（炙）、法半夏、五味子。

【功能主治】解表化饮，止咳平喘。用于外感风寒、寒饮射肺所致的咳嗽、哮喘。

【临证要点】恶寒发热，无汗，喘咳痰稀，量多色白。

【现代应用】常用于喘息性支气管炎、支气管哮喘、急慢性支气管炎、肺炎、肺气肿、心源性哮喘、过敏性鼻炎等属外感风寒、寒饮射肺者。因方中麻黄宣肺平喘，桂枝温肺化饮，故临床上但凡见咳喘、痰多清稀而有泡沫、舌淡苔白滑者，无论有无表证，皆可使用。

【规格】每袋装：①6g（无糖型）；②13g（含糖型）。

【用法用量】开水冲服。一次6g（无糖型）或一次13g（含糖型），一日3次。

【使用注意】内热咳喘及虚喘者慎用；孕妇慎用；本品含麻黄，高血压、青光眼患者慎用。

【其他剂型】合剂、胶囊剂、口服液。

桂龙咳喘宁胶囊

【组成】桂枝、龙骨、白芍、牡蛎、黄连、法半夏、瓜蒌皮、苦杏仁（炒）、大枣、生姜、甘草（炙）。

【功能主治】止咳化痰，降气平喘。用于外感风寒、痰湿阻肺引起的咳嗽、哮喘。

【临证要点】咳嗽，气喘，痰涎壅盛。

【现代应用】常用于支气管哮喘、喘息型支气管炎、急慢性支气管炎、上呼吸道感染、慢性阻塞性肺病等属外感风寒、痰湿阻肺者。

【规格】每粒装0.3g（相当于饮片1g）。

【用法用量】口服。一次5粒，一日3次。

【使用注意】孕妇慎用。

【其他剂型】片剂、颗粒剂、膏剂。

（二）热痰阻肺

【证候特点】喘息气促，胸部胀痛，咳痰量多黏稠色黄，或痰中带血，或目睛胀突。常伴胸中烦热，身热，面红，有汗，咽干，渴喜冷饮，小便赤涩，大便干秘。舌红，苔薄黄或腻，脉滑数。

　　【选药】常用药物有止嗽定喘口服液等。

止嗽定喘口服液

　　【组成】麻黄、苦杏仁、石膏、甘草。

　　【功能主治】辛凉宣泄，清肺平喘。用于表寒里热之咳嗽、喘证。

　　【临证要点】身热口渴，咳嗽痰盛，喘促气逆，胸膈满闷。

　　【现代应用】常用于急性支气管炎、喘息型支气管炎、肺炎、麻疹合并肺炎等属表寒里热者。方中麻黄与石膏相配，重在清宣肺热，不在发汗解表，故临床上凡肺热炽盛所致之咳喘，无论有无表寒均可应用。

　　【规格】每支装 10mL。

　　【用法用量】口服。一次 10mL，一日 2 ~ 3 次；儿童酌减。

　　【使用注意】孕妇慎用；青光眼、高血压病、心脏病患者慎用。

　　【其他剂型】丸剂、片剂。

（三）肺肾阴虚

　　【证候特点】喘促日久，咳痰量少，质黏不易咯吐，或痰中带血，或声音嘶哑。常伴骨蒸潮热，颧红盗汗，咽干咳血，五心烦热，形体消瘦，腰膝酸软，遗精滑泄，眩晕耳鸣。舌红少苔，脉细数。

　　【选药】常用药物有蛤蚧定喘胶囊、橘红化痰丸、百合固金丸（见咳嗽）等。

蛤蚧定喘胶囊

　　【组成】蛤蚧、瓜蒌子、麻黄、石膏、黄芩、黄连、苦杏仁（炒）、紫苏子（炒）、紫菀、百合、鳖甲（醋制）、麦冬、煅石膏、甘草。

　　【功能主治】滋阴清肺，止咳平喘。用于肺肾两虚、阴虚肺热所致的虚劳咳嗽、喘证。

　　【临证要点】咳喘，干咳无痰或痰少黏白，气短胸满，自汗盗汗。

　　【现代应用】常用于喘息型支气管炎、心源性哮喘、肺气肿、慢性支气管炎、肺结核等属肺肾两虚、阴虚肺热者。

　　【规格】每粒装 0.5g。

　　【用法用量】口服。一次 3 粒，一日 2 次，或遵医嘱。

　　【使用注意】孕妇慎用；本品含麻黄，高血压、心脏病、青光眼患者慎用。

　　【其他剂型】丸剂。

橘红化痰丸

　　【组成】橘红、锦灯笼、苦杏仁（炒）、川贝母、罂粟壳、五味子、白矾、甘草。

　　【功能主治】敛肺化痰，止咳平喘。用于肺气不敛、痰湿内阻之咳嗽、喘证。

　　【临证要点】咳嗽，咯痰，喘促，胸膈满闷。

【现代应用】常用于慢性支气管炎、喘息型支气管炎、肺炎等属肺气不敛、痰湿内阻者。

【规格】每丸重9g。

【用法用量】口服。一次1丸，一日2次。

【使用注意】因本品含有罂粟壳，不宜过量、长期连续服用。

【其他剂型】片剂、胶囊。

（四）肾不纳气

【证候特点】喘促日久，动则喘甚，呼多吸少，气不得续。常伴自汗神疲，声音低怯，腰膝酸软，舌淡，苔白，脉沉弱；甚则喘息加剧，气息短促，张口抬肩，鼻翼煽动，端坐不能平卧，兼冷汗淋漓，肢冷面青，唇紫，脉浮大无根。

【选药】常用药物有金水宝胶囊、固本咳喘片（见咳嗽）等。

金水宝胶囊

【组成】发酵虫草菌粉。

【功能主治】补益肺肾，秘精益气。用于肺肾两虚、精气不足之久咳虚喘。

【临证要点】咳喘，神疲乏力，不寐健忘，腰膝酸软，月经不调，阳痿早泄。

【现代应用】常用于慢性支气管炎、喘息型支气管炎、性功能低下、慢性肾功能不全、高脂血症、肝硬化等属肺肾两虚、精气不足者。

【规格】每粒装0.33g。

【用法用量】口服。一次3粒，一日3次。用于慢性肾功能不全者，一次6粒，一日3次。

【其他剂型】片剂。

知识链接

金水宝是由发酵虫草菌粉加工制成，其化学成分及临床作用与冬虫夏草相似。药理研究表明，虫草具有镇静、祛痰、平喘及松弛支气管平滑肌的作用，能提高耐缺氧能力，有补肾纳气、保肺平喘、益气等功效，寓金水相生而得名。常用于呼吸系统疾病如肺结核、哮喘、肺气肿、肺心病、慢支的辅助治疗。

附表：其他常用中成药

药名	组成	功能主治	用法用量
消咳喘糖浆	满山红	止咳、祛痰、平喘。用于寒痰阻肺所致的咳嗽气喘，咯痰色白；慢性支气管炎见上述证候者	口服。一次10mL，一日3次，小儿酌减
止喘灵注射液	麻黄、洋金花、苦杏仁、连翘	宣肺平喘，祛痰止喘。用于痰浊阻肺、肺失宣降所致的哮喘、咳嗽、胸闷、痰多；支气管哮喘、喘息性支气管炎见上述证候者	肌注。一次2mL，一日2~3次；7岁以下儿童酌减。1~2周为一疗程，或遵医嘱

续表

药名	组成	功能主治	用法用量
洋参保肺丸	罂粟壳、五味子（醋炙）、川贝母、陈皮、砂仁、枳实、麻黄、苦杏仁、石膏、甘草、玄参、西洋参	滋阴补肺，止嗽定喘。用于阴虚肺热，咳嗽痰喘，胸闷气短，口燥咽干，睡卧不安	口服。一次 2 丸，一日 2～3次
苏子降气丸	紫苏子、厚朴（炒）、前胡、甘草、姜半夏、陈皮、沉香、当归、生姜、大枣	降气化痰，温肾纳气。用于上盛下虚、气逆痰壅所致的咳嗽喘息，胸膈痞塞	口服。一次6g，一日1～2次

思考与练习

一、单项选择题

1. 久咳虚喘，神疲乏力，不寐健忘，腰膝酸软的患者应服用（　　）
   A. 小青龙颗粒　　　　B. 蛤蚧定喘胶囊　　　　C. 金水宝胶囊
   D. 桂龙咳喘宁胶囊　　E. 百合固金丸
2. 蛤蚧定喘丸的功能是（　　）
   A. 燥湿化痰、理气和胃　　B. 降气平喘、温化痰湿　C. 养阴润肺、化痰止咳
   D. 滋阴清肺、止咳平喘　　E. 滋阴补肺、止嗽定喘
3. 外感风寒，寒饮射肺所致的咳喘、咯痰量多清稀如泡沫者可以选用（　　）
   A. 小青龙颗粒　　　　B. 桂龙咳喘宁胶囊　　　C. 止嗽定喘口服液
   D. 橘红化痰丸　　　　E. 蛤蚧定喘胶囊
4. 麻黄杏仁甘草石膏汤生产成中成药的口服液剂型后，其药名为（　　）
   A. 小青龙合剂　　　　B. 百合固金口服液　　　C. 止嗽定喘口服液
   D. 养阴清肺口服液　　E. 通宣理肺口服液
5. 具有敛肺化痰、止咳平喘功能的药是（　　）
   A. 桂龙咳喘宁胶囊　　B. 橘红化痰丸　　　　　C. 止嗽定喘口服液
   D. 小青龙颗粒　　　　E. 蛤蚧定喘胶囊

二、案例分析

王某，女，62 岁，农民。自诉患慢性气管炎 10 多年，因近日天气变冷，不慎受凉而出现恶寒、发热、头痛、无汗，继而胸闷气喘，不能平卧，咳吐大量白色黏痰，舌淡，苔白腻，脉滑。

请根据患者病情，推荐合适的中成药，并说明理由。

三、问答题

1. 常用治疗实证喘病的中成药有哪些？其功能主治各是什么？

2. 金水宝胶囊和蛤蚧定喘胶囊分别能治疗何种类型的喘证？临床使用时的临证要点各是什么？

第五节　胃　　痛

学习目标

知识目标：掌握胃痛的中医分类与临床表现及相应的治疗方法；熟悉常用中成药的功能主治；了解胃痛的病因病机及注意事项。

能力目标：能根据胃痛病例的临床特点推荐相应的中成药。

一、概述

胃痛，俗称心口痛，是以上腹胃脘部近心窝处疼痛为主症的病证，并多伴有胃脘痞闷胀满，烧灼感，食欲不振，嗳气吞酸，嘈杂，恶心呕吐，大便异常等症状。其发生主要是由外邪犯胃、饮食伤胃、情志不畅和脾胃素虚等因素，导致胃气郁滞，胃失和降，不通则痛。治疗以理气和胃止痛为主，审证求因，辨证论治。同时还应根据证型的不同，调整饮食，调畅情志。

中医根据不同的证候表现常分为寒邪犯胃、饮食停滞、肝胃气滞、肝胃郁热、瘀血阻滞、胃阴亏虚及脾胃虚寒等证。

注意事项：①小儿、孕妇及年老体弱者应在医师指导下用药；②忌酒及生冷、油腻、不易消化和辛辣刺激性食物；③忌情绪激动和生闷气；④进食不宜过饱。

西医学的胃、十二指肠溃疡，急、慢性胃炎，功能性消化不良及胃肠痉挛等疾病可参考本病进行辨证选药。

知识链接

现代研究表明：治疗胃痛的中成药多具有抑制平滑肌收缩、镇痛、抗菌、抗溃疡、调节胃肠功能、增强肠蠕动、促进或抑制胃酸分泌、提高胃蛋白酶和胰淀粉酶活性等作用，主要用于急、慢性胃炎，胃、十二指肠溃疡，急慢性肠炎，功能性消化不良，营养不良及胃肠痉挛等疾病。部分治疗胃痛的中成药还具有止血、增强免疫功能和免疫调节等作用。

二、辨病要点

1. 辨虚实　胃痛实证疼痛剧烈，固定不移，拒按；虚证痛势徐缓，痛处不定，喜按。

2. 辨寒热　寒证胃痛暴作，疼痛剧烈而拒按，遇寒则痛甚，得温则痛减；热证胃部灼痛，痛势急迫，遇热则痛甚，得寒则痛减，烦渴喜饮，便秘尿赤。

3. 辨在气在血　胃痛在气，胃胀且痛，以胀为主，时作时止，痛无定处，或涉及两胁，伴有恶心呕吐、嗳气频频等，常与情志因素有关；胃痛在血，痛如针刺，呈持续性，痛有定处，食后或入夜痛甚，或呕血、便血。

三、辨证荐药

（一）寒邪犯胃

【证候特点】胃痛暴作，恶寒喜暖，得温痛减，遇寒加重，口淡不渴，或喜热饮，舌淡苔薄白，脉弦紧。

【选药】常用药物有良附丸等。

良　附　丸

【组成】高良姜、醋香附。

【功能主治】温胃理气。用于寒凝气滞之胃痛。

【临证要点】胃脘冷痛，嗳气吐酸，胸腹胀满。

【现代应用】常用于急慢性胃炎、胃及十二指肠溃疡等属气滞寒凝者。

【规格】每袋装 3 ~ 6g。

【用法用量】口服。一次 3 ~ 6g，一日 2 次。

【其他剂型】滴丸、软胶囊。

（二）饮食停滞

【证候特点】胃脘胀痛拒按，嗳腐吞酸，或呕吐不消化食物，吐后痛减，大便不爽，舌苔厚腻，脉滑。

【选药】常用药物有保和丸、健胃消食片、木香槟榔丸等。

保　和　丸

【组成】焦山楂、六神曲（炒）、半夏（制）、茯苓、陈皮、连翘、炒莱菔子、炒麦芽。

【功能主治】消食，导滞，和胃。用于食积停滞诸证。

【临证要点】脘腹胀满，嗳腐吞酸，不欲饮食。

【现代应用】常用于急慢性胃炎、急慢性肠炎、慢性胆囊炎、消化不良、婴幼儿腹泻等属食积停滞者。

【规格】①水丸，20 丸/g；②大蜜丸，每丸重 9g；③浓缩丸，每丸重 0.2g（每 8 丸相当于原生药 3g）。

【用法用量】口服。水丸：一次 6 ~ 9g，一日 2 次；大蜜丸：一次 1 ~ 2 丸，一日 2 次；浓缩丸：一次 8 丸，一日 3 次；小儿酌减。

【其他剂型】片剂、颗粒剂、口服液。

健胃消食片

【组成】太子参、陈皮、山药、炒麦芽、山楂。

【功能主治】健胃消食。用于脾胃虚弱所致的食积。

【临证要点】不思饮食、嗳腐酸臭、脘腹胀满。

【现代应用】常用于功能性消化不良、营养不良等属脾虚食积者。

【规格】①每片重0.8g；②每片重0.5g。

【用法用量】口服。可以咀嚼。规格①，成人一次3片，一日3次，小儿酌减。规格②，成人一次4~6片，儿童2~4岁一次2片，5~8岁一次3片，9~14岁一次4片；一日3次。

【其他剂型】颗粒剂、口服液。

木香槟榔丸

【组成】木香、槟榔、枳壳（炒）、陈皮、青皮（醋炒）、香附（醋制）、醋三棱、莪术（醋炙）、黄连、黄柏（酒炒）、大黄、炒牵牛子、芒硝。

【功能主治】行气导滞，泻热通便。用于湿热内停，胃肠积滞之证。

【临证要点】脘腹胀痛，大便不畅，或见赤白痢疾，里急后重。

【现代应用】习惯性便秘、消化不良、细菌性痢疾、急性胃肠炎、胃炎等属湿热内停、胃肠积滞者。

【规格】每袋装6g。

【用法用量】口服。一次3~6g，一日2~3次。

【使用注意】孕妇禁用。

（三）肝胃气滞

【证候特点】胃脘胀痛，痛连胁肋，气怒痛重，嗳气、矢气则痛减，大便不畅，舌苔薄白，脉弦。

【选药】常用药物有气滞胃痛颗粒、复方陈香胃片等。

气滞胃痛颗粒

【组成】柴胡、延胡索（炙）、枳壳、香附（炙）、白芍、炙甘草。

【功能主治】疏肝理气，和胃止痛。用于肝郁气滞之胃痛。

【临证要点】胸痞胀满，胃脘疼痛。

【现代应用】常用于急慢性胃炎、消化性溃疡、胃切除术后综合征、功能性消化不良、慢性无黄疸型肝炎等属肝胃不和、肝郁气滞者。

【规格】每袋装：①5g；②2.5g（无糖型）。

【用法用量】开水冲服。一次1袋，一日3次。

【使用注意】孕妇慎用。

【其他剂型】片剂、胶囊剂。

复方陈香胃片

【组成】陈皮、木香、石菖蒲、大黄、碳酸氢钠、重质碳酸镁、氢氧化铝。

【功能主治】行气和胃，制酸止痛。用于脾胃气滞所致之胃痛。

【临证要点】胃脘疼痛、脘腹痞满、嗳气吞酸。

【现代应用】常用于胃及十二指肠溃疡、慢性胃炎等属脾胃气滞者。

【规格】每片重0.28g或0.56g。

【用法用量】口服。一次1.12g，一日3次。

【使用注意】孕妇慎用；胃大出血时禁用；胃酸缺乏者慎用；忌酒及辛辣油腻、不易消化的食物。

（四）肝胃郁热

【证候特点】胃脘灼痛，痛势急迫。嘈杂泛酸，口干口苦，渴喜冷饮，烦躁易怒。舌红，苔黄或腻，脉滑数。

【选药】常用药物有三九胃泰胶囊、左金丸等。

三九胃泰胶囊

【组成】三桠苦、九里香、两面针、木香、黄芩、茯苓、地黄、白芍。

【功能主治】清热燥湿，行气活血，柔肝止痛。用于湿热内蕴、气滞血瘀所致胃痛。

【临证要点】脘腹隐痛，饱胀反酸，恶心呕吐，嘈杂纳减。

【现代应用】常用于浅表性胃炎、萎缩性胃炎等属湿热内蕴、气滞血瘀者。

【规格】每粒装0.5g。

【用法用量】口服。一次2~4粒，一日2次。

【使用注意】胃寒患者慎用；忌油腻、生冷、不易消化的食物。

【其他剂型】颗粒剂。

左 金 丸

【组成】黄连、吴茱萸。

【功能主治】泻火，疏肝，和胃，止痛。用于肝火犯胃所致之胃痛。

【临证要点】脘胁疼痛，口苦嘈杂，呕吐酸水，不喜热饮。

【现代应用】常用于急慢性胃炎、胃及十二指肠溃疡、慢性肝炎等属于胃热而有肝气不和者。

【规格】每50粒重约3g。

【用法用量】口服。一次3~6g，一日2次。

【其他剂型】胶囊剂。

（五）气滞血瘀

【证候特点】胃脘疼痛，痛如针刺或刀割，痛有定处而拒按，痛时持久，入夜痛甚，或见吐血黑便，面色晦暗。舌质暗或有瘀斑，脉涩。

【选药】常用药物有胃康灵胶囊、荜铃胃痛颗粒、元胡止痛片等。

胃康灵胶囊

【组成】白芍、白及、三七、甘草、茯苓、延胡索、海螵蛸、颠茄浸膏。

【功能主治】柔肝和胃，散瘀止血，缓急止痛，去腐生新。用于肝胃不和、瘀血阻络所致之胃痛。

【临证要点】胃脘疼痛连及两胁，嗳气，泛酸。

【现代应用】常用于急、慢性胃炎，胃、十二指肠溃疡，胃出血等属肝胃不和、瘀血阻络者。

【规格】每粒装0.4g。

【用法用量】口服。一次4粒，一日3次。饭后服用。

【使用注意】孕妇慎用。

【其他剂型】丸剂、片剂、颗粒剂。

荜铃胃痛颗粒

【组成】荜澄茄、川楝子、醋延胡索、酒大黄、黄连、吴茱萸、醋香附、香橼、佛手、海螵蛸、煅瓦楞子。

【功能主治】行气活血，和胃止痛。用于气滞血瘀所致的胃痛。

【临证要点】胃脘胀痛，连及两胁，拒按，疼痛持久难忍，食后或入夜痛甚。

【现代应用】慢性胃炎、慢性浅表性胃炎、十二指肠球部溃疡等属气滞血瘀者。

【规格】每袋装5g。

【用法用量】开水冲服。一次1袋，一日3次。7天为一疗程，可服1~3个疗程或遵医嘱。

【使用注意】孕妇慎用。

元胡止痛片

【组成】醋延胡索、白芷。

【功能主治】理气，活血，止痛。用于气滞血瘀所致的诸痛证。

【临证要点】胃脘疼痛，胁痛，头痛及痛经。

【现代应用】常用于胃炎、消化性溃疡、血管神经性头痛、外伤头痛等属气滞血瘀者。

【规格】①薄膜衣片，每片重0.26g；②糖衣片，片芯重0.25g。

【用法用量】口服。一次4~6片，一日3次；或遵医嘱。

【使用注意】孕妇慎用。

【其他剂型】软胶囊、颗粒、口服液、滴丸。

（六）胃阴亏虚

【证候特点】胃脘隐痛或隐隐灼痛，嘈杂似饥，饥不欲食，口燥咽干，烦渴思饮，大便干燥。舌红少津，少苔或无苔，脉细数。

【选药】常用药物有阴虚胃痛颗粒、养胃舒胶囊等。

阴虚胃痛颗粒

【组成】北沙参、麦冬、石斛、川楝子、玉竹、白芍、炙甘草。

【功能主治】养阴益胃，缓急止痛。用于胃阴不足所致的胃痛。

【临证要点】胃脘隐隐灼痛，口干舌燥，纳呆干呕。

【现代应用】常用于慢性胃炎、消化性溃疡等属胃阴不足者。

【规格】每袋装：①10g；②5g（无糖型）。

【用法用量】开水冲服。一次 10g，一日 3 次。

【其他剂型】片剂、胶囊剂。

养胃舒胶囊

【组成】党参、陈皮、黄精（蒸）、山药、玄参、乌梅、山楂、北沙参、干姜、菟丝子、白术（炒）。

【功能主治】益气养阴，健脾和胃，行气导滞。用于脾胃气阴两虚所致的胃痛。

【临证要点】胃脘灼热疼痛，痞胀不适，口干口苦，纳少消瘦，手足心热。

【现代应用】常用于慢性胃炎等属脾胃气阴两虚者。

【规格】每粒装 0.4g。

【用法用量】口服。一次 3 粒，一日 2 次。

【其他剂型】颗粒剂。

（七）脾胃虚寒

【证候特点】胃痛隐隐，绵绵不休，喜温喜按，空腹痛重，得食痛减，泛吐清水，纳差乏力，畏寒肢冷，便溏。舌淡，苔白，脉沉细或虚缓。

【选药】常用药物有小建中颗粒、虚寒胃痛胶囊、温胃舒胶囊等。

小建中颗粒

【组成】饴糖、桂枝、白芍、炙甘草、生姜、大枣。

【功能主治】温中补虚，缓急止痛。用于脾胃虚寒所致的胃痛。

【临证要点】脘腹疼痛，喜温喜按，嘈杂吞酸，食少，心悸及腹泻与便秘交替。

【现代应用】常用于慢性结肠炎、胃及十二指肠溃疡等属脾胃虚寒者。

【规格】每袋装 15g。

【用法用量】口服。一次 15g，一日 3 次。

【其他剂型】片剂、合剂、胶囊剂。

虚寒胃痛胶囊

【组成】党参、炙黄芪、高良姜、干姜、桂枝、白芍、大枣、炙甘草。

【功能主治】益气健脾，温胃止痛。用于脾虚胃弱所致之胃痛。

【临证要点】胃脘隐痛，喜温喜按，遇冷或空腹加重。

【现代应用】十二指肠球部溃疡、慢性萎缩性胃炎等属脾胃虚寒者。

【规格】每粒装0.4g。

【用法用量】口服。一次4粒，一日3次；或遵医嘱。

【其他剂型】颗粒剂。

温胃舒胶囊

【组成】党参、附片（黑顺片）、炙黄芪、肉桂、山药、肉苁蓉（酒蒸）、白术（清炒）、南山楂（炒）、乌梅、砂仁、陈皮、补骨脂。

【功能主治】温中养胃，行气止痛。用于中焦虚寒所致的胃痛。

【临证要点】胃脘冷痛，腹胀嗳气，纳差食少，畏寒无力。

【现代应用】常用于慢性萎缩性胃炎、浅表性胃炎等属中焦虚寒者。

【规格】每粒装0.4g。

【用法用量】口服。一次3粒，一日2次。

【其他剂型】片剂、颗粒剂。

附表：其他常用中成药

药名	组成	功能主治	用法用量
槟榔四消丸	槟榔、酒大黄、炒牵牛子、猪牙皂（炒）、醋香附、五灵脂（醋炒）	消食导滞，行气泻水。用于食积痰饮，消化不良，脘腹胀满，嗳气吞酸，大便秘结	口服。大蜜丸：一次1丸，一日2次；水丸：一次6g，一日2次
六味安消胶囊	藏木香、大黄、山奈、北寒水石（煅）、诃子、碱花	和胃健脾，消积导滞，活血止痛。用于脾胃不和、积滞内停所致的胃痛胀满，消化不良，便秘，痛经	口服。一次3~6粒，一日2~3次
十香止痛丸	香附（醋炙）、乌药、檀香、延胡索（醋炙）、香橼、蒲黄、沉香、厚朴（姜汁炙）、零陵香、降香、丁香、五灵脂（醋炙）、木香、香排草、砂仁、乳香（醋炙）、高良姜、熟地黄	疏气解郁，散寒止痛。用于气滞胃寒，两胁胀满，胃脘刺痛，腹部隐痛	口服。一次1丸，一日2次
香砂枳术丸	木香、麸炒枳实、砂仁、白术（麸炒）	健脾开胃，行气消痞。用于脾虚气滞，脘腹痞闷，食欲不振，大便溏软	口服。一次10g，一日2次

续表

药名	组成	功能主治	用法用量
洁白胶囊	诃子（煨）、肉豆蔻、草果仁、草豆蔻、沉香、丁香、五灵脂膏、红花、石榴子、木瓜、土木香、寒水石（平制）、翼首草、石灰华	健脾和胃，止痛止吐，分清泌浊。用于胸腹胀满，胃脘疼痛，消化不良，呕逆泄泻，小便不利	口服。一次 2 粒，一日 2～3 次
香砂养胃丸	木香、砂仁、白术、陈皮、茯苓、半夏（制）、醋香附、枳实（炒）、豆蔻（去壳）、姜厚朴、广藿香、甘草	温中和胃。用于胃阳不足、湿阻气滞所致的胃痛、痞满，症见胃痛隐隐、脘闷不舒、呕吐酸水、嘈杂不适、不思饮食、四肢倦怠	口服。一次 9g，一日 2 次
开胸顺气丸	槟榔、炒牵牛子、陈皮、木香、姜厚朴、醋三棱、醋莪术、猪牙皂	消积化滞，行气止痛。用于气郁食滞所致的胸胁胀满、胃脘疼痛、嗳气呕恶、食少纳呆	口服。一次 3～9g，一日 1～2 次
加味保和丸	山楂（炒）、六神曲（麸炒）、麦芽（炒）、白术（麸炒）、茯苓、法半夏、厚朴（姜炙）、枳实、枳壳（麸炒）、陈皮、香附（醋炙）	理气和中，开胃消食。用于痰食内阻、胃虚气滞所致的痞满、食积，症见胸膈满闷、饮食不下、嗳气呕恶	口服。一次 6g，一日 2 次

思考与练习

一、单项选择题

1. 具有温中补虚，缓急止痛作用的中成药是（　　　）
   A. 左金胶囊　　　　　　　　B. 阴虚胃痛颗粒　　　　　C. 小建中合剂
   D. 乌贝颗粒　　　　　　　　E. 温胃舒胶囊

2. 黄连和吴茱萸组成的中成药是（　　　）
   A. 左金丸　　　　　　　　　B. 加味左金丸　　　　　　C. 良附丸
   D. 洁白胶囊　　　　　　　　E. 胃苏颗粒

3. 胃出血时可选用的中成药是（　　　）
   A. 胃苏颗粒　　　　　　　　B. 胃康灵胶囊　　　　　　C. 胃逆康胶囊
   D. 胃安胶囊　　　　　　　　E. 洁白胶囊

4. 可治疗脾胃虚寒引起腹泻与便秘交替症状的慢性结肠炎的中药是（　　　）
   A. 香砂养胃丸　　　　　　　B. 六味安消胶囊　　　　　C. 沉香舒气丸
   D. 左金胶囊　　　　　　　　E. 小建中颗粒

5. 气滞胃痛颗粒可以治疗（　　　）
   A. 胃肠衰弱，消化不良，胃痛呕吐

B. 寒凝气滞，脘痛吐酸，胸腹胀满

C. 慢性萎缩性胃炎引起的胃脘冷痛

D. 嗳气吞酸，胃痛少食

E. 肝郁气滞，胸痞胀满，胃脘胀痛

二、案例分析

王某，男，24岁。患者平素饮食不规律，嗜食辛辣，昨晚与朋友豪饮聚餐，今晨见：胃脘疼痛，痛势急迫，脘闷灼热，口干口苦，口渴而不欲饮，纳呆恶心，小便色黄，大便不畅，舌红，苔黄腻，脉滑数。

请根据患者病情，推荐合适的中成药，并说明理由。

三、问答题

通过市场调查介绍3~4种当地常用治疗胃痛的中成药，并说出其功效与主治。

第六节　泄　泻

学习目标

知识目标：掌握泄泻的中医分类与临床表现及相应的治疗方法；熟悉常用中成药的功能主治；了解泄泻的病因病机及注意事项。

能力目标：能根据泄泻病例的临床特点推荐相应的中成药。

一、概述

泄泻，是以排便次数增多，粪质稀溏或完谷不化，甚至泻出物如水样为主症的病证。多因感受外邪，饮食所伤，情志不调，禀赋不足及久病脏腑虚弱等导致脾失健运、传导失司所致。泄与泻略有不同，泄指大便溏薄而势缓，泻为大便清稀而直下，故统称泄泻。本病一年四季均可发生，但以夏秋季节为多见。

临床上常根据泄泻病情之轻重缓急、患病时间的长短，分为暴泻与久泻。暴泻以邪实为主，有寒湿、湿热、伤食三类；久泻以正虚多见，有脾虚、肾虚之分。治疗上总以运脾祛湿为主，暴泻重用化湿，佐以分利；久泻以健脾为先。

注意事项：①注意饮食，避免生冷，禁食荤腥油腻等物；②适当多饮开水，以补充体液；③对急性泄泻患者嘱其每次大便后用软纸轻轻擦拭肛门并用温水清洗，以免肛门黏膜破溃，发生感染；④平时养成良好的饮食卫生习惯，居住环境应避免潮湿寒凉。

西医学的急慢性肠炎、胃肠功能紊乱、肠结核等肠道病，以腹泻为主要表现者，均可参考本篇辨证。

知识链接

现代研究表明：治疗泄泻的中成药多具有抗菌、抗炎、解痉、止痛、止泻、改善微循环、调节胃肠运动、解除肠管痉挛等作用，主要用于急、慢性肠炎，胃肠功能紊乱，肠结核等肠道疾病。部分治泄泻的中成药还具有抗溃疡，缩短凝血时间，改善代谢，提高免疫，增强消化系统功能等作用。

二、辨病要点

1. 辨虚实寒热 起病急骤，脘腹胀满，腹痛拒按，泻后痛减，小便不利，多属实证；病程较长，腹痛较缓且喜按，小便自利，口不渴，多属虚证；粪质清稀如水，腹痛喜温，完谷不化，多属寒湿证；粪便黄褐，味臭较重，泻下急迫，肛门灼热，多属湿热证。

2. 辨久泻特点 久泻迁延不愈，倦怠乏力，稍有饮食不当或劳倦过度即复发者为脾虚；泄泻反复不愈，每因情志不遂而复发者为肝郁乘脾；五更泄泻，完谷不化，腰酸肢冷为肾阳不足。

3. 辨轻重缓急 泄泻而饮食如常提示脾胃未败，属轻证，预后良好；泻而不能食，形体消瘦，暑湿化火，暴泻无度，均为重症。急性泄泻发病急，病程短，以湿盛为主；慢性泄泻发病缓，病程长，以脾虚为主，或脾肾阳虚。

4. 辨泻下之物 大便清稀，或如水样，气味腥秽，为寒湿泄泻；大便稀溏，粪色黄褐，气味秽臭，为湿热泄泻；大便溏垢，臭如败卵，完谷不化，为伤食泄泻。

三、辨证荐药

（一）暴泻

1. 寒湿泄泻
【证候特点】发病急暴，大便清稀甚则如水样，腹痛肠鸣，脘闷食少；或兼外感风寒，则可见恶寒，发热，头痛肢体酸痛。舌苔白或白腻，脉濡缓。
【选药】常用药物有六合定中丸（见感冒）、藿香正气水（见感冒）等。

2. 湿热泄泻
【证候特点】腹痛即泻，泻下急迫，或泻而不爽，粪便色黄臭秽，或夹有不消化物，肛门灼热，可伴有发热。舌红，苔黄腻，脉濡数。
【选药】常用药物有复方黄连素片、肠炎宁片等。

复方黄连素片

【组成】盐酸小檗碱、木香、吴茱萸、白芍。
【功能主治】清热燥湿，行气止痛，止痢止泻。用于大肠湿热所致泄泻。
【临证要点】赤白下痢，里急后重，或暴注下泻，肛门灼热。

【现代应用】常用于肠炎、痢疾等属大肠湿热者。

【规格】每片含盐酸小檗碱 30mg。

【用法用量】口服。一次 4 片，一日 3 次。

【使用注意】本品苦寒，易伤胃气，不宜过量、久服。

肠 炎 宁 片

【组成】地锦草、金毛耳草、樟树根、香薷、枫香树叶。

【功能主治】清热利湿，行气。用于大肠湿热所致的泄泻、痢疾。

【临证要点】大便泄泻或大便脓血，里急后重，腹痛腹胀。

【现代应用】常用于急慢性胃肠炎、腹泻、细菌性痢疾、小儿消化不良等属大肠湿热者。

【规格】①糖衣片，片芯重 0.28g；②薄膜衣片，每片重 0.42g；③薄膜衣片，每片重 0.58g。

【用法用量】口服。规格①一次 4~6 片，规格②一次 3~4 片，规格③一次 2~3 片；一日 3~4 次。小儿酌减。

【使用注意】本品苦寒，易伤胃气，不宜过量、久服。

【其他剂型】糖浆剂、丸剂、胶囊剂、口服液、颗粒剂。

3. 食滞胃肠

【证候特点】腹满胀痛，大便臭如败卵，泻后痛减，嗳腐痞满，不思饮食，吞酸呕吐，舌苔垢浊或厚腻，脉滑。

【选药】常用药物有保和丸（见胃痛）等。

（二）久泻

1. 脾虚泄泻

【证候特点】大便时溏时泻，每因稍进油腻或劳累之后，则便次增多，甚则夹有不化之物，伴有面色萎黄，神疲乏力。舌质淡，苔薄白，脉细。

【选药】常用药物有补脾益肠丸、理中丸、参苓白术散等。

补脾益肠丸

【组成】黄芪、党参（米炒）、砂仁、白芍、当归（土炒）、白术（土炒）、肉桂。

【功能主治】益气养血，温阳行气，涩肠止泻。用于脾虚气滞所致的泄泻。

【临证要点】腹胀疼痛、肠鸣泄泻、黏液血便。

【现代应用】常用于慢性结肠炎、溃疡性结肠炎、过敏性结肠炎等属脾虚气滞者。

【规格】每瓶装：①72g；②90g；③130g。

【用法用量】口服。一次 6g，一日 3 次；儿童酌减；重症患者加量或遵医嘱。30 天为一疗程，一般连服 2~3 个疗程。

理 中 丸

【组成】党参、土白术、炙甘草、炮姜。

【功能主治】温中散寒，健脾。用于脾胃虚寒所致之证。

【临证要点】呕吐泄泻，胸满腹痛，消化不良。

【现代应用】常用于急、慢性胃肠炎，胃及十二指肠溃疡，胃痉挛，胃下垂，胃扩张，慢性结肠炎，功能性子宫出血等属脾胃虚寒者。

【规格】①大蜜丸，每丸重9g；②浓缩丸，每8丸相当于原药材3g。

【用法用量】口服。大蜜丸一次1丸，一日2次。浓缩丸一次8丸，一日3次。小儿酌减。

参苓白术散

【组成】人参、茯苓、白术（炒）、山药、白扁豆（炒）、莲子、薏苡仁（炒）、砂仁、桔梗、甘草。

【功能主治】补脾胃，益肺气。用于脾胃虚弱所致之证。

【临证要点】食少便溏，气短咳嗽，肢倦乏力。

【现代应用】常用于慢性胃肠炎、胃肠功能紊乱、小儿厌食症、神经性厌食、小儿缺锌症、贫血、慢性支气管炎、支气管哮喘、肺气肿、肺结核、慢性肺心病、老年慢性呼吸道感染等属脾虚夹湿者。

【规格】每袋装3g。

【用法用量】口服。一次6~9g，一日2~3次。

【其他剂型】丸剂、片剂、颗粒剂、口服液、胶囊剂。

2. 肾虚泄泻

【证候特点】晨起泄泻，大便夹有不消化物，脐腹冷痛，喜暖，形寒肢冷，腰膝酸软。舌质淡胖，苔白，脉沉细。

【选药】常用药物有四神丸、固本益肠片等。

四 神 丸

【组成】肉豆蔻（煨）、补骨脂（盐炒）、五味子（醋制）、吴茱萸（制）、大枣（去核）。

【功能主治】温肾散寒，涩肠止泻。用于肾阳不足所致的泄泻。

【临证要点】肠鸣腹胀，五更溏泻，食少不化，久泻不止，面黄肢冷。

【现代应用】常用于慢性结肠炎、肠结核、肠易激综合征等属脾肾阳不足者。

【规格】每袋装9g。

【用法用量】口服。一次9g，一日1~2次。

【其他剂型】片剂。

固本益肠片

【组成】党参、炒白术、补骨脂、麸炒山药、黄芪、炮姜、酒当归、炒白芍、醋延胡索、煨木香、地榆炭、煅赤石脂、儿茶、炙甘草。

【功能主治】健脾温肾，涩肠止泻。用于脾肾阳虚所致的泄泻。

【临证要点】腹痛绵绵，大便清稀或有黏液及黏液血便，食少腹胀，腰酸乏力，形寒肢冷，舌淡苔白、脉虚。

【现代应用】常用于慢性肠炎证属脾肾阳虚者。

【规格】①素片，每片重0.32g（小片）；②素片，每片重0.60g（大片）；③薄膜衣片，每片重0.629g（大片）。

【用法用量】口服。一次小片8片或大片4片，一日3次。30天为一疗程，连服2~3个疗程。

【其他剂型】胶囊剂。

附表：其他常用中成药

药名	组成	功能主治	用法用量
葛根芩连片	葛根、黄芩、黄连、炙甘草	解肌清热，止泻止痢。用于湿热蕴结所致的泄泻、痢疾，症见身热烦渴、下痢臭秽、腹痛不适	口服。一次3~4片，一日3次
香连片	萸黄连、木香	清热化湿，行气止痛。用于大肠湿热所致的痢疾，症见大便脓血、里急后重、发热腹痛；肠炎、细菌性痢疾见上述证候者	口服。一次5片（大片），一日3次；小儿一次2~3片（小片），一日3次
人参健脾丸	人参、白术（麸炒）、茯苓、山药、陈皮、木香、砂仁、炙黄芪、当归、酸枣仁（炒）、远志（制）	健脾益气，和胃止泻。用于脾胃虚弱所致的饮食不化、脘闷嘈杂、恶心呕吐、腹痛便溏、不思饮食、体弱倦怠	口服。水蜜丸一次8g，大蜜丸一次2丸，一日2次
附子理中丸	附子（制）、党参、炒白术、干姜、甘草	温中健脾。用于脾胃虚寒，脘腹冷痛，呕吐泄泻，手足不温	口服。水蜜丸一次6g，大蜜丸一次1丸，一日2~3次

思考与练习

一、单项选择题

1. 症见慢性腹泻、大便清稀、腰酸乏力、形寒肢冷时，应选用（　　）
   A. 六味安消胶囊　　　　　B. 葛根芩连丸　　　　　C. 固本益肠片
   D. 补脾益肠片　　　　　　E. 理中丸

2. 下面对葛根芩连片应用正确的是（　　）
   A. 具有解肌、清热、止泻、止痢作用
   B. 治疗寒湿困脾所致的泄泻
   C. 适用于对因滥用抗生素造成的菌群紊乱患者
   D. 治疗泄泻腹部凉痛

E. 久泄之人可以长期应用

3. 附子理中丸的功能是（　　　）

  A. 疏肝清热   B. 活血调经   C. 健脾益气

  D. 温中健脾   E. 补肾益气

4. 四神丸的主治是（　　　）

  A. 肾阳不足所致的泄泻   B. 寒湿困脾所致的泄泻 C. 饮食伤胃所致的泄泻

  D. 脾胃虚寒所致的泄泻   E. 大肠湿热所致的泄泻

5. 人参健脾丸的功能是（　　　）

  A. 疏肝清热，温中健脾   B. 活血调经，温中健脾 C. 健脾益气，和胃止泻

  D. 温中健脾，涩肠止泻   E. 健脾温肾，涩肠止泻

二、案例分析

  戴某，女，36 岁，干部。患者腹泻二月余，时轻时重，缠绵不愈，曾服用"黄连素""氟哌酸"等药，症状不能缓解。现见如下症：腹泻，大便夹有不消化食物，纳谷不香，食后不舒，气短，乏力，舌淡苔白，脉细弱。

  请根据患者病情，推荐合适的中成药，并说明理由。

三、问答题

  通过市场调查介绍 3~4 种当地常用治疗泄泻的中成药，并说出其功效与主治。

第七节　便　　秘

学习目标

  知识目标：掌握便秘的中医分类与临床表现及相应的治疗方法；熟悉常用中成药的功能主治；了解便秘的病因病机及注意事项。

  能力目标：能根据便秘病例的临床特点推荐相应的中成药。

一、概述

  便秘是指由于大肠传导失常，导致大便秘结，排便周期延长；或周期不长，但粪质干结，排出困难；或粪质不硬，虽有便意，但便而不畅的病证。由于便秘以后，腑气不痛，浊气不降，可伴有头痛、头晕，腹中胀满，甚则疼痛，脘闷嗳气，食欲减退，睡眠不安，心烦易怒等症状。

  便秘症状虽然单纯，但成因却很复杂，病位在大肠，但常与脾胃及肾脏关系密切，根据其病因和临床表现，可分为实秘与虚秘两类。其中，实秘有热秘、气秘之分，虚秘有气虚秘、血虚秘、阴虚秘之别。在治疗上虽以通下为原则，但决非单纯用

泻下药，实秘当以清热润肠、顺气导滞为治，虚秘则以益气养血、滋阴润燥为法。

注意事项：①小儿及年老体弱患者，应在医师指导下用药；②忌生冷、油腻、辛辣食物；③改变不良饮食习惯；④改变不良排便习惯。

西医学中的功能性便秘属本病范畴，同时肠易激综合征、肠炎恢复期、直肠及肛门疾病、内分泌及代谢疾病所致的便秘，以及肌力减退所致的排便困难等均可参考本病辨证选药。

知识链接

> 现代研究表明：治疗便秘的中成药多具有通便、抗菌、致泻、增高回肠肌张力、增加胃肠蠕动等作用，主要用于功能性便秘，肠易激综合征，肠炎恢复期，直肠及肛门疾病，内分泌及代谢疾病所致的便秘，以及肌力减退所致的排便困难等疾病。部分治便秘的中成药还具有抗肿瘤、镇静、驱虫等作用。

二、辨病要点

1. 辨寒热虚实　便秘伴小便短赤，面红身热，口干口臭，脘腹痞满，甚则胀痛，为实证、热证便秘；便秘伴气短汗出，面色少华，神疲乏力，小便清长，四肢不温，为虚证、寒证便秘。

2. 辨排便粪质　粪质干燥坚硬，排便困难，多为燥热内结；大便艰涩，腹痛拘急，喜暖恶寒，多为寒凝；粪质不甚干结，排便不爽，腹胀肠鸣，多为气滞；粪质不干，欲便不出，便后乏力，为气虚。

三、辨证荐药

（一）胃肠积热

【证候特点】大便干结，腹满拒按，面红身热，口干口臭，心烦不安，小便短赤。舌红苔黄燥，脉滑数。

【选药】常用药物有清宁丸、当归龙荟丸、大黄清胃丸等。

清 宁 丸

【组成】大黄、绿豆、车前草、炒白术、黑豆、半夏（制）、醋香附、桑叶、桃枝、牛乳、姜厚朴、麦芽、陈皮、侧柏叶。

【功能主治】清热泻火，消肿通便。用于火毒内蕴所致之证。

【临证要点】咽喉肿痛，口舌生疮，头晕耳鸣，目赤牙痛，腹中胀满，大便秘结。

【现代应用】常用于功能性便秘、急性咽炎、急性口炎、口疮、急性牙龈（周）炎、急性结膜炎等属火毒内蕴者。

【规格】①水蜜丸，每袋装6g；②大蜜丸，每丸重9g。

【用法用量】口服。大蜜丸一次1丸，水蜜丸一次6g；一日1~2次。

【使用注意】孕妇忌用。

当归龙荟丸

【组成】酒当归、龙胆（酒炙）、芦荟、青黛、栀子、酒黄连、酒黄芩、盐黄柏、酒大黄、木香、人工麝香。

【功能主治】泻火通便。用于肝胆火旺，实热内结之便秘。

【临证要点】心烦不宁，头晕目眩，耳鸣耳聋，胁肋疼痛，脘腹胀痛，大便秘结。

【现代应用】常用于习惯性便秘、原发性高血压、黄疸型肝炎、白血病、精神分裂症等属肝胆火旺，实热内结者。

【规格】每100粒重6g。

【用法用量】口服。一次6g，一日2次。

【使用注意】孕妇禁用。

【其他剂型】片剂、胶囊剂。

大黄清胃丸

【组成】大黄、木通、槟榔、黄芩、胆南星、羌活、滑石粉、白芷、炒牵牛子、芒硝。

【功能主治】清热通便。用于胃火炽盛之证。

【临证要点】口燥舌干，头痛目眩，大便燥结。

【现代应用】常用于习惯性便秘证属胃火炽盛者。

【规格】每丸重9g。

【用法用量】口服。一次1丸，一日2次。

【使用注意】孕妇忌服。

（二）气虚

【证候特点】虽有便意，但每于临厕而努挣乏力，挣则汗出气短，舌质淡嫩、苔薄、脉虚，兼有神疲气怯、便后乏力等气虚证。有时还会出现肛门坠迫、甚则脱肛等症状。

【选药】常用药物有便秘通等。

便 秘 通

【组成】白术、肉苁蓉（淡）、枳壳。

【功能主治】健脾益气，润肠通便。用于脾虚及脾肾两虚便秘。

【临证要点】大便秘结，面色无华，腹胀，神疲气短，头晕耳鸣，腰膝酸软。

【现代应用】常用于慢性传输型便秘属脾虚及脾肾两虚者。

【规格】每瓶装20mL。

【用法用量】口服。每次20mL，每日早晚各一次，疗程一个月。

（三）阴虚肠燥

【证候特点】大便燥结，咽干口燥，形体消瘦，或伴胃痛隐隐，或伴潮热盗汗，心烦，头晕耳鸣。舌红少津，无苔或苔少，脉细数。

【选药】常用药物有麻仁丸、麻仁润肠丸、麻仁滋脾丸、苁蓉通便口服液等。

麻　仁　丸

【组成】火麻仁、苦杏仁、大黄、枳实（炒）、姜厚朴、炒白芍。

【功能主治】润肠通便。用于肠热津亏所致之便秘。

【临证要点】大便干结难下、腹部胀满不舒。

【现代应用】常用于习惯性便秘、老年人便秘、痔疮便秘等属肠热津亏者。

【规格】①水蜜丸，每袋装6g；②小蜜丸，每袋9g；③大蜜丸，每丸重9g。

【用法用量】口服。水蜜丸一次6g，小蜜丸一次9g，大蜜丸一次1丸，一日1~2次。

【使用注意】孕妇慎用。

【其他剂型】胶囊剂、合剂。

麻仁润肠丸

【组成】火麻仁、炒苦杏仁、大黄、木香、陈皮、白芍。

【功能主治】润肠通便。用于肠胃积热所致之便秘。

【临证要点】胸腹胀满，大便秘结。

【现代应用】常用于习惯性便秘证属肠胃积热者。

【规格】每丸重6g。

【用法用量】口服。一次1~2丸，一日2次。

【使用注意】孕妇忌服。

【其他剂型】胶囊剂。

麻仁滋脾丸

【组成】大黄（制）、火麻仁、当归、姜厚朴、炒苦杏仁、麸炒枳实、郁李仁、白芍。

【功能主治】润肠通便，消食导滞。用于胃肠积热、肠燥津伤所致之便秘。

【临证要点】胸腹胀满，饮食无味，烦躁不宁，舌红少津。

【现代应用】常用于习惯性便秘、老年人便秘等属胃肠积热、肠燥津伤者。

【规格】每丸重9g。

【用法用量】口服。一次1丸，一日2次。

【使用注意】孕妇慎用。

苁蓉通便口服液

【组成】肉苁蓉、何首乌、枳实（麸炒）、蜂蜜。

【功能主治】滋阴补肾，润肠通便。用于气伤血亏，阴阳两虚之便秘。

【临证要点】大便干结，心悸，气短，周身倦怠。

【现代应用】常用于中老年人、产后虚性便秘及习惯性便秘属气血阴阳亏虚所致者。

【规格】每支装 10mL。

【用法用量】口服。一次 10～20mL，一日 1 次，睡前或清晨服用。

【使用注意】孕妇慎用。

思考与练习

一、单项选择题

1. 治肝胆火旺之心烦不宁、头晕目眩、大便秘结，宜选用（　　）
    A. 清火片　　　　　　　B. 芩连片　　　　　　　C. 一清胶囊
    D. 当归龙荟丸　　　　　E. 黄连上清丸
2. 可治疗老年便秘、产后便秘的通便类药物是（　　）
    A. 清宁丸　　　　　　　B. 通便灵胶囊　　　　　C. 苁蓉通便口服液
    D. 通乐颗粒　　　　　　E. 便秘通
3. 火毒内蕴所致咽喉肿痛、口舌生疮、头晕耳鸣、大便秘结时可采用的治疗方法是（　　）
    A. 健胃消食，润肠通便
    B. 清热泻火，消肿通便
    C. 泻热导滞，润肠通便
    D. 润肠通便
    E. 滋阴补肾，润肠通便
4. 由白术、肉苁蓉（淡）、枳壳组成的中成药为（　　）
    A. 新清宁片　　　　　　B. 清火片　　　　　　　C. 一清胶囊
    D. 便秘通　　　　　　　E. 苁蓉通便口服液

二、案例分析

常某，男，75 岁。患者素有胃疾。大便干结，数日一行，面色无华，头晕目眩，心悸气短，健忘，口唇色淡，舌淡苔白，脉细。

请根据患者病情，推荐合适的中成药，并说明理由。

三、问答题

通过市场调查介绍3~4种当地常用治疗便秘的中成药，并说出其功效与主治。

第八节 胁 痛

学习目标

知识目标：掌握胁痛的中医分类与临床表现及相应的治疗方法；熟悉常用中成药的功能主治；了解胁痛的病因病机及注意事项。

能力目标：能根据胁痛病例的临床特点推荐相应的中成药。

一、概述

胁痛是指以一侧或两侧胁肋部疼痛为主要表现的病证，是临床上比较多见的一种自觉症状。

胁痛的病变脏腑主要在肝胆，又与脾胃及肾有关。胁痛的病因主要有情志不遂、饮食不节、跌仆损伤、久病体虚等多种因素。胁痛的基本病机为肝络失和，其病理变化可归结为"不通则痛"与"不荣则痛"两类。其病理性质有虚实之分，其病理因素，不外乎气滞、血瘀、湿热三者。因肝郁气滞、瘀血停着、湿热蕴结所导致的胁痛多属实证，是为"不通则痛"；而因阴血不足，肝络失养所导致的胁痛则为虚证，属"不荣则痛"。胁痛之治疗原则当根据"通则不痛"的理论，以疏肝和络止痛为基本治则，结合肝胆的生理特点，灵活运用。实证之胁痛，宜用理气、活血、清利湿热之法；虚证之胁痛，宜补中寓通，采用滋阴、养血、柔肝之法。

注意事项：①保持心情舒畅，忌恼怒忧思；②忌食肥甘辛辣及嗜酒过度；③注意起居有常，防止过劳；④应积极治疗，按时服药。

西医学的急慢性肝炎、胆囊炎、胆系结石、胆道蛔虫、肋间神经痛等疾病以胁痛为主要表现者，均可参考本病辨证选药。

知识链接

现代研究表明：治疗胁痛的中成药多具有镇痛、解痉、消炎、退黄疸、护肝、利胆、排石、促进胆汁分泌、降低转氨酶等作用，主要用于急、慢性肝炎，胆囊炎，胆系结石，胆道蛔虫症，肋间神经痛等疾病。部分治胁痛的中成药还具有抗氧化，增加脑、肝血流和心搏出量等作用。

二、辨病要点

1. 辨在气在血　大抵胀痛多属气郁，且疼痛游走不定，时轻时重，症状轻重与情绪变化有关；刺痛多属血瘀，且痛处固定不移，疼痛持续不已，局部拒按，入夜尤甚。

2. 辨属虚属实　实证以气滞、血瘀、湿热为主，多病程短，来势急，症见疼痛较重而拒按，脉实有力；虚证多为阴血不足，脉络失养，症见其痛隐隐，绵绵不休，且病程长，来势缓，并伴见全身阴血亏耗之证。

三、辨证荐药

（一）肝气郁结

【证候特点】胁肋胀痛，走窜不定，甚则引及胸背肩臂，疼痛每因情志变化而增减，胸闷腹胀，嗳气频作，得嗳气而胀痛稍舒，纳少口苦，舌苔薄白，脉弦。

【选药】常用药物有柴胡疏肝丸、护肝片、胆宁片等。

柴胡疏肝丸

【组成】茯苓、麸炒枳壳、豆蔻、酒白芍、甘草、醋香附、陈皮、桔梗、姜厚朴、炒山楂、防风、六神曲（炒）、柴胡、黄芩、薄荷、紫苏梗、木香、炒槟榔、醋三棱、酒大黄、青皮（炒）、当归、姜半夏、乌药、醋莪术。

【功能主治】疏肝理气，消胀止痛。用于肝气不舒之证。

【临证要点】胸胁痞闷，食滞不清，呕吐酸水。

【现代应用】常用于慢性肝炎，急、慢性胃炎，胃、十二指肠溃疡，胆病，肋间神经痛，胸胁内伤，术后粘连，胃神经官能症，痛经，经前期综合征等属肝气不舒者。

【规格】每丸重10g。

【用量用法】口服。一次1丸，一日2次。

护　肝　片

【组成】柴胡、茵陈、板蓝根、五味子、猪胆粉、绿豆。

【功能主治】疏肝理气，健脾消食。用于肝郁气滞，湿毒蕴结之胁痛。

【临证要点】胸膈痞满，两胁胀痛或窜痛，舌质暗红，脉弦；或身目发黄，尿黄，舌苔黄腻，脉弦滑数。

【现代应用】常用于病毒性肝炎、慢性肝炎及早期肝硬化等属肝郁气滞，湿毒蕴结者。

【规格】①薄膜衣片，每片重0.36g；②薄膜衣片，每片重0.38g；③糖衣片，片芯重0.35g。

【用量用法】口服。一次4片，一日3次。

【其他剂型】丸剂。

胆 宁 片

【组成】青皮、陈皮、郁金、虎杖、山楂、白茅根、大黄。

【功能主治】疏肝利胆，清热通下。用于肝郁气滞，湿热未清之胁痛。

【临证要点】右上腹隐隐作痛，食入作胀，胃纳不香，嗳气，便秘。

【现代应用】常用于慢性胆囊炎、胆囊结石、胆管炎、胆管结石、胆囊术后综合征等属肝郁气滞，湿热未清者。

【规格】每片重 0.36g。

【用量用法】口服。一次 5 片，一日 3 次。饭后服。

（二）湿热蕴结

【证候特点】胁肋胀痛或灼热疼痛，口苦口黏，胸闷纳呆，恶心呕吐，小便黄赤，大便不爽，或兼有身热恶寒，身目发黄，舌红苔黄腻，脉弦滑数。

【选药】常用药物有茵栀黄口服液、消炎利胆片、利胆排石颗粒等。

茵栀黄口服液

【组成】茵陈提取物、栀子提取物、黄芩提取物（以黄芩苷计）、金银花提取物。

【功能主治】清热解毒，利湿退黄。用于肝胆湿热所致的黄疸。

【临证要点】面目悉黄，胸胁胀痛，恶心呕吐，小便黄赤。

【现代应用】常用于急、慢性肝炎等属肝胆湿热者。

【规格】每支装 10mL（含黄芩苷 0.4g）。

【用量用法】口服。一次 10mL，一日 3 次。

【使用注意】服药期间禁酒及辛辣之品。

【其他剂型】片剂、颗粒剂、胶囊剂、注射液。

消炎利胆片

【组成】溪黄草、穿心莲、苦木。

【功能主治】清热，祛湿，利胆。用于肝胆湿热所致的胁痛。

【临证要点】胁痛，口苦，厌食油腻，尿黄。

【现代应用】常用于急、慢性肝炎，急性胆囊炎，胆管炎等属肝胆湿热者。

【规格】①薄膜衣（小片）0.26g，相当于饮片 2.6g；②薄膜衣（大片）0.52g，相当于饮片 5.2g。

【用量用法】口服。一次 6 片（小片）或 3 片（大片），一日 3 次。

【使用注意】服药期间禁烟酒及厚味油腻食物。

【其他剂型】胶囊剂、颗粒剂。

利胆排石颗粒

【组成】金钱草、茵陈、大黄、槟榔、芒硝、黄芩、郁金、木香、麸炒枳实、姜厚朴。

【功能主治】清热利湿，利胆排石。用于湿热蕴毒、腑气不通所致的胁痛、胆胀。

【临证要点】胁肋胀痛、发热、尿黄、大便不通。

【现代应用】急、慢性肝炎，胆囊炎，胆石症证属湿热蕴毒、腑气不通者。

【规格】每袋装3g。

【用量用法】口服。排石：一次6g，一日2次；炎症：一次3g，一日2次。

【使用注意】体弱、肝功能不良者慎用；孕妇禁用。

【其他剂型】片剂、胶囊剂。

（三）瘀血阻络

【证候特点】胁肋刺痛，痛有定处，痛处拒按，入夜痛甚，胁肋下或见癥块，舌质紫暗，脉象沉涩。

【选药】常用药物有乙肝宁颗粒等。

乙肝宁颗粒

【组成】黄芪、丹参、茵陈、党参、白术、金钱草、制何首乌、白芍、茯苓、蒲公英、白花蛇舌草、牡丹皮、川楝子。

【功能主治】补气健脾，活血化瘀，清热解毒。用于脾气虚弱、血瘀阻络、湿热毒蕴之证。

【临证要点】胁痛，腹胀，乏力，尿黄。

【现代应用】急、慢性肝炎见上述证候者。

【规格】每袋装①17g；②3g（含乳糖）。

【用量用法】口服。一次1袋，一日3次；儿童酌减。治疗慢性肝炎者以3个月为一个疗程。

【使用注意】服药期间忌食油腻、辛辣食物。

【其他剂型】片剂。

附表：其他常用中成药

药名	组成	功能主治	用法用量
鸡骨草胶囊	鸡骨草、牛至、茵陈、人工牛黄、猪胆汁、栀子、白芍、枸杞子、三七、大枣	疏肝利胆，清热解毒。用于肝胆湿热所致的右胁胀痛、脘腹胀满、口苦、尿黄；急慢性肝炎、胆囊炎见上述证候者	口服。每次4粒，一日3次
胆石通胶囊	绵茵陈、广金钱草、大黄、黄芩、鹅胆粉、枳壳、柴胡、蒲公英、水线草、溪黄草	清热利湿，利胆排石。用于肝胆湿热所致的胁痛、胆胀，症见右胁胀痛、痞满呕恶、尿黄口苦；胆石症、胆囊炎见上述证候者	口服。一次4~6粒，一日3次

<h1 align="center">思 考 与 练 习</h1>

一、单项选择题

1. 下列具有疏肝行气，健脾消食作用的中成药是（　　　）
   A. 护肝片　　　　　　　　B. 柴胡疏肝丸　　　　　　C. 胆石通胶囊
   D. 木香顺气丸　　　　　　E. 气滞胃痛颗粒

2. 下列具有疏肝理气，消胀止痛作用的中成药是（　　　）
   A. 护肝片　　　　　　　　B. 柴胡疏肝散　　　　　　C. 乙肝宁颗粒
   D. 木香顺气丸　　　　　　E. 利胆排石颗粒

3. 下列不能治疗肝胆湿热所致病症的是（　　　）
   A. 利胆排石颗粒　　　　　B. 胆石通胶囊　　　　　　C. 鸡骨草胶囊
   D. 茵栀黄口服液　　　　　E. 护肝片

4. 能治疗脾气虚弱、血瘀阻络、湿热毒蕴之证的中成药是（　　　）
   A. 利胆排石颗粒　　　　　B. 胆石通胶囊　　　　　　C. 乙肝宁颗粒
   D. 茵栀黄口服液　　　　　E. 护肝片

5. 下列不具有清热作用的中成药是（　　　）
   A. 利胆排石颗粒　　　　　B. 鸡骨草胶囊　　　　　　C. 乙肝宁颗粒
   D. 茵栀黄口服液　　　　　E. 护肝片

二、案例分析

常某，女，55岁。近日来，患者胁肋胀痛，走窜不定，甚则引及胸背肩臂，疼痛每因情志变化而增减，胸闷腹胀，嗳气频作，得嗳气而胀痛稍舒，纳少口苦，舌苔薄白，脉弦。

请根据患者病情，推荐合适的中成药，并说明理由。

三、问答题

通过市场调查介绍3~4种当地常用治疗胁痛的中成药，并说出其功效与主治。

<h1 align="center">第九节　胸　　痹</h1>

■ 学习目标

知识目标：掌握胸痹的中医分类与临床表现及相应的治疗方法；熟悉常用中成药的功能主治；了解胸痹的病因病机及注意事项。

能力目标：能根据胸痹病例的临床特点推荐相应的中成药。

一、概述

胸痹，是以胸部闷痛，甚则胸痛彻背、喘息不得卧为主症的一种疾病，轻者仅感胸闷如窒，呼吸不畅；重者则见胸痛心悸，严重者心痛彻背，背痛彻心。

本病的发生多与饮食失调、情志失节、寒邪内侵、劳倦内伤、年迈体虚等因素有关。其临床病机特点是本虚标实，虚实夹杂，本虚为五脏气虚、阴虚、阳虚，心脉失养；标实为血瘀、气滞、寒凝、痰浊，阻滞心脉。发作期以标实为主，尤以血瘀突出；缓解期以心、脾、肾亏虚为主，尤以心气虚常见。

本病的治疗重在分清虚实标本。一般原则为先治其标，后治其本。胸痹发作多以实证为主，可先祛邪，后扶正，或祛邪同时兼顾扶正。标实当泻，以行气活血、辛温通阳、豁痰泄浊为主；本虚当补，以益气、养阴、补阳为主。

注意事项：①用药应严格遵医嘱，不得自行选用药品；②保持情志舒畅，避免过度思虑、抑郁、恼怒等不良情绪；③饮食宜清淡、低盐、低脂，食勿过饱，忌食生冷、油腻、辛辣之品，忌烟酒及浓茶；④心绞痛持续发作时，应保持镇定，勿惊慌躁动，并立即加用硝酸酯类药物；若出现剧烈心绞痛或疑为心肌梗死时，应及时急诊救治；⑤注意劳逸结合，避免剧烈运动及强体力活动。

西医学的冠心病心绞痛、急性心肌梗死、肋间神经痛等疾病可参考本病辨证选药。

> **知识链接**
>
> 现代研究表明：治胸痹中成药多具有扩张冠状动脉、缓解冠脉痉挛、抗心肌缺血、保护心肌细胞、增加冠脉血流量、抗血小板聚集、降低血液黏稠度等作用，主要用于冠心病心绞痛、心律失常、高脂血症、原发性高血压。部分治胸痹中成药还具有改善脑缺血、抗疲劳、抗缺氧、降血脂、抑制动脉粥样硬化等作用。

二、辨病要点

1. 辨虚实 胸痹的发病多因实而致虚，亦有因虚致实，故应先分清虚实。实证应辨血瘀、气滞、寒凝、痰阻。血瘀：刺痛，痛处固定，舌紫暗或有瘀斑，脉涩或结、代；气滞：闷胀疼痛，痛处不固定，多与情绪有关；寒凝：剧痛，遇寒诱发或加重，苔白，脉沉紧；痰阻：闷痛，痰多，肢体沉重，多肥胖，遇雨天诱发或加重，苔腻，脉濡或滑。虚证应辨气虚、阳虚、阴虚。气虚：见乏力，气短，舌胖有齿痕；阳虚：在气虚基础上，兼见畏寒肢冷，苔白腻，脉沉迟而细；阴虚：见心烦，盗汗，口干，舌红少苔，脉细数。

2. 辨轻重 遇劳发作，疼痛持续时间较短，经休息或服药后缓解者，病情多轻，预后良好；疼痛持续时间较长，经休息或服药后难以缓解或不能缓解者，病情危重，预后较差。

三、辨证荐药

(一) 气滞血瘀

【证候特点】心胸憋闷刺痛，痛引肩背内臂，时作时止，其发作往往与情志不遂有关，常伴见胁胀，善太息，脉弦。

【选药】常用药物有血府逐瘀口服液、速效救心丸、复方丹参滴丸等。

血府逐瘀口服液

【组成】炒桃仁、红花、地黄、川芎、赤芍、当归、牛膝、柴胡、桔梗、麸炒枳壳、甘草。

【功能主治】活血祛瘀，行气止痛。用于气滞血瘀所致的胸痹、心悸、头痛。

【临证要点】胸痹，头痛日久，痛如针刺而有定处，心悸失眠，舌暗红或有瘀斑，脉弦紧或涩。

【现代应用】常用于冠心病心绞痛、术后肠粘连性腹痛、原发性痛经、高脂血症、精索静脉曲张性不育症、糖尿病肾病、下肢静脉曲张等属气滞血瘀者。

【规格】每支装 10mL。

【用法用量】口服。一次 10mL，一日 3 次。

【使用注意】孕妇禁用，气虚血瘀者慎用。

【其他剂型】丸剂、片剂、合剂、颗粒剂

速效救心丸

【组成】川芎、冰片。

【功能主治】行气活血，祛瘀止痛。用于气滞血瘀、心脉痹阻所致的胸痹。

【临证要点】胸闷而痛，或心悸，或痛有定处或牵引左臂内侧，舌紫暗、苔薄，脉细涩。

【现代应用】常用于冠心病心绞痛证属气滞血瘀者。

【规格】每粒重 40mg。

【用法用量】含服。一次 4 ~ 6 粒，一日 3 次；急性发作时，一次 10 ~ 15 粒。

【使用注意】寒凝血瘀、阴虚血瘀、气阴两虚型胸痹心痛者慎用；孕妇禁用；有过敏史者慎用；伴有中重度心力衰竭的心肌缺血者慎用。

知识链接

　　速效救心丸是临床治疗冠心病最常用的中成药之一，冠心病患者可随身携带此药，但之前一定要检查药物有无变软、变黏、变色、破碎现象，发现变质要立即更换，以免失效而影响急救治疗。一旦出现胸闷憋气等心绞痛发作症状，可立即采用坐位服药，先迅速嚼碎此药后再舌下含服。这样既能减少晕厥的机会，也便于药物通过舌下黏膜吸收，迅速见效。临床经验证明，速效救心丸用得越早，症状缓解越明显。如用药 5 分钟后症状不缓解，可再含服一次，若连服两次不见效，应立即去附近医院就诊，以免延误治疗时机。

复方丹参滴丸

【组成】丹参、三七、冰片。

【功能主治】活血化瘀，理气止痛。用于气滞血瘀所致的胸痹。

【临证要点】胸前闷痛，或卒然心痛如绞，痛有定处，甚则胸痛彻背，背痛彻胸，舌紫暗或有瘀斑，脉弦涩或结代。

【现代应用】常用于冠心病心绞痛发作证属气滞血瘀者。

【规格】①滴丸，每丸重25mg；②薄膜衣滴丸，每丸重27mg。

【用法用量】口服或舌下含服。一次10丸，一日3次，28天为一个疗程；或遵医嘱。

【使用注意】寒凝血瘀型胸痹心痛者不宜；孕妇禁用；脾胃虚寒者慎用；宜饭后服用。

【其他剂型】片剂、颗粒剂、喷雾剂、胶囊剂、合剂。

（二）心血瘀阻

【证候特点】心胸疼痛，刺痛，痛处固定，入夜更甚，甚则心痛彻背，背痛彻心；或痛引肩背，日久不愈。可因暴怒、劳累而加重。舌质紫暗或有瘀斑，苔薄，脉弦涩或结代。

【选药】常用药物有银杏叶片、丹参片、益心酮片等。

银 杏 叶 片

【组成】银杏叶。

【功能主治】活血化瘀通络。用于瘀血阻络所致的胸痹心痛、中风。

【临证要点】胸部疼痛，痛处不移，入夜更甚，心悸不宁，或头痛头晕，半身不遂，语言謇涩，口舌歪斜，舌暗红，脉沉细涩。

【现代应用】常用于冠心病心绞痛、脑梗死后遗症等属瘀血阻络者。

【规格】每片含：①总黄酮醇苷9.6mg，萜类内酯2.4mg；②总黄酮醇苷19.2mg，萜类内酯4.8mg。

【用法用量】口服。规格①一次2片，规格②一次1片，一日3次；或遵医嘱。

【使用注意】寒凝血瘀、气虚血瘀、阴虚血瘀、痰瘀互阻型胸痹心痛及风痰阻窍型中风偏瘫者不宜单用本品；孕妇慎用；月经期及有出血倾向者禁用。

【其他剂型】胶囊剂、丸剂、滴丸剂、滴剂、酊剂、颗粒剂、合剂、注射剂。

丹 参 片

【组成】丹参。

【功能主治】活血化瘀。用于瘀血痹阻所致的胸痹。

【临证要点】胸部疼痛，痛处固定，入夜尤甚，甚或痛引肩背，时或心悸不宁，舌质紫暗，脉弦涩。

【现代应用】常用于冠心病心绞痛证属瘀血痹阻者。

【规格】每片相当于生药1g。

【用法用量】口服。一次3～4片，一日3次。

【使用注意】孕妇慎用；月经期及有出血倾向者禁用。

【其他剂型】颗粒剂、滴丸剂、胶囊剂、合剂、煎膏剂、注射剂。

益 心 酮 片

【组成】山楂叶提取物。

【功能主治】活血化瘀，宣通血脉。用于瘀血或痰瘀阻络所致的胸痹、眩晕。

【临证要点】胸闷憋气，心前区刺痛，心悸健忘，头晕头痛，目眩耳鸣。

【现代应用】常用于冠心病心绞痛、高脂血症、脑动脉供血不足等属瘀血或痰瘀阻络者。

【规格】每片含山楂叶提取物32mg。

【用法用量】口服。一次2～3片，一日3次。

【使用注意】孕妇慎用。

【其他剂型】滴丸剂、胶囊剂。

（三）气虚血瘀

【证候特点】胸闷憋气，刺痛或隐痛，固定不移，心悸头晕，气短乏力，舌紫暗或有紫斑，脉细涩或结代。

【选药】常用药物有诺迪康胶囊、麝香保心丸、通心络胶囊等。

诺迪康胶囊

【组成】圣地红景天。

【功能主治】益气活血，通脉止痛。用于气虚血瘀所致胸痹。

【临证要点】胸闷、刺痛或隐痛，心悸气短，自汗，神疲乏力，少气懒言，头晕目眩，舌质紫暗或有瘀斑，脉细涩或结代。

【现代应用】常用于冠心病心绞痛、脑血管病、偏头痛、血脂异常、慢性疲劳综合征等属气虚血瘀者。

【规格】每粒装0.28g。

【用法用量】口服。一次1～2粒，一日3次。

【使用注意】孕妇禁用；月经期妇女慎用。

【其他剂型】片剂、颗粒剂、合剂。

知识链接

红景天能显著提高人体免疫力，并具有抗缺氧、抗疲劳、抗肿瘤、抗肝纤维化、抑制血小板聚集、降低全血黏度、改善微循环、抗衰老、提高记忆力等作用，对缓解高原反应和治疗冠心病、缺血性脑血管病、肝硬化疾病等有较好疗效。

麝香保心丸

【组成】人工麝香、人参提取物、肉桂、苏合香、蟾酥、人工牛黄、冰片。

【功能主治】芳香温通，益气强心。用于气虚血瘀所致的胸痹。

【临证要点】心前区疼痛，痛处固定不移，舌质紫暗，脉弦涩。

【现代应用】常用于冠心病心绞痛、心肌梗死证属气滞血瘀者。

【规格】每丸重 22.5mg。

【用法用量】口服。一次 1～2 丸，一日 3 次；或症状发作时服用。

【使用注意】本品含麝香、蟾酥等开窍药，孕妇禁用；本品含有蟾酥，不宜过用久用；该药有强心作用，不宜与洋地黄类药物同用。

通心络胶囊

【组成】人参、水蛭、土鳖虫、赤芍、降香、乳香（制）、全蝎、蜈蚣、檀香、冰片、蝉蜕、酸枣仁（炒）。

【功能主治】益气活血，通络止痛。用于心气虚乏、血瘀阻络所致的胸痹及气虚血瘀阻络所致的中风。

【临证要点】胸部憋闷、刺痛、绞痛，固定不移，心悸自汗，气短乏力；或半身不遂，偏身麻木，口舌歪斜，言语不利，舌质紫暗或有瘀斑，脉细涩或结代。

【现代应用】常用于冠心病心绞痛、缺血性中风、高脂血症、椎－基底动脉供血不足、偏头痛等属气虚血瘀阻络者。

【规格】每粒装 0.26g。

【用法用量】口服。一次 2～4 粒，一日 3 次；4 周为一疗程。对轻度、中度心绞痛患者可一次 2 粒，一日 3 次；对较重度、重度患者以一次 4 粒，一日 3 次为优，待心绞痛等症状明显减轻或消失，心电图改善后，可改为一次 2 粒，一日 3 次。

【使用注意】孕妇、月经期妇女及有出血倾向者禁用；方中的活血破瘀、通窍行气药能伤及脾胃，一般宜饭后服用。

【其他剂型】片剂。

（四）寒凝心脉

【证候特点】卒然心痛如绞，心痛彻背，背痛彻心，甚则喘不得卧，多遇寒而发，伴胸闷，心悸气短，面色苍白，甚则手足不温，四肢厥冷，苔薄白，脉沉细而紧。

【选药】常用药物有冠心苏合丸等。

冠心苏合丸

【组成】苏合香、冰片、乳香（制）、檀香、土木香。

【功能主治】理气，宽胸，止痛。用于寒凝气滞、心脉不通所致的胸痹。

【临证要点】卒然心痛如绞，甚则胸痛彻背，背痛彻胸，遇寒即发，伴形寒肢冷，舌淡苔薄白，脉沉弦或沉迟。

【现代应用】常用于冠心病心绞痛急性发作证属寒凝气滞、心脉不通者。

【规格】每盒 30 丸。

【用法用量】嚼碎服。一次 1 丸，一日 1 ~ 3 次；或遵医嘱。

【使用注意】孕妇及阴虚血瘀、痰瘀互阻所致的胸痹患者禁用；本品多为芳香开窍药，不宜长期服用，久服耗伤正气；苏合香、冰片对胃黏膜有一定刺激作用，胃炎、胃溃疡、食管炎患者慎用；本品含乳香，胃弱者慎用。

【其他剂型】片剂、胶囊剂、滴丸剂。

（五）心气不足

【证候特点】心胸隐痛，反复发作，胸闷气短，动则喘息，伴倦怠懒言，心悸多汗，舌淡暗或边有齿痕，苔薄白，脉弱或结代。

【选药】常用药物有补心气口服液等。

补心气口服液

【组成】黄芪、人参、石菖蒲、薤白。

【功能主治】补益心气，理气止痛。用于心气虚损所致的胸痹心痛。

【临证要点】心胸隐痛，反复发作，胸闷气短，心悸乏力，头晕自汗，舌淡黯、苔薄白，脉弱或结代。

【现代应用】常用于冠心病心绞痛证属心气虚损者。

【规格】每支装 10mL。

【用法用量】口服。一次 10mL，一日 3 次。

（六）心阴亏损

【证候特点】心胸隐痛，久发不愈，心烦少寐，腰膝酸软，头晕耳鸣，口干盗汗，舌红少苔，脉细数或结代。

【选药】常用药物有滋心阴口服液、心元胶囊等。

滋心阴口服液

【组成】麦冬、北沙参、赤芍、三七。

【功能主治】滋养心阴，活血止痛。用于阴虚血瘀所致的胸痹。

【临证要点】胸闷胸痛，心悸怔忡，五心烦热，夜眠不安，舌红少苔，脉细数。

【现代应用】常用于冠心病心绞痛、病毒性心肌炎、慢性心力衰竭等属心阴亏虚、心血瘀阻者。

【规格】每支装 10mL。

【用法用量】口服。一次 10mL，一日 3 次。

【使用注意】阴寒凝滞或痰湿内阻所致的胸痹者禁用；孕妇慎用。

【其他剂型】颗粒剂、胶囊剂。

心 元 胶 囊

【组成】制何首乌、丹参、地黄等。

【功能主治】滋肾养心，活血化瘀。用于心肾阴虚、心血瘀阻所致的胸痹。

【临证要点】胸闷不适，胸部刺痛或绞痛；或胸痛彻背，固定不移，入夜更甚，心悸盗汗，心烦不寐，腰膝酸软，耳鸣头晕。舌质紫暗，脉沉细涩。

【现代应用】常用于冠心病稳定型心绞痛、高脂血症、病毒性心肌炎后遗症、慢性心衰伴自主神经功能紊乱、缺血性脑病等属心肾阴虚、心血瘀阻者。

【规格】每粒装 0.3g。

【用法用量】口服。一次 3~4 粒，一日 3 次。

【使用注意】孕妇慎用。

（七）气阴两虚

【证候特点】胸闷隐痛，时作时止，伴心悸气短，倦怠乏力，易汗出，遇劳则甚。舌偏红或舌胖大有齿痕，脉细弱或结代。

【选药】常用药物有生脉饮、益心通脉颗粒等。

生 脉 饮

【组成】红参、麦冬、五味子。

【功能主治】益气复脉，养阴生津。用于气阴两虚所致的胸痹、心悸。

【临证要点】胸闷胸痛，心悸气短，惊悸怔忡，乏力自汗，夜寐不安，多梦健忘，口舌干燥，舌质略红而干燥少津，脉微细。

【现代应用】常用于冠心病心绞痛、病毒性心肌炎、充血性心力衰竭、原发性高血压等属气阴两虚者。

【规格】每支装 10mL。

【用法用量】口服。一次 10mL，一日 3 次。

【使用注意】热邪尚盛者及表证未解者禁用。

【其他剂型】颗粒剂、片剂、胶囊剂、茶剂、注射剂。

益心通脉颗粒

【组成】黄芪、人参、丹参、川芎、郁金、北沙参、玄参、炙甘草。

【功能主治】益气养阴，活血通络。用于气阴两虚、瘀血阻络所致的胸痹、心悸。

【临证要点】胸闷心痛，心悸气短，倦怠汗出，咽喉干燥，头晕乏力，舌淡红或暗或有瘀斑，苔少，脉细数或结代。

【现代应用】常用于冠心病心绞痛、心律失常证属气阴两虚、瘀血阻络者。

【规格】每袋装 10g。

【用法用量】温开水冲服。一次 1 袋，一日 3 次。四周为一疗程，或遵医嘱。

【使用注意】寒凝血瘀型胸痹心痛者不宜服用；痰火扰心者慎用；孕妇慎用。

附表：其他常用中成药

药名	组成	功能主治	用法用量
精制冠心胶囊	丹参、红花、川芎、赤芍、降香	活血化瘀。用于瘀血内停所致的胸痹，症见胸闷、心前区刺痛	口服。一次2~3粒，一日3次
地奥心血康胶囊	甾体总皂苷：黄山药或穿龙薯蓣的根茎提取物	活血化瘀，行气止痛，扩张冠脉血管，改善心肌缺血。用于预防和治疗冠心病、心绞痛及瘀血内阻之胸痹、眩晕、气短、心悸、胸闷或痛	口服。一次1~2粒，一日3次
心可舒片	丹参、葛根、三七、山楂、木香	活血化瘀，行气止痛。用于气滞血瘀引起的胸闷、心悸、头晕头痛、颈项疼痛；冠心病心绞痛、高脂血症、高血压、心律失常见上述证候者	口服。一次4片（0.31g）或2片（0.62g），一日3次；或遵医嘱
心可宁胶囊	丹参、三七、红花、水牛角浓缩粉、牛黄、冰片、蟾酥、人参须	益气活血，通脉止痛。用于气虚血瘀、痹阻心脉所致的胸痹，症见胸闷心痛、痛处固定、心悸气短	口服。一次2粒，一日3次
益心舒胶囊	人参、黄芪、丹参、麦冬、五味子、川芎、山楂	益气复脉，活血化瘀，养阴生津。用于气阴两虚、瘀血阻脉所致的胸痹，症见胸痛胸闷、心悸气短、脉结代	口服。一次3粒，一日3次
益心丸	红参、牛角尖粉、蟾酥、冰片、红花、人工牛黄、附片（黑顺片）、人工麝香、三七、安息香、珍珠	益气温阳，活血止痛。用于心气不足、心阳不振、瘀血痹阻所致的胸痹，症见胸闷心痛、心悸气短、畏寒肢冷、乏力自汗	舌下含服或吞服。一次1~2丸，一日1~2次
舒心口服液	党参、黄芪、红花、当归、川芎、三棱、蒲黄	补益心气，活血化瘀。用于心气不足、瘀血内阻所致的胸痹，症见胸闷憋气、心前区刺痛、气短乏力。	口服。一次20mL，一日2次。
心通口服液	黄芪、党参、麦冬、何首乌、淫羊藿、葛根、当归、丹参、皂角刺、海藻、昆布、牡蛎、枳实	益气活血，化痰通络。用于气阴两虚、痰瘀痹阻所致的胸痹，症见心痛、胸闷、气短、呕恶、纳呆	口服。一次10~20mL，一日2~3次
心荣口服液	黄芪、地黄、麦冬、五味子、赤芍、桂枝	助阳，益气，养阴。用于心阳不振、气阴两虚所致的胸痹，症见胸闷隐痛、心悸气短、头晕目眩、倦怠懒言、面色少华等；冠心病见上述证候者	口服。一次2支，每日3次
心痛宁滴丸	肉桂、川芎、香附（醋炙）	温经活血，理气止痛。用于寒凝气滞，血瘀阻络，胸痹心痛遇寒发作，舌苔色白有瘀斑者	舌下含服。一次3~9丸，一日3次，急性发作时12~18丸

续表

药名	组成	功能主治	用法用量
心脑舒通胶囊	蒺藜	活血化瘀，舒利血脉。用于胸痹心痛，中风恢复期的半身不遂、语言障碍和动脉硬化等心脑血管缺血性疾患，以及各种血液高黏症	口服。一次 2～3 粒，一日 3 次，饭后服用。
心脑康胶囊	丹参、赤芍、地龙、川芎、红花、郁金、牛膝、九节菖蒲、远志（蜜炙）、酸枣仁（炒）、鹿心粉、制何首乌、枸杞子、葛根、泽泻、甘草	活血化瘀，通窍止痛。用于瘀血阻络所致的胸痹、眩晕，症见胸闷、心前区刺痛、眩晕、头痛；冠心病心绞痛、脑动脉硬化见上述证候者	口服。一次 4 粒，一日 3 次

思考与练习

一、单项选择题

1. 诺迪康胶囊主治（　　）
   A. 气滞血瘀证　　　　　　B. 气虚血瘀证　　　　　　C. 寒凝血瘀证
   D. 气阴两虚证　　　　　　E. 阴虚血瘀证

2. 既益气复脉，又养阴生津的中成药是（　　）
   A. 补脑丸　　　　　　　　B. 健脾丸　　　　　　　　C. 左归丸
   D. 八珍丸　　　　　　　　E. 生脉饮

3. 患者出现胸闷胸痛、心悸怔忡、五心烦热、夜眠不安、舌红少苔，最宜选用（　　）
   A. 血府逐瘀丸　　　　　　B. 麝香保心丸　　　　　　C. 滋心阴口服液
   D. 通心络胶囊　　　　　　E. 生脉饮

4. 气滞血瘀证所致的胸痹，下列哪一个药不宜选用（　　）
   A. 血府逐瘀口服液　　　　B. 复方丹参滴丸　　　　　C. 速效救心丸
   D. 地奥心血康颗粒　　　　E. 生脉饮

5. 气虚血瘀证所致的胸痹，下列哪一个中成药不宜选用（　　）
   A. 诺迪康胶囊　　　　　　B. 通心络胶囊　　　　　　C. 麝香保心丸
   D. 心元胶囊　　　　　　　E. 舒心口服液

二、案例分析

　　王某，女，56 岁。患者胸部闷痛反复发作 2 年余。2 天前因心情郁闷出现胸部憋闷疼痛，痛引肩背内臂，胸痛夜间发作较甚，位置固定不移，伴胸胁胀满，喜太息，口唇青紫，舌紫暗，脉弦涩。

请根据患者病情，推荐合适的中成药，并说明理由。

三、问答题

通过市场调查介绍 3~4 种当地常用治疗胸痹的中成药，并说出其功效与主治。

第十节 心 悸

学习目标

知识目标：掌握心悸的中医分类与临床表现及相应的治疗方法；熟悉常用中成药的功能主治；了解心悸的病因病机及注意事项。

能力目标：能根据心悸病例的临床特点推荐相应的中成药。

一、概述

心悸，是指因气血阴阳亏虚，心失所养，或痰饮瘀血阻滞，心脉不畅，引起患者自觉心中悸动、惊慌不安，甚则不能自主为主要临床表现的一种病证。每因情志波动或劳累而发，发作时常伴胸闷、气短、失眠，甚至眩晕、喘促、晕厥等症；脉象或迟，或数，或节律不齐。凡各种原因引起心脏搏动频率、节律发生异常，均可导致心悸。

心悸属祖国医学的"惊悸"和"怔忡"范畴。惊悸，常因惊恐、恼怒或劳累而发病，时作时止，不发时如常人，多为阵发性，病情较轻，实证居多。怔忡，多由久病体虚、心脏受损等内因所致，并无外惊，常终日心悸，不能自控，活动后加重，多为持续性，病来虽渐，但全身情况差，病情较重，多属虚证或虚中夹实。怔忡多伴惊悸，惊悸日久不愈，亦可转为怔忡。

心悸的性质有虚实两方面。虚者由气血不足、阴阳亏损、心神失养而致；实者多由瘀血阻脉、痰火扰心等引起。虚实之间可以相互夹杂或转化。故心悸的治疗，本着"虚则补之，实则泻之"的原则，虚证应选用补气、养血、滋阴、温阳等法，配合养心安神之品，促进脏腑功能的恢复；实证应选用活血化瘀、化痰、清火等法，配合重镇安神之品，使邪去正安，心神得宁；虚实夹杂者则应分清主次、缓急，选择先补后攻，先攻后补，或攻补兼施。

注意事项：①调畅情志，保持心情舒畅，忌过度思虑，避免抑郁、恼怒、惊恐等不良情绪；②注意寒暑变化，避免六淫外邪侵袭；③注意劳逸结合，避免剧烈运动及强体力活动，轻者可从事适当体力活动，以不觉劳累、不加重症状为度，重者应卧床休息；④服药期间，宜进食营养丰富而清淡易消化的食物，提倡低盐、低脂饮食，避免过饥或过饱，忌食生冷、辛辣、油腻之品以免加重病情；⑤坚持服药，症状缓解后，亦当遵医嘱服药巩固一段时间；⑥积极治疗胸痹心痛、痰饮、肺胀、喘证及痹病等，对预防和治疗心悸发作具有重要意义；⑦若为器质性心脏病引起的心律失常，如心房扑动、频发性早搏、室性或室上性心动过速、二度以上房室传导阻滞等应及早送医院治疗。

西医学的各种原因引起的心脏搏动增强或心律失常，如心动过速、心动过缓、早搏、心房颤动、房室传导阻滞、病态窦房结综合征、预激综合征及心功能不全、神经官能症等疾病，凡以心悸为主要临床表现时，均可参考本病辨证选药。

知识链接

　　现代研究表明：治心悸中成药多具有抗心律失常、镇静催眠、增强记忆力、改善心脏冠脉血流、降低心肌耗氧等作用，主要用于各种原因导致的心脏搏动增强或心律失常，如心动过速、心动过缓、早搏、心房颤动、房室传导阻滞、病态窦房结综合征，及冠心病心绞痛、心功能不全、心脏神经官能症等疾病。部分治心悸中成药还具有抗疲劳、延缓衰老、抗休克等作用。

二、辨病要点

1. 辨惊悸与怔忡　　惊悸发病常由外因所致，多与情绪有关，如突遇惊恐、暴怒、过悲或过度紧张均可诱发，多为阵发性；病来虽速，但病势轻浅，病程较短，可自行缓解，全身情况尚可，实证居多。怔忡常由内因所致，多与久病体虚、心脏受损有关，无精神因素亦可发生，常持续心悸，不能自控，活动后加重；病来虽渐，但病情较重，病程较长，不发时亦可见脏腑虚损症状，全身情况较差，多属实证或虚中夹实。

2. 辨虚实　　心悸证候特点多为虚实夹杂，虚者指脏腑气血阴阳亏虚，实者多指瘀血、痰饮、火邪之类。辨证时，要注意分清虚实的多寡，以决定治疗原则。

三、辨证荐药

（一）心虚胆怯

【证候特点】心悸，气短乏力，恶闻声响，善惊易恐，坐卧不安，少寐多梦而易惊醒，食少纳呆，脉细略数或细弦。

【选药】常用药物有安神定志丸等。

安神定志丸

【组成】人参、龙齿、茯神、茯苓、远志、石菖蒲、朱砂。

【功能主治】镇惊定志，养心安神。用于心胆气虚、痰扰心神所致的心悸、不寐。

【临证要点】心悸怔忡，常因惊恐而失眠，夜寐不宁，梦中惊跳怵惕，神疲乏力，舌质淡，苔腻。

【现代应用】常用于神经衰弱、心律不齐、心动过速、焦虑症、抑郁症、围绝经期综合征等属心胆气虚、痰扰心神者。

【规格】浓缩丸，每丸重0.2g（每8丸相当于原生药3g）。

【用法用量】口服。一次9g，一日2次。

（二）气血两虚

【证候特点】心悸气短，失眠健忘，头晕目眩，面色无华，神疲乏力，纳呆食少，腹胀便溏，舌淡红，脉细弱。

【选药】常用药物有归脾丸、参芪五味子片、柏子养心丸、养心定悸口服液、人参归脾丸等。

归 脾 丸

【组成】炙黄芪、党参、炒白术、炙甘草、龙眼肉、当归、茯苓、制远志、炒酸枣仁、木香、大枣（去核）。

【功能主治】益气健脾，养血安神。用于心脾两虚所致的心悸、不寐。

【临证要点】心悸怔忡，失眠多梦，健忘，头昏头晕，气短懒言，肢倦乏力，食欲不振，大便溏薄，崩漏便血，舌淡苔白，脉细弱。

【现代应用】常用于神经衰弱、贫血、慢性疲劳综合征引起的心悸、失眠、眩晕，及功能性子宫出血、胃十二指肠溃疡出血等属心脾两虚、气血不足者。

【规格】①水蜜丸，每瓶装36g；②大蜜丸，每丸重9g；③小蜜丸，每袋装9g。

【用法用量】用温开水或生姜汤送服。水蜜丸一次6g，大蜜丸一次1丸，小蜜丸一次9g；一日3次。

【使用注意】阴虚火旺者忌用。

【其他剂型】浓缩丸、颗粒剂、合剂、片剂、胶囊剂、煎膏剂。

知识链接

现代研究表明：归脾丸具有抗休克作用，能调节神经功能，改善学习记忆能力，增强细胞吞噬功能、促进免疫，增强造血及抗抑郁作用。临床报道归脾丸还可治疗原发性血小板减少性紫癜、甲状腺功能减退、胺碘酮致心动过缓、顽固性早搏、功能性消化不良伴抑郁症、肝硬化继发脾功能亢进症、小儿急性肾小球肾炎恢复期血尿、心脏神经官能症等，能减轻化疗所致的骨髓抑制。

参芪五味子片

【组成】南五味子、党参、黄芪、炒酸枣仁。

【功能主治】健脾益气，宁心安神。用于气血不足、心脾两虚所致的心悸、不寐。

【临证要点】心悸健忘，失眠多梦，乏力气短，自汗，食少纳呆，舌质淡，苔薄白，脉弱。

【现代应用】常用于神经衰弱症、失眠、缺血性心脏病等属心脾两虚、气血不足者。

【规格】每片重 0.25g。

【用法用量】口服。一次 3~5 片，一日 3 次。

【使用注意】痰火扰心、瘀血阻络型心悸患者不宜使用。

【其他剂型】胶囊剂、颗粒剂、糖浆剂、片剂。

柏子养心丸

【组成】柏子仁、酸枣仁、党参、炙黄芪、当归、川芎、醋五味子、朱砂、制远志、茯苓、半夏曲、肉桂、炙甘草。

【功能主治】补气、养血、安神。用于心气虚寒、心血不足、心神失养所致的心悸、不寐。

【临证要点】心悸易惊，失眠多梦，精神恍惚，健忘，神疲乏力，或肢冷畏寒，舌淡苔白，脉细弱或结代。

【现代应用】常用于心律失常、神经衰弱、更年期综合征等属心气虚寒、心血不足者。

【规格】①大蜜丸，每丸重9g；②小蜜丸，每袋装9g；③水蜜丸，每袋装6g。

【用法用量】口服。大蜜丸一次 1 丸，小蜜丸一次 9g，水蜜丸一次 6g；一日 2 次。

【使用注意】阴虚火旺或肝阳上亢者禁用；宜饭后服用；本品含有朱砂，不宜多服或久服，以防慢性汞中毒；不宜与溴化物、碘化物、苯甲酸钠及具有还原性、氧化性的西药合用。

【其他剂型】浓缩丸、片剂、胶囊剂。

养心定悸口服液

【组成】地黄、红参、麦冬、阿胶、炙甘草、大枣、黑芝麻、桂枝、生姜。

【功能主治】养血益气，复脉定悸。用于气虚血少所致的心悸。

【临证要点】心动悸，气短乏力，盗汗，失眠，咽干舌燥，大便干结，脉结代。

【现代应用】常用于心律失常证属气血两虚者。

【规格】每支装：①10mL；②20mL。

【用法用量】口服。一次 20mL，一日 2 次。

【使用注意】腹胀便溏、食少苔腻的脾胃湿滞者禁用；阴虚内热或痰热内盛者慎用；不宜与感冒类药同服。

【其他剂型】颗粒剂、煎膏剂、胶囊剂。

人参归脾丸

【组成】人参、炙黄芪、当归、龙眼肉、白术（麸炒）、茯苓、远志（去心，甘草炙）、酸枣仁（炒）、木香、炙甘草。

【功能主治】益气补血，健脾养心。用于心脾两虚、气血不足所致的心悸、怔忡及脾不统血所致的便血、崩漏、带下。

【临证要点】心悸、怔忡，失眠多梦，健忘，眩晕耳鸣，食少乏力，腹胀便溏，面色萎黄或淡白，或见皮下出血、便血，妇女月经量少色淡，淋沥不净，带下清稀量多，舌淡嫩，脉细弱。

【现代应用】常用于心律失常、病毒性心肌炎、胺碘酮所致的心悸，神经衰弱、贫血、白细胞减少症、疲劳综合征、更年期综合征所致的不寐、健忘，血小板减少性紫癜、再生障碍性贫血、消化道溃疡出血、功能性子宫出血，及慢性阴道炎、宫颈炎所致的带下证属心脾两虚、气血不足者。

【规格】①大蜜丸，每丸重9g；②水蜜丸，每10丸重1.5g；③小蜜丸，每10丸重2g。

【用法用量】口服。大蜜丸一次1丸，水蜜丸一次6g，小蜜丸一次9g；一日2次。

【使用注意】本品温补气血，故热邪内伏、阴虚脉数及痰湿壅盛者慎用。

（三）气阴两虚

【证候特点】心悸气短，自汗乏力，神疲体倦，咽干口燥，舌红少苔，脉微或细数。

【选药】常用药物有稳心颗粒、益心宁神片等。

稳 心 颗 粒

【组成】黄精、党参、三七、琥珀、甘松。

【功能主治】益气养阴，活血化瘀。用于气阴两虚、心脉瘀阻所致的心悸不宁。

【临证要点】心悸不宁，短气喘息，神疲乏力，胸闷胸痛，心烦少寐，舌暗有瘀斑、瘀点，脉虚或结代。

【现代应用】常用于室性早搏、房性早搏、窦性心动过速等心律失常，及冠心病心绞痛、病毒性心肌炎、甲亢性心脏病、心脏神经官能症、失眠、更年期综合征等属气阴两虚、心脉瘀阻者。

【规格】每袋装：①9g；②5g（无蔗糖）。

【用法用量】开水冲服。一次1袋，一日3次。

【使用注意】孕妇慎用；痰多黄稠的痰热内盛者禁用；用药时应将药液充分搅匀，勿将杯底药粉丢弃。

【其他剂型】片剂、胶囊剂。

知识链接

　　现代研究表明：稳心颗粒有抗心律失常作用，并能明确预防乌头碱、氯化钡、肾上腺素引发的心律失常，效果与利多卡因、苯妥英钠相当；具有提高冠脉血流量和心输出量，降低心肌耗氧量，改善心功能，降低全血黏度，抑制血小板聚集及改善人体心脑肾血管功能和增加免疫功能的作用。

益心宁神片

【组成】人参茎叶总皂苷、灵芝、合欢藤、五味子。

【功能主治】补气生津，养心安神。用于心气不足、心阴亏虚所致的心悸、不寐。

【临证要点】心悸不宁，不易入睡或多梦易醒，神疲气短，记忆力减退，头昏或昏沉，烦躁多汗，面色少华，舌淡红，苔少，脉细弱。

【现代应用】常用于神经衰弱、失眠等属心气阴两虚者。

【规格】①薄膜衣小片，每片重0.31g；②薄膜衣大片，每片重0.52g。

【用法用量】口服。一次5片（小片），或一次3片（大片）；一日3次。

【使用注意】邪热内盛、痰瘀壅滞之心悸、失眠、健忘者慎用；五味子味酸，胃酸过多者忌用。

（四）阴虚火旺

【证候特点】心悸，心烦失眠，五心烦热，盗汗，口干，伴头晕目眩，腰酸耳鸣，舌红苔少或无，脉细数。

【选药】常用药物有天王补心丸等。

天王补心丸

【组成】地黄、麦冬、天冬、当归、炒酸枣仁、柏子仁、党参、五味子、茯苓、制远志、石菖蒲、玄参、丹参、朱砂、桔梗、甘草。

【功能主治】滋阴养血，补心安神。用于心肾阴虚血少、心失所养所致的心悸、不寐。

【临证要点】心悸健忘，失眠多梦，舌红少苔，脉细数或结代。

【现代应用】常用于神经衰弱症、病毒性心肌炎、心律失常、甲状腺功能亢进、冠心病、原发性高血压、心脏神经官能症、更年期综合征、老年性记忆力减退、复发性口腔溃疡等属阴虚血少者。

【规格】大蜜丸，每丸重9g。

【用法用量】口服。一次1丸，一日2次。

【使用注意】本品含朱砂，不宜长期服用；肝肾功能不全者禁用；脾胃虚寒者不宜服用；严重心律失常者、冠心病心绞痛发病严重者，及心肌炎急性期者，需及时行心电图检查，并急诊或留院观察治疗。

【其他剂型】合剂。

（五）心阳不振

【证候特点】心悸不安，胸闷气短，动则尤甚，形寒肢冷，面色苍白，舌淡苔白，脉虚弱或沉细无力。

【选药】常用药物有心宝丸、参附强心丸、宁心宝胶囊等。

心 宝 丸

【组成】附子、鹿茸、人参、肉桂、洋金花、三七、麝香、蟾酥、冰片。

【功能主治】温补心肾，活血通脉。用于心肾阳虚、心脉痹阻所致的心悸、气短。

【临证要点】心悸气短，动则喘促，畏寒肢冷，下肢肿胀，脉结代。

【现代应用】常用于病态窦房结综合征、冠心病、心功能不全属心肾阳虚、心脉痹阻者。

【规格】每丸重60mg。

【用法用量】口服。病态窦房结综合征病情严重者一次300～600mg，一日3次，疗程为3～6个月。其他心律失常、心肌缺血或心绞痛者一次120～240mg，一日3次，疗程为1～2个月。慢性心功能不全者按心功能1、2、3级一次分别用120、240、360mg，一日3次，疗程为2个月；心功能正常后改为日维持量60～120mg。

【使用注意】孕妇、月经期妇女及青光眼患者禁用；本品不宜过量、久用；阴虚内热、肝阳上亢、痰火内盛者不宜使用；正在服用洋地黄类药物的患者慎用。

参附强心丸

【组成】人参、附子（制）、桑白皮、葶苈子、猪苓、大黄。

【功能主治】益气助阳，强心利水。用于心肾阳衰，水湿内停，阻遏胸阳所致的心悸、胸闷。

【临证要点】心悸气短，胸部闷痛，甚则胸痛彻背，喘息不得卧，面肢浮肿，小便不利，脉结代。

【现代应用】常用于慢性心力衰竭等属心肾阳衰、水湿内停者。

【规格】每丸重3g。

【用法用量】口服。一次2丸，一日2～3次。

【使用注意】孕妇忌用；宜低盐饮食。

宁心宝胶囊

【组成】虫草头孢菌粉。

【功能主治】温肾填精，补益气血。用于心肾阳虚、精血不足所致的心悸、气短。

【临证要点】心中动悸，胸闷气短，动则尤甚，神疲懒言，倦怠乏力，体虚自汗，食欲不振，舌质淡，苔薄白，脉虚缓或结代。

【现代应用】常用于房室传导阻滞、缓慢型心律失常等属心肾阳虚、精血不足者。

【规格】每粒装0.25g。

【用法用量】口服。一次2粒，一日3次。

【使用注意】本品药性和缓，以补虚益损为主，若心肾阳虚兼有气滞、血瘀、痰浊者，应辨证配合其他药物治疗。

（六）心血瘀阻证

【证候特点】心悸，心胸憋闷，心痛时作。可伴见两胁胀痛，善太息，形寒肢冷，面唇紫暗，爪甲青紫。舌质紫暗，或有瘀点、瘀斑。

【选药】常用药物有冠心丹参片、心脉通片等。

冠心丹参片

【组成】丹参、三七、降香油。

【功能主治】活血化瘀，理气止痛。用于气滞血瘀所致的胸痹、心悸。

【临证要点】心悸气短，胸闷憋气，心胸隐痛，甚如猝痛，如刺如绞，舌暗红或有瘀斑，舌下络脉青紫，脉弦涩或结代。

【现代应用】常用于冠心病心绞痛证属气滞血瘀者。

【规格】每片重0.25g。

【用法用量】口服。一次3片，一日3次。

【使用注意】寒凝血瘀、气虚血瘀、阴虚血瘀之胸痹心痛者不宜单用本品；孕妇慎用，月经期及有出血倾向者禁用；偶有口干、胃轻度不适，但继续服药或停药后即减轻或消失。

【其他剂型】胶囊剂、颗粒剂、滴丸剂。

心脉通片

【组成】当归、丹参、毛冬青、牛膝、三七、决明子、钩藤、夏枯草、槐花、葛根。

【功能主治】活血化瘀，平肝通脉。用于瘀血阻滞、肝阳上亢所致的心悸、眩晕、头痛。

【临证要点】心悸胸闷，头晕头痛，头昏耳鸣，项强肢麻，口苦咽干，目赤，舌暗红或有瘀斑，苔薄黄，脉弦。

【现代应用】常用于轻中度的原发性高血压、高脂血症等属肝阳上亢、风阳上扰者。

【规格】每片重0.3g。

【用法用量】口服。一次4片，一日3次。

【使用注意】脾胃虚寒便溏者慎用；孕妇慎用，月经期及有出血倾向者禁用；宜饭后服用。

【其他剂型】胶囊剂。

思考与练习

一、单项选择题

1. 心悸时作，气短乏力，面色无华，头晕倦怠，不思饮食，大便溏，舌淡，脉细弱。其最佳治疗用药是（　　　）

　　A. 稳心颗粒　　　　　　B. 参苓白术丸　　　　　　C. 归脾丸

　　D. 天王补心丸　　　　　　E. 心脉通片

2. 曹某，女，46 岁，平素性格内向，善惊易恐，来诊时症见心悸不宁，坐卧不安，少寐多梦而易惊醒，恶闻声响，苔薄白，脉弦细。以下哪种中成药不宜选用（　　　）

　　A. 归脾丸　　　　　　　　B. 养心定悸颗粒　　　　　C. 人参归脾丸

　　D. 天王补心丸　　　　　　E. 柏子养心丸

3. 李某，女性，47 岁。每于劳累时出现心悸不宁，胸闷气短，动则尤甚，面色苍白，形寒肢冷，舌淡苔白，脉虚弱。其治疗方法是（　　　）

　　A. 镇惊定志，养心安神　　　B. 补血养心，益气安神

　　C. 滋阴清火，养心安神　　　D. 温补心阳，安神定悸

　　E. 温化水饮，通阳化气

4. 患者心悸易惊，心烦失眠，五心烦热，口干，盗汗，思虑劳心则症状加重，伴耳鸣腰酸，头晕目眩，舌红少津，苔少，脉细数。其首选方是（　　　）

　　A. 安神定志丸　　　　　　　B. 归脾丸　　　　　　　　C. 天王补心丹

　　D. 稳心颗粒　　　　　　　　E. 益心宁神片

5. 稳心颗粒适用于心悸的哪个证型（　　　）

　　A. 气血两虚证　　　　　　　B. 心阳虚证　　　　　　　C. 心阴虚证

　　D. 心虚胆怯证　　　　　　　E. 气阴两虚证

二、案例分析

　　丁某，女，学生，18 岁。患者自诉两年前因高中学习紧张，功课压力大导致精神紧张，经常出现心悸不安，失眠多梦，未曾行系统治疗。近 1 个月以来，因高考临近精神更为紧张，心悸、失眠症状加重，伴头晕健忘，神疲食少，四肢倦怠，声低懒言，面色少华，舌淡苔薄，脉细弱。

　　请根据患者病情，推荐合适的中成药，并说明理由。

三、问答题

　　通过市场调查介绍 3 ~ 4 种当地常用治疗心悸的中成药，并说出其功效与主治。

第十一节　不　　寐

学习目标

　　知识目标：掌握不寐的中医分类与临床表现及相应的治疗方法；熟悉常用中成药的功能主治；了解不寐的病因病机及注意事项。

　　能力目标：能根据不寐病例的临床特点推荐相应的中成药。

一、概述

不寐，是以经常不能获得正常睡眠为特征的病证，又称"失眠"或"目不瞑"。临床主要表现为睡眠时间、深度的不足，轻者入睡困难，或寐而不酣，时寐时醒，或醒后不能再寐；重者彻夜不寐。常伴有心悸、健忘、乏力、头痛、头晕等症。

不寐多由情志失常、劳逸失调、饮食不节及病后、年迈体虚等因素，导致机体阳盛阴虚，阴阳失交所致。病位主要在心，与肝、胆、脾、肾密切相关。

不寐有虚实之分。虚证不寐，可因思虑、劳倦过度，损伤心脾，以致心脾两虚，气血不足；或因久病、年迈体虚，以致心阴血不足，神失所养；或因房劳伤肾，肾阴不足，心火独亢，以致心肾不交，心神不宁；或因心虚胆怯、神魂不安而失眠。实证不寐，可因宿食停滞伤脾，痰热内生，上扰胃气所致；或因暴怒、五志化火，火扰心神，肝不藏魂所致。

不寐的治疗应以补虚泻实，调整脏腑阴阳为原则。虚者应补其不足，如益气养血、健脾益肾；实者应泻其有余，如消导和中、清火化痰、疏肝泻火；虚实夹杂者，则应补泻兼施。

注意事项：①治疗不寐的药物宜在睡前服用。②外感发热患者忌服此类药物。③保持心情舒畅，劳逸适度，忌过度思虑，避免抑郁、恼怒、惊恐等不良情绪。④睡前不宜饮用酒、浓茶和咖啡等兴奋性饮品，禁吸烟。⑤部分治疗不寐的中成药含金石、贝壳类药物，质重之品久服易伤胃气，不宜久服，脾胃虚弱患者更需慎重。⑥柏子养心丸、天王补心丸、朱砂安神丸、补肾益脑片等药物组成含朱砂（主要成分为硫化汞），不宜多服或久服，以防慢性汞中毒；亦不宜与溴化物、碘化物、苯甲酸钠及具有还原性、氧化性的西药合用（如硫酸亚铁、亚硝酸异戊酯），避免产生可溶性汞盐引起汞中毒；不宜与酶制剂合用，避免抑制酶活性；孕妇慎用，肝肾功能不全者禁用。

西医学的失眠症、神经衰弱症、围绝经期综合征、抑郁症等以失眠为主要临床表现者，可参考本病辨证选药。

知识链接

现代研究表明：治不寐中成药多具有镇静、催眠、益智、抗焦虑、抗抑郁等调节中枢神经系统功能的作用，主要用于失眠症、神经衰弱症、心脏神经官能症、围绝经期综合征、癔症、抑郁症、精神分裂症等神经系统疾病。部分治不寐中成药还具有抗疲劳、抗衰老、抗惊厥、抗心律失常等作用。

二、辨病要点

1. 分清虚实　虚证多因阴血不足、心失所养所致，临床特点表现为体质瘦弱，面色少华，心悸怔忡，健忘，神疲懒言；实证多因心肝火旺或痰热扰心所致，临床特点表现为心烦易怒，口苦咽干，便秘溲赤。

2. 明辨脏腑　失眠伴心烦、面赤、口渴，辨证为心火亢盛；失眠伴急躁易怒、目赤口苦，辨证为肝火内扰；失眠伴脘闷、嗳气、苔黄腻，辨证为胃腑宿食、痰热内盛；失眠伴面色少华、心悸健忘、神疲肢倦，辨证为心脾两虚、气血不足；失眠伴心烦健忘、腰酸耳鸣、舌红少苔，辨证为心肾不交；失眠伴易惊、心悸胆怯、自汗乏力，辨证为心胆气虚。

三、辨证荐药

（一）心脾两虚

【证候特点】多梦易醒，或不易入睡，伴心悸健忘，头晕目眩，食少，腹胀，便溏，肢倦神疲，面色少华，舌淡，脉细无力。

【选药】常用药物有归脾丸（见心悸）、柏子养心丸（见心悸）、参芪五味子片（见心悸）等。

（二）阴虚内热

【证候特点】心烦不寐，入睡困难，心悸多梦，健忘，伴腰膝酸软，头晕耳鸣，五心烦热，潮热盗汗，咽干津少，男子遗精，女子月经不调，舌红少苔，脉细数。

【选药】常用药物有天王补心丸（见心悸）、养血安神丸、安神补心丸、酸枣仁合剂等。

养血安神丸

【组成】熟地黄、墨旱莲、夜交藤、合欢皮、生地黄、鸡血藤、仙鹤草。

【功能主治】滋阴养血，宁心安神。用于阴虚血少所致的不寐、心悸。

【临证要点】不易入睡或多梦易醒，心悸头晕，健忘，手足心热，舌淡红少津，脉细数。

【现代应用】常用于神经衰弱、贫血、围绝经期综合征等属阴虚血少者。

【规格】浓缩丸，每瓶装36g。

【用法用量】口服。一次6g，一日3次。

【其他剂型】片剂、颗粒剂、糖浆剂。

安神补心丸

【组成】丹参、五味子（蒸）、石菖蒲、安神膏（合欢皮、菟丝子、墨旱莲、首乌藤、地黄、珍珠母、女贞子）。

【功能主治】养心安神。用于心血不足、虚火内扰所致的不寐、心悸。

【临证要点】入睡困难或眠而多梦，心悸易惊易醒，头晕耳鸣，腰膝酸软，伴五心烦热，口燥咽干，舌淡红少苔，脉细数。

【现代应用】常用于神经衰弱、更年期综合征、贫血所致的不寐及心律失常、心肌炎引起的心悸等属阴虚血少者。

【规格】每15丸重2g。

【用法用量】口服。一次15丸，一日3次。

【其他剂型】片剂、颗粒剂、胶囊剂。

酸枣仁合剂

【组成】酸枣仁、茯神、知母、川芎、甘草。

【功能主治】清热泻火，养血安神。用于肝血不足、虚热内扰所致的不寐。

【临证要点】虚烦不眠，心悸不宁，头目眩晕。

【现代应用】常用于神经衰弱症、神经官能症、围绝经期综合征等属肝血不足、阴虚内热者。

【规格】每支装 10mL。

【用法用量】口服。一次 10～15mL，一日 3 次。

【其他剂型】糖浆剂、滴丸剂。

（三）心胆气虚

【证候特点】虚烦不寐，多梦易醒，胆怯心悸，遇事易惊，终日惕惕，伴气短倦怠，自汗，舌淡，脉弦细。

【选药】常用药物有安神定志丸（见心悸）等。

（四）痰热内扰

【证候特点】心烦不寐，胸闷脘痞，泛恶嗳气，厌食吞酸，伴口苦，头重目眩，舌红，苔黄腻，脉滑数。

【选药】常用药物有礞石滚痰丸等。

礞石滚痰丸

【组成】金礞石（煅）、黄芩、熟大黄、沉香。

【功能主治】逐痰降火。用于痰火扰心所致的惊悸癫狂。

【临证要点】癫狂惊悸，或喘咳痰黄稠，大便秘结，舌苔黄厚腻，脉滑数有力。

【现代应用】常用于失眠症、神经衰弱症、精神分裂症、癫痫、偏头痛、胆囊炎、胆石症等属痰火扰心者。

【规格】每袋（瓶）装 6g。

【用法用量】口服。一次 6～12g，一日 1 次。

【其他剂型】片剂。

（五）心火炽盛

【证候特点】心烦不寐，燥扰不宁，伴口干舌燥，口舌生疮，小便短赤，舌尖红，脉数。

【选药】常用药物有朱砂安神丸等。

朱砂安神丸

【组成】朱砂、黄连、生地黄、当归、甘草。

【功能主治】清心养血，镇惊安神。用于心火亢盛、阴血不足所致的不寐。

【临证要点】心神烦乱，失眠多梦，胸中烦热，心悸不宁，舌尖红，脉细数。

【现代应用】常用于神经衰弱、抑郁症、精神分裂症、心脏早搏等属心火亢盛、阴血不足者。

【规格】①大蜜丸，每丸重9g；②小蜜丸、水蜜丸，每瓶装40g。

【用法用量】口服。大蜜丸一次1丸，小蜜丸一次9g，水蜜丸一次6g；一日1～2次。

【其他剂型】片剂。

（六）肝郁化火

【证候特点】不寐多梦，甚则彻夜不眠，急躁易怒，伴头晕头胀，目赤耳鸣，口干口苦，不思饮食，溲赤便秘，舌红苔黄，脉弦数。

【选药】常用药物有泻肝安神丸、当归龙荟丸（见便秘）等。

泻肝安神丸

【组成】龙胆、黄芩、栀子（姜炙）、珍珠母、牡蛎、龙骨、蒺藜（去刺，盐炙）、柏子仁、炒酸枣仁、制远志、当归、地黄、麦冬、茯苓、盐车前子、盐泽泻、甘草。

【功能主治】清肝泻火，重镇安神。用于肝火亢盛，心神不宁所致的不寐。

【临证要点】失眠多梦，心烦，急躁易怒，口苦。

【现代应用】常用于神经衰弱症、精神抑郁症等属肝火亢盛、心神不宁者。

【规格】每100丸重6g。

【用法用量】口服。一次6g，一日2次。

【其他剂型】胶囊剂。

附表：其他常用中成药

药名	组成	功能主治	用法用量
枣仁安神颗粒	炒酸枣仁、丹参、醋五味子	养血安神。用于心肝血虚所致的失眠多梦、心悸不宁、头晕健忘	开水冲服。一次5g，一日1次，临睡前服用
健脑安神片	酒黄精、淫羊藿、鹿角霜、鹿茸、鹿角胶、枸杞子、熟地黄、炒酸枣仁、南五味子、制远志、茯苓、龟甲、麦冬、红参、大枣（去核）、苍耳子	滋补强壮，镇静安神。用于神经衰弱，头痛，头晕，健忘失眠，耳鸣	口服。一次5片，一日2次
七叶神安片	三七叶总皂苷	益气安神，活血止痛。用于心气不足、心血瘀阻所致的入睡困难、多梦易醒、胸闷胸痛、心悸气短、倦怠乏力	口服。一次50～100mg，一日3次，饭后服用

续表

药名	组成	功能主治	用法用量
安神补脑液	鹿茸、制何首乌、淫羊藿、干姜、甘草、大枣、维生素B$_1$	生精补髓、益气养血、强脑安神。用于肾精不足、气血两亏所致的入睡困难、多梦易醒、头晕健忘、腰膝酸软、乏力纳少	口服。一次10mL，一日2次
脑乐静	甘草浸膏、小麦、大枣	养心安神。用于气血两虚、心神失养所致的多梦易醒、心悸健忘、精神忧郁、悲忧善哭	口服。一次30mL，一日3次
安神胶囊	炒酸枣仁、知母、麦冬、制何首乌、五味子、丹参、茯苓、川芎。	补血滋阴，养心安神。用于阴血亏虚所致的失眠多梦、心悸不宁、烦热盗汗、口干舌燥	口服。一次4粒，一日3次
夜宁糖浆	合欢皮、灵芝、首乌藤、大枣、女贞子、甘草、浮小麦	养血安神。用于心血亏虚所致的失眠多梦、头晕健忘、乏力。	口服。一次40mL，一日2次
解郁安神颗粒	柴胡、郁金、栀子（炒）、胆南星、茯苓、石菖蒲、远志（制）、百合、酸枣仁（炒）、龙齿、浮小麦、甘草（炙）	疏肝解郁，安神定志。用于情志不舒、肝郁气滞所致的心烦焦虑、失眠、健忘、更年期综合征、神经官能症等。	开水冲服。一次5g，一日2次

思考与练习

一、单项选择题

1. 具有清肝泻火、重镇安神功效的药物是（　　　）
   A. 安神补心颗粒　　　　B. 养血安神丸　　　　C. 安神补脑液
   D. 解郁安神颗粒　　　　E. 泻肝安神丸

2. 治疗肾精不足、气血两亏所致的头晕、乏力、失眠、健忘等症状时宜服用
（　　　）
   A. 养血安神丸　　　　B. 解郁安神颗粒　　　　C. 安神补脑液
   D. 安神补心颗粒　　　　E. 泻肝安神丸

3. 因心血不足、虚火内扰所致的心悸失眠、头晕耳鸣等症状宜服用（　　　）
   A. 安神补心丸　　　　B. 泻肝安神丸　　　　C. 养血安神丸
   D. 解郁安神颗粒　　　　E. 安神补脑液

4. 具有补血安神之功，用于心血不足所致的失眠、健忘、心烦、头晕的药是（　　　）
   A. 解郁安神颗粒　　　　B. 朱砂安神丸　　　　C. 枣仁安神胶囊
   D. 礞石滚痰丸　　　　E. 安神补脑液

5. 下列哪首中成药不宜用于心脾两虚、气血不足证（　　　）

A. 归脾丸　　　　　B. 人参归脾丸　　　　C. 参芪五味子颗粒
D. 天王补心丸　　　E. 养心宁神丸

二、案例分析

谢某，女，47岁，家庭妇女。自诉近2年来经常出现失眠多梦，心悸健忘，腰酸耳鸣，五心烦热，口干津少，大便干结，舌红少苔，脉细数。

请根据患者病情，推荐合适的中成药，并说明理由。

三、问答题

通过市场调查介绍3~4种当地常用治疗不寐的中成药，并说出其功效与主治。

第十二节　头　　痛

学习目标

知识目标：掌握头痛的中医分类与临床表现及相应的治疗方法；熟悉常用中成药的功能主治；了解头痛的病因病机及注意事项。

能力目标：能根据头痛病例的临床特点推荐相应的中成药。

一、概述

头痛是指由于外感六淫或内伤杂病等原因引起的，以头部疼痛为主症的病证。头痛是临床上常见的自觉症状，可单独出现，亦见于多种急性或慢性疾病的过程中。

头痛的病位在头，其病因可分为外感和内伤两大类。外感头痛多因起居不慎，感受六淫邪气而起，六淫之中以风邪为主，多兼夹寒、热邪，病因有风寒、风热之分，故在治疗上以祛风散邪为主。内伤头痛多与肝、肾的病变和瘀血有关，病因有肾阴亏虚、肝阳上亢、瘀血阻滞之分，故内伤头痛治疗以补虚为主，虚实夹杂者则应攻补兼施。总之，风、火、痰、瘀、虚是头痛的主要致病因素，脉络受阻、清窍不利是其主要病机。

注意事项：①高血压、心脏病、肝病、肾病等慢性病患者应在医师指导下用药；②服药期间饮食宜清淡易消化，忌烟、酒及辛辣、生冷、油腻食物，以免助热生湿，加重病情；③失眠所致的头痛患者不宜饮茶和咖啡，尤其是在下午和晚上；④保持心情愉快，避免情绪波动或精神过度紧张；⑤保持充足睡眠；⑥避免在阳光下长时间活动。

西医学的感染发热性疾病、偏头痛、丛集性头痛、血管性头痛、神经性头痛、紧张性头痛、高血压性头痛、鼻源性头痛、外伤性头痛等均可参考本病辨证选药。

知识链接

现代研究表明：治疗外感头痛的中成药多具有抗炎、解热、镇痛、镇静等作用，治疗内伤头痛的中成药多具有改善微循环、扩张血管、增加脑血流量、降低血液黏度、抑制血小板聚集、抗凝血等作用。治疗头痛的中成药主要用于感染发热性疾病、偏头痛、丛集性头痛、血管性头痛、神经性头痛、紧张性头痛、高血压性头痛、鼻源性头痛、外伤性头痛等疾病。部分治头痛中成药还具有降压、降脂等作用。

二、辨病要点

1. 辨外感头痛与内伤头痛　外感头痛多属实证，一般发病较急，病程较短，头痛较剧，多表现为胀痛、灼痛、重痛、掣痛、跳痛等，痛无休止，每因感受外邪而发病或加重，伴邪犯肺卫证。内伤头痛多见虚证或虚实夹杂证，一般起病缓慢，病程较长；因气血亏虚所致的虚证头痛，头痛较轻，表现为隐痛、晕痛等，其痛势绵绵，时发时止，时轻时重，遇劳则重，休息则轻；因肝阳上亢、瘀血所致的实证头痛，多表现为头晕胀痛或固定刺痛，并伴有阳亢、瘀血的相关证候。

2. 辨头痛性质　头痛伴紧束感，遇风寒加重者，多为风寒头痛；头胀痛，伴发热等表证者，多为风热头痛；头胀痛，伴眩晕者，多为肝阳上亢头痛；头部固定刺痛，或伴外伤史，多为瘀血头痛；头隐痛，伴心悸头晕者，多为气血亏虚头痛。

3. 辨头痛部位　前额部连及眼眶处的头痛，病在阳明经；头两侧连及耳部的头痛，病在少阳经；头后部连及颈项的头痛，病在太阳经；巅顶部连及目系的头痛，病在厥阴经。

三、辨证荐药

（一）外感头痛

1. 风寒头痛

【证候特点】头痛连及项背，有拘急紧束感，伴恶风畏寒，遇风寒尤剧，或兼鼻塞流清涕，常喜裹头，口不渴，苔薄白，脉浮紧。

【选药】常用药物有川芎茶调丸、都梁丸等。

川芎茶调丸

【组成】川芎、白芷、羌活、细辛、荆芥、防风、薄荷、甘草。

【功能主治】疏风止痛。用于外感风邪所致的头痛。

【临证要点】偏正头痛或巅顶作痛，遇风加重，或有恶寒、发热、鼻塞、流涕，舌苔薄白，脉弦浮。

【现代应用】常用于紧张性头痛、偏头痛、上呼吸道感染、三叉神经痛、耳源性或中枢性眩晕等属风邪袭表证者。

【规格】水丸，每20粒重1g。

【用法用量】饭后清茶送服。一次3~6g，一日2次。

【使用注意】久病气血虚弱或肝阳上亢之头痛患者慎用；孕妇慎服；药性发散，易伤正气，服药当中病即止，不宜多服、久服。

【其他剂型】浓缩丸、滴丸、散剂、片剂、颗粒剂、合剂、袋泡剂。

知识链接

> 出自《太平惠民和剂局方》的川芎茶调散，专为外感风邪头痛而设，亦可加减作为中医治疗头痛的主方，不论左右、偏正、新久皆有效。该方疗效显著、组方严谨、用药精准，正如清代医家汪昂《医方集解》所云："此足三阳药也。羌活治太阳头痛，川芎治少阳头痛，白芷治阳明头痛，细辛治少阴头痛，防风为风药卒徒，皆能解表散寒，以风邪在上，宜于升散也。头痛必用风药者，以巅顶之上唯风药可到也。"

都梁丸

【组成】白芷（酒炖）、川芎。

【功能主治】祛风散寒，活血通络。用于风寒瘀血阻滞脉络所致的头痛。

【临证要点】头胀痛或刺痛，痛有定处，反复发作，遇风寒诱发或加重。

【现代应用】常用于上呼吸道感染、神经性头痛、血管性头痛、偏头痛等属风寒瘀血阻络者。

【规格】每丸重9g。

【用法用量】口服。一次1丸，一日3次。

【使用注意】阴虚阳亢、肝火上扰所致头痛、头晕慎用；孕妇禁用。

【其他剂型】滴丸、胶囊剂。

2. 风热头痛

【证候特点】头痛而胀，甚则头痛如裂，发热或恶风，面红目赤，口渴喜饮，便秘溲赤。舌红苔黄，脉浮数。

【选药】常用药物有芎菊上清丸、牛黄上清胶囊、清眩丸等。

芎菊上清丸

【组成】川芎、菊花、连翘、薄荷、炒蔓荆子、黄芩、栀子、黄连、羌活、藁本、防风、白芷、荆芥穗、桔梗、甘草。

【功能主治】清热解毒，散风止痛。用于外感风邪所致的偏正头痛。

【临证要点】偏正头痛，头晕目眩，恶风身热，鼻塞流涕，牙疼喉痛，咽干口渴，舌红，苔薄黄，脉浮数。

【现代应用】常用于偏头痛、上呼吸道感染等属外感风邪者。

【规格】每袋装6g。

【用法用量】口服。一次6g，一日2次。

【使用注意】肝火上攻、风阳上扰头痛慎用；体虚者慎用。

【其他剂型】片剂、颗粒剂。

牛黄上清胶囊

【组成】人工牛黄、黄芩、黄连、黄柏、栀子、大黄、石膏、菊花、连翘、荆芥穗、白芷、薄荷、赤芍、地黄、当归、川芎、冰片、桔梗、甘草。

【功能主治】清热泻火，散风止痛。用于热毒内盛、风火上攻所致的头痛、眩晕。

【临证要点】头痛眩晕，面红目赤，耳鸣，口干口苦，咽喉肿痛，口舌生疮，牙龈肿痛，尿黄，大便燥结，舌红苔黄，脉数。

【现代应用】常用于原发性高血压、血管神经性头痛、急性结膜炎、急性咽炎、急性口炎、复发性口疮、急性牙龈（周）炎、急性智齿冠周炎等属热毒内盛、风火上攻者。

【规格】每粒装0.3g。

【用法用量】口服。一次3粒，一日2次。

【使用注意】阴虚火旺所致的头痛、眩晕、牙痛、咽痛慎用；本药寒凉易伤胃气，老人、儿童、素体脾胃虚弱者及孕妇慎用；用本品治疗喉痹、口疮、口糜、牙宣、牙痛时，可配合使用外用药物；保持口腔清洁卫生，减少邪毒滞留的机会。

【其他剂型】丸剂、片剂。

清眩丸

【组成】川芎、白芷、薄荷、荆芥穗、石膏。

【功能主治】散风清热。用于风热上攻所致诸症。

【临证要点】头晕目眩，偏正头痛，鼻塞牙痛。

【现代应用】常用于上呼吸道感染、紧张性头痛、偏头痛、额窦炎、副鼻窦炎、牙龈炎、牙周炎等属风火上攻者。

【规格】每丸重6g。

【用法用量】口服。一次1~2丸，一日2次。

【使用注意】孕妇禁用。

【其他剂型】片剂。

（二）内伤头痛

1. 肝阳头痛

【证候特点】头昏胀痛，心烦易怒，夜寐不宁，胁痛，面红目赤，口苦咽干，舌红，苔薄黄，脉沉弦。

【选药】常用药物有松龄血脉康胶囊、镇脑宁胶囊、全天麻胶囊等。

松龄血脉康胶囊

【组成】鲜松叶、葛根、珍珠层粉。

【功能主治】平肝潜阳，镇心安神。用于肝阳上亢所致的头痛、眩晕。

【临证要点】头痛眩晕，急躁易怒，心悸失眠。

【现代应用】常用于原发性高血压病、原发性高脂血症等属肝阳上亢者。

【规格】每粒装 0.5g。

【用法用量】饭后口服。一次 3 粒，一日 3 次，或遵医嘱。

【使用注意】饭后服用；气血不足者慎用。

镇脑宁胶囊

【组成】水牛角浓缩粉、天麻、川芎、丹参、细辛、白芷、葛根、藁本、猪脑粉。

【功能主治】息风通络。用于风邪上扰所致的头痛、眩晕。

【临证要点】头痛头晕，烦躁易怒，恶心呕吐，视物不清，肢体麻木，耳鸣耳聋。

【现代应用】常用于偏头痛、血管神经性头痛、原发性高血压病、脑动脉硬化、神经衰弱等证属风邪上扰者。

【规格】每粒装 0.3g。

【用法用量】口服。一次 4~5 粒，一日 3 次。

【使用注意】肝火上炎所致头痛者慎用；痰湿中阻所致眩晕者慎服；过敏体质者慎用；不宜久用。

全天麻胶囊

【组成】天麻。

【功能主治】平肝，息风，止痉。用于肝阳上亢、风阳上扰所致的眩晕、头痛、癫痫。

【临证要点】头痛眩晕，耳鸣，烦躁失眠，或肢体麻木，半身不遂，口舌歪斜，或癫痫抽搐，或关节麻木疼痛、屈伸不利，脉弦。

【现代应用】常用于血管性头痛、偏头痛、原发性高血压病、椎 - 基底动脉供血不足、脑梗死恢复期、癫痫发作、风湿性关节炎、类风湿性关节炎、糖尿病周围神经病变等属肝风上扰者。

【规格】每粒装 0.5g。

【用法用量】口服。一次 2~6 粒，一日 3 次。

【使用注意】本药以治标为主，用于痫病、中风时，应配合其他药物治疗；气血亏虚引起的眩晕不宜选用。

【其他剂型】片剂。

2. 瘀血头痛

【证候特点】头痛经久不愈，痛如针刺，固定不移，或头部有外伤史，面色晦暗无华，舌紫暗，或有瘀斑、瘀点，苔薄白，脉涩。

【选药】常用药物有大川芎口服液、通天口服液等。

大川芎口服液

【组成】川芎、天麻。

【功能主治】活血化瘀，平肝息风。用于瘀血阻络、肝阳化风所致的头痛。

【临证要点】头痛，痛如针刺，固定不移，经久不愈，入夜尤甚，头胀眩晕，颈项紧张不舒，上下肢或偏身麻木，舌紫暗有瘀斑、瘀点，脉沉细或细涩。

【现代应用】常用于血管性头痛、神经性头痛、丛集性头痛、三叉神经痛、脑外伤、焦虑抑郁症、高血压性头痛、颈椎病等属瘀血内阻或肝阳上亢者。

【规格】每支装 10mL。

【用法用量】口服。一次 10mL，一日 3 次，连服半个月为一个疗程。

【使用注意】外感头痛、孕妇、出血性脑血管病急性期患者忌用。

【其他剂型】片剂、颗粒剂。

通天口服液

【组成】川芎、天麻、羌活、白芷、赤芍、菊花、薄荷、防风、细辛、茶叶、甘草。

【功能主治】活血化瘀，祛风止痛。用于瘀血阻滞、风邪上扰所致的头痛。

【临证要点】头部胀痛或刺痛，痛有定处，遇风加重，反复发作，或头晕目眩，恶心呕吐，恶风。

【现代应用】常用于血管神经性头痛、紧张性头痛、偏头痛、原发性高血压病、椎 - 基底动脉供血不足等属瘀血阻滞、风阳上扰者。

【规格】每支装 10mL。

【用法用量】口服。第 1 日：分别于即刻、服药 1 小时后、2 小时后、4 小时后各服 10mL，以后每 6 小时服 10mL。第 2 日、3 日：一次 10mL，一日 3 次。3 天为一疗程。

【使用注意】出血性脑血管病、阴虚阳亢患者和孕妇禁用；肝火上炎头痛患者慎用。

知识链接

镇脑宁胶囊、全天麻胶囊、大川芎口服液、通天口服液、天麻头痛片、天舒胶囊、天菊脑安胶囊等方中都含有天麻。天麻是我国传统的名贵中药材之一，现代药理研究表明，天麻素和天麻多糖是天麻的主要活性成分。天麻素具有抗炎、镇静催眠、抗惊厥、镇痛、改善记忆力、改善心脑血管血液循环及保护神经细胞等作用。天麻多糖具有抗衰老、改善记忆力、降血压、抗眩晕、增强免疫力及抑菌等作用。因此，天麻被广泛应用于心血管和神经系统疾病的药物治疗；因其还具有改善睡眠、缓解疲劳、益智健脑之功，故国家规定天麻为"可用于保健食品的药品"。

3. 气血亏虚头痛

【证候特点】头痛而晕，心悸不宁，伴畏风自汗，神疲，气短乏力，遇劳则重，面白少华，舌淡白，脉细弱。

【选药】常用药物有补肾益脑片等。

补肾益脑片

【组成】鹿茸（去毛）、红参、熟地黄、当归、茯苓、山药（炒）、枸杞子、盐补骨脂、麦冬、炒酸枣仁、远志（蜜炙）、牛膝、玄参、五味子、川芎、朱砂。

【功能主治】补肾生精，益气益血。用于肾虚精亏、气血两虚证。

【临证要点】心悸气短，失眠健忘，腰腿酸软，遗精，盗汗，耳鸣耳聋。

【现代应用】常用于神经衰弱性头痛、功能性心律失常、性功能障碍、神经性耳聋等属肾虚精亏、气血两虚者。

【规格】每片0.2g。

【用法用量】口服。一次4~6片，一日2次。

【使用注意】体实邪盛者或感冒发烧者慎用；本品含有朱砂，有毒，不可过量、久用。

【其他剂型】片剂、胶囊剂。

附表：其他常用中成药

药名	组成	功能主治	用法用量
正天丸	钩藤、白芍、当归、地黄、川芎、白芷、细辛、防风、羌活、独活、桃仁、红花、鸡血藤、附片、麻黄	疏风活血，养血平肝，通络止痛。用于外感风寒、瘀血阻络、血虚失养、肝阳上亢引起的多种头痛；紧张性头痛、神经性头痛、颈椎病性头痛、偏头痛、经前头痛见上述证候者	饭后口服。一次6g，一日2~3次，15日为一个疗程
天麻头痛片	天麻、白芷、川芎、荆芥、当归、乳香（醋制）	养血祛风，散寒止痛。用于外感风寒、瘀血阻滞或血虚失养所致的偏头痛，疼痛为刺痛，痛处不移，伴恶寒、鼻塞；亦可用于肝阳上亢的眩晕头痛	口服。一次4~6片，一日3次
天舒胶囊	川芎、天麻	活血平肝，通络止痛。用于瘀血阻络或肝阳上亢所致的头痛日久，痛有定处，或头晕胁痛、失眠烦躁、舌质暗或有瘀斑；血管神经性头痛见上述证候者	饭后口服。一次4粒，一日3次
天菊脑安胶囊	川芎、天麻、菊花、蔓荆子、藁本、白芍、丹参、墨旱莲、女贞子、牛膝	平肝息风，活血化瘀。用于肝风夹瘀证的偏头痛	口服。一次5粒，一日3次

思考与练习

一、单项选择题

1. 具有疏风止痛之功，用于外感风邪头痛的常用方是（　　）
   A. 全天麻胶囊　　　　　B. 通天口服液　　　　　C. 补肾益脑片
   D. 川芎茶调丸　　　　　E. 大川芎口服液
2. 下列哪一个方药不适宜用于外感风邪头痛的治疗（　　）
   A. 正天丸　　　　　　　B. 川芎茶调丸　　　　　C. 镇脑宁胶囊
   D. 芎菊上清丸　　　　　E. 都梁丸
3. 下列哪一个方药不适宜用于肝阳上亢头痛的治疗（　　）
   A. 天舒胶囊　　　　　　B. 全天麻胶囊　　　　　C. 镇脑宁胶囊
   D. 川芎茶调丸　　　　　E. 松龄血脉康胶囊
4. 可用于风寒头痛、瘀血头痛、血虚头痛等多种头痛的中成药是（　　）
   A. 川芎茶调丸　　　　　B. 镇脑宁胶囊　　　　　C. 正天丸
   D. 松龄血脉康胶囊　　　E. 芎菊上清丸
5. 患者出现头部刺痛，痛有定处，遇风加重，反复发作，伴头晕目眩，最宜选用（　　）
   A. 大川芎口服液　　　　B. 通天口服液　　　　　C. 川芎茶调丸
   D. 镇脑宁胶囊　　　　　E. 全天麻胶囊

二、案例分析

李某，女，42岁，公司职员，头痛反复发作5年余。患者自诉5年前因车祸头部外伤后，头痛开始反复发作，经久不愈；发作时头痛难忍，痛如针刺，固定不移，入夜尤甚。舌质紫暗，舌下络脉紫粗而怒张，脉涩。

请根据患者病情，推荐合适的中成药，并说明理由。

三、问答题

通过市场调查介绍3~4种当地常用治疗头痛的中成药，并说出其功效与主治。

第十三节　眩　晕

学习目标

知识目标：掌握眩晕的中医分类与临床表现及相应的治疗方法；熟悉常用中成药的功能主治；了解眩晕的病因病机及注意事项。

能力目标：能根据眩晕病例的临床特点推荐相应的中成药。

一、概述

眩晕，是指由于清窍失养，脑髓空虚引起的，临床以头晕、眼花为主症的一类病证。眩即眼花，晕为头晕，两者常同时并见，故统称为"眩晕"。其临床表现轻者则闭目即止，重者则如坐车船，旋转不定，不能站立，或伴有恶心、呕吐、汗出、面色苍白等症状，严重者则可突然仆倒。

眩晕多因素体阳盛、情志不遂、饮食不节、久病体虚、年老肾亏等导致清窍失养而发。以虚实致病，虚者以内伤为主，因气血亏虚、肾精不足、脑髓失养所致；实者以本虚标实为主，因肝肾阴虚、肝阳偏亢、风阳上扰清窍所致；或因瘀血痹阻脑窍所致；或因脾虚不运，痰湿中阻所致。本病病位在清窍，脑髓空虚，清窍失养，或痰火、瘀血上扰清窍，与肝脾肾三脏关系密切。其治疗原则是补虚泻实，调整阴阳。虚者应滋养肝肾，补益气血，填精生髓；实者当平肝潜阳，清肝泻火，化痰行瘀；虚实互见者，则当攻补兼施。

注意事项：①外感发热患者不宜服本类药物；②少食肥腻酒食，忌辛辣；③戒躁怒，节房事；④注意休息，避免劳累。

西医学的高血压病、低血压症、贫血、耳源性眩晕、脑动脉硬化、椎-基底动脉供血不足、神经衰弱等疾病，以眩晕为主要症状者，可参考本病辨证选药。

二、辨病要点

1. 辨病变脏腑 眩晕病在清窍，与肝、脾、肾三脏功能失调密切相关。眩晕兼见头胀痛、面色潮红、急躁易怒、口苦脉弦等，属肝阳上亢之眩晕；眩晕兼有纳呆、乏力、面色㿠白等，属脾胃虚弱、气血不足之眩晕；眩晕兼有纳呆呕恶、头痛、苔腻等，属脾失健运、痰湿中阻之眩晕；眩晕兼有腰膝酸软、耳鸣等，属肾精不足之眩晕。

2. 辨标本虚实 凡病程较长，反复发作，遇劳即发，伴两目干涩，腰膝酸软，或面色㿠白，神疲乏力，脉细弱者，多为虚证，由精血不足或气血亏虚所致；凡病程短，或突然发作，眩晕重，视物旋转，伴恶心痰涎，头痛，面赤，形体壮实者，多为实证。其中痰湿所致者，症见头重昏蒙，胸闷呕恶，苔腻脉滑；瘀血所致者，症见头昏头痛，痛点固定，唇舌紫暗，舌有瘀斑；肝阳风火所致者，症见眩晕，面赤，烦躁，口苦，肢麻振颤，甚则昏仆，脉弦有力。

三、辨证荐药

（一）风热上扰

【证候特点】眩晕、头痛，或伴有口渴、汗出；苔薄黄，脉浮弦。
【选药】常用药物有清眩丸（见头痛）等。

（二）肝阳上亢

【证候特点】眩晕，耳鸣，头痛且胀，遇劳、郁怒而加重，肢麻震颤，口苦，失眠多梦，颜面潮红，急躁易怒，腰膝酸软无力。舌红苔黄，脉弦细数。

【选药】常用药物有天麻钩藤颗粒、安宫降压丸、清脑降压片、全天麻胶囊（见头痛）等。

天麻钩藤颗粒

【组成】天麻、钩藤、石决明、栀子、黄芩、牛膝、杜仲、桑寄生、首乌藤、益母草、茯苓。

【功能主治】平肝息风，清热安神。用于肝阳上亢之眩晕。

【临证要点】头痛眩晕，耳鸣耳聋，眼花震颤，失眠多梦。

【现代应用】常用于高血压、内耳眩晕、三叉神经痛等属于肝阳偏亢、肝风上扰者。

【规格】每袋装：①5g；②10g。

【用法用量】开水冲服。一次10g，一日3次，或遵医嘱。

【使用注意】阴虚之动风证忌用。

安宫降压丸

【组成】郁金、黄连、栀子、黄芩、天麻、珍珠母、黄芪、白芍、党参、麦冬、五味子、川芎、牛黄、水牛角浓缩粉、冰片。

【功能主治】清热镇惊，平肝降压。用于肝经热盛、肝阳上亢证。

【临证要点】头目眩晕，项强脑胀，心悸多梦，烦躁起急。

【现代应用】常用于高血压、偏头痛而伴有烦热等属肝经热盛、肝阳上亢者。

【规格】每丸重3g。

【用法用量】口服。一次1~2丸，一日2次。

【使用注意】无高血压症状时停服或遵医嘱。

清脑降压片

【组成】黄芩、夏枯草、槐米、磁石（煅）、牛膝、当归、地黄、丹参、水蛭、钩藤、决明子、地龙、珍珠母。

【功能主治】平肝潜阳。用于肝阳上亢所致的眩晕。

【临证要点】头晕，头痛，项强，血压偏高。

【现代应用】常用于高血压、内耳眩晕、面肌痉挛、三叉神经痛等属肝阳上亢者。能有效控制因高血压引起的心、脑、肾等器官的病变，使血压平稳降低后不再反弹。

【规格】①薄膜衣片，每片重0.33g；②糖衣片，片芯重0.30g。

【用法用量】口服。一次4~6片，一日3次。

【使用注意】忌恼怒忧伤，辛辣及甘肥食物，烟酒等；孕妇忌服。

【其他剂型】颗粒剂、胶囊剂。

（三）肝火上炎

【证候特点】头晕且痛，目赤，口苦咽干，胸胁胀痛，烦躁易怒，寐少多梦，胸胁灼热疼痛，便秘溲黄，或耳内红肿热痛流脓。舌红苔黄腻，脉弦数。

【选药】常用药物有牛黄降压丸、当归龙荟丸（见便秘）等。

牛黄降压丸

【组成】白芍、冰片、黄芪、羚羊角、牛黄、郁金、珍珠、水牛角浓缩粉、党参、决明子、川芎、黄芩提取物、甘松、薄荷。

【功能主治】清心化痰，平肝安神。用于肝火旺盛证。

【临证要点】头晕目眩，躁扰不安，心烦易怒，失眠心悸。

【现代应用】用于高血压属肝阳上亢及阴虚阳亢型。

【规格】①水蜜丸，每20丸重0.3g；②大蜜丸，每丸重1.6g。

【用法用量】口服。水蜜丸，一次20～40丸，一日1次；大蜜丸，一次1～2丸，一日1次。

【使用注意】腹泻者忌服。

【其他剂型】片剂、胶囊剂。

知识链接

牛黄降压丸是借鉴古方牛黄清心丸和安宫牛黄丸的立法宗旨，采用调节人体阴阳虚实、促进人体阴阳平衡协调之法，经过医药工作者反复研制而成的行之有效的经验方。牛黄降压丸一般用于轻、中度（1、2级）原发性高血压，即收缩压140～179mmHg，舒张压90～109mmHg。对于未用过其他降压药或近一周未用降压药者作用明显。

（四）痰浊中阻

【证候特点】头重昏蒙，或伴视物旋转，胸闷恶心，呕吐痰涎，食少多寐。苔白腻，脉濡滑。

【选药】常用药物有半夏天麻丸、牛黄清心丸等。

半夏天麻丸

【组成】法半夏、天麻、黄芪（炙）、人参、白术（麸炒）、苍术（米泔炙）、茯苓、陈皮、黄柏、泽泻、六神曲（麸炒）、麦芽（炒）。

【功能主治】健脾祛湿，化痰息风。用于痰浊中阻、蒙蔽清窍之眩晕。

【临证要点】眩晕头痛，视物旋转，头重如裹，胸闷作恶，呕吐痰涎，脘腹痞满，纳少神疲。

【现代应用】常用于高血压、美尼尔氏综合征、偏头痛、神经性头痛、结核性脑膜炎等属脾虚湿盛、痰浊内阻者。

【规格】每100粒重6g。

【用法用量】口服。一次 6g，一日 2～3 次。

【使用注意】阴虚阳亢之头痛眩晕者慎用；忌食生冷油腻；孕妇禁用。

牛黄清心丸

【组成】牛黄、羚羊角、水牛角浓缩粉、人工麝香、白芍药、麦冬、黄芩、当归、防风、白术（麸炒）、柴胡、桔梗、川芎、白茯苓、炒苦杏仁、六神曲（炒）、蒲黄（炒）、人参、冰片、朱砂、肉桂、大豆黄卷、阿胶、白蔹、干姜、雄黄、山药、大枣、甘草。

【功能主治】清心化痰，镇静祛风。用于风痰阻窍之中风、癫痫、惊风。

【临证要点】头目眩晕，中风不语，口眼㖞斜，半身不遂，言语不清；或突然昏仆，两目上视，四肢抽搐，口吐涎沫，喉间痰鸣。

【现代应用】常用于治疗眩晕、神经衰弱、中风先兆、脑血栓后遗症、高血压、癫痫等属风痰阻窍者。

【规格】①水丸，每 20 粒重 1.6g；②大蜜丸，每丸重 3g。

【用法用量】口服。水丸一次 1.6g，大蜜丸一次 1 丸；一日 1 次。

【使用注意】方中有朱砂、雄黄，不宜过量久服；孕妇禁用。

（五）气血两虚

【证候特点】眩晕，动则加剧，遇劳易发，面色㿠白，神疲乏力，心悸少眠，纳少腹胀。舌淡苔白，脉细弱。

【选药】常用药物有益气养血口服液、归脾丸（见心悸）等。

益气养血口服液

【组成】人参（去芦）、黄芪、党参、麦冬、当归、白术（炒）、地黄、制何首乌、五味子、陈皮、地骨皮、鹿茸、淫羊藿。

【功能主治】益气养血。用于气血不足证。

【临证要点】头晕眼花，气短心悸，面色不华，体虚乏力。

【现代应用】①身体虚弱、体质差、抵抗力差的人群；②长期失眠，精神压力大，脑力工作强度大并伴有心慌气短、面色无华的人群；③心悸、贫血患者；④肿瘤放化疗患者和晚期肿瘤患者。

【规格】①每支 10mL；②每支 15mL。

【用法用量】口服。一次 15～20mL，一日 3 次。

【使用注意】痰湿中阻者慎用。

（六）肝肾阴虚

【证候特点】眩晕久发不已，两目干涩，视力减退，耳鸣，腰膝酸软，少寐多梦，健忘，心烦口干，神疲乏力。舌红苔薄，脉细数。

【选药】常用药物有杞菊地黄丸、枸杞膏等。

杞菊地黄丸

【组成】枸杞子、菊花、熟地黄、山茱萸（制）、牡丹皮、山药、茯苓、泽泻。

【功能主治】滋肾养肝。用于肝肾阴亏证。

【临证要点】眩晕耳鸣，羞明畏光，迎风流泪，视物昏花。

【现代应用】常用于原发性高血压、高脂血症、老年性白内障初期、视神经萎缩、干眼症等属肝肾阴亏者。

【规格】①大蜜丸，每丸重9g；②浓缩丸，每8丸相当于原药材3g。

【用法用量】口服。大蜜丸一次1丸，一日2次；浓缩丸一次8丸，一日3次。

枸 杞 膏

【组成】枸杞子。

【功能主治】滋补肝肾，润肺明目。用于肝肾肺阴虚证。

【临证要点】头目眩晕，视物模糊，虚损久咳。

【现代应用】常用于慢性虚弱性疾病、肺结核、中心性视网膜炎、高血压等见肝肾肺阴虚者。

【规格】每瓶装120g。

【用法用量】口服。一次9~15g，一日2次。

【使用注意】糖尿病患者慎用。

（七）瘀血阻窍

【证候特点】眩晕头痛，兼见健忘，失眠，心悸，精神不振，耳鸣耳聋，面唇紫暗。舌有瘀点或瘀斑，脉弦涩或细涩。

【选药】常用药物有脑得生片、山楂降压丸等。

脑 得 生 片

【组成】三七、红花、葛根、川芎、山楂。

【功能主治】活血化瘀，通经活络。用于瘀血阻滞清窍的眩晕、中风证。

【临证要点】头晕目眩，肢体不用，言语不利等。

【现代应用】常用于脑动脉硬化、缺血性脑中风及脑出血后遗症等属瘀血阻滞清窍者。

【规格】①薄膜衣，片重0.35g；②薄膜衣，片重0.38g；③糖衣片，片重0.3g。

【用法用量】口服。每次6片，一日3次。

【使用注意】脑出血急性期患者禁用；孕妇禁用。

【其他剂型】丸剂、颗粒剂、咀嚼片、袋泡茶。

山楂降压丸

【组成】山楂、夏枯草、菊花、小蓟、泽泻（盐制）、决明子（炒）。

【功能主治】平肝清热，活血祛瘀。用于肝阳上亢、瘀血阻络之眩晕。

【临证要点】头痛、眩晕、耳鸣等。

【现代应用】用于原发性高血压、高脂血症等属肝阳上亢、瘀血阻络者。

【规格】每丸重7g。

【用法用量】口服。一次1丸，一日2次。

【使用注意】气血两虚型眩晕患者慎用；孕妇禁用。

【其他剂型】袋泡茶。

附表：其他常用中成药

药名	组成	功能主治	用法用量
脑立清胶囊	半夏、冰片、薄荷脑、磁石、酒曲、牛膝、熟酒曲、赭石、珍珠母、猪胆汁	平肝潜阳，醒脑安神。用于肝阳上亢，头晕目眩，耳鸣口苦，心烦难寐	口服。一次3粒，一日2次
天麻首乌片	天麻、白芷、何首乌、熟地黄、丹参、川芎、当归、蒺藜（炒）、桑叶、墨旱莲、女贞子、白芍、黄精、甘草	滋阴补肾，养血息风。用于肝肾阴虚所致的头晕目眩、头痛耳鸣、口苦咽干、腰膝酸软、脱发、白发；脑动脉硬化、早期高血压、血管神经性头痛、脂溢性脱发见上述证候者	口服。一次6片，一日3次
愈风宁心片	葛根	解痉止痛，增强脑及冠脉血流量。用于高血压头晕、头痛、颈项疼痛，冠心病，心绞痛，神经性头痛，早期突发性耳聋等病症	口服。每片含总黄酮60mg。每次5片，一日3次

思考与练习

一、单项选择题

1. 肝肾阴虚所致的头晕目眩，头痛耳鸣，口苦咽干，腰膝酸软等，选用（ ）
   A. 天麻钩藤颗粒　　B. 半夏天麻丸　　C. 天麻首乌片
   D. 脑得生片　　　　E. 牛黄降压丸

2. 牛黄降压丸的功效是（ ）
   A. 清心化痰，平肝安神　B. 平肝息风，燥湿化痰　C. 清热泻火，镇肝潜阳
   D. 滋阴补肾，养血息风　E. 平肝潜阳，醒脑安神

3. 半夏天麻丸治疗眩晕用于（ ）
   A. 风热上扰证　　B. 肝阳上亢证　　C. 痰湿中阻证
   D. 气血两虚证　　E. 肝火上炎证

4. 瘀血阻窍导致眩晕选用（ ）
   A. 安宫降压丸　　B. 当归龙荟丸　　C. 清眩丸
   D. 山楂降压丸　　E. 愈风宁心片

5. 具有益气养血功效，治疗气血虚弱引起的眩晕、心悸气短、面色不华、体虚乏

力的药方（　　）

  A. 愈风宁心片   B. 安宫降压丸   C. 天麻首乌片

  D. 脑得生片   E. 益气养血口服液

二、案例分析

  孙某，男，45岁，干部。有高血压病史。近期因工作紧张，压力较大，头晕目眩，耳鸣，头痛且胀，烦躁失眠，面色潮红，口干尿赤，大便干结，舌红苔黄，脉弦数。

  请根据患者病情，推荐合适的中成药，并说明理由。

三、问答题

  通过市场调查介绍3～4种当地常用治疗眩晕的中成药，并说出其功效与主治。

第十四节　中　风

学习目标

  知识目标：掌握中风的中医分类与临床表现及相应的治疗方法；熟悉常用中成药的功能主治；了解中风的病因病机及注意事项。

  能力目标：能根据中风病例的临床特点推荐相应的中成药。

一、概述

  中风，是以突然昏仆，不省人事，半身不遂，偏身麻木，言语不利或不语为主症的病证。轻者可无昏仆而以半身不遂、口眼㖞斜、言语不利为主要临床表现。本病多是在内伤积损的基础上，复因劳逸失度、饮食不节、情志不遂或外邪侵袭等触发，导致阴阳偏盛，气虚逆乱，上扰于脑。具有起病急，来势快，证候多，变化迅速之特点。本病病情有轻重，病位有深浅，证候有寒热虚实，病势有顺逆的不同。临床上分为急性期、恢复期和后遗症期进行治疗。急性期以祛邪为主，恢复期及后遗症期则宜扶正祛邪。

  注意事项：①用药应严格遵医嘱，不得自行选用药品；②饮食宜清淡，切忌肥甘厚味、辛辣刺激之品；③忌烟、酒；④避免不良情绪刺激。

  西医学的急性脑血管疾病，出现中风表现者可参考本病辨证选药。

二、辨病要点

  1. 辨中经络与中脏腑 中风依有无神志障碍、病情轻重而分为中经络与中脏腑两大类。中经络者无神昏，意识清楚而仅见半身不遂，口眼㖞斜，言语不利，偏身麻木；中脏腑者突然昏仆，不省人事，或神志恍惚，迷蒙而伴见半身不遂，口眼㖞斜。中经络者病位浅，病情轻；中脏腑者病位深，病情重。

2. 辨疾病分期 中风病分为急性期、恢复期、后遗症期三个阶段。急性期指发病后 2 周以内，中脏腑可至 1 个月；恢复期指发病 2 周后或 1 个月至半年以内；后遗症期指发病半年以上。

3. 辨闭证与脱证 中脏腑有闭证与脱证之分，闭证为实，乃邪气内闭清窍，症见神昏，牙关紧闭，口噤不开，两手握固，肢体强痉，大小便闭；脱证为虚，乃阳气外脱、阴阳即将离决之候，症见昏愦无知，目合口开，鼻鼾息微，手撒肢软，二便自遗，汗出肢冷，脉微细欲绝。闭证多为中风骤起；脱证多由闭证恶化转变而成，病势危笃，预后凶险。

4. 辨病势顺逆 中经络与中脏腑之间可相互转化。中脏腑者神志逐渐转清，半身不遂、口眼㖞斜等症状有所改善，病情向中经络转化，病势为顺；中经络者若渐现神志迷蒙或昏愦不知，为向中脏腑转化，病势为逆。

三、辨证荐药

（一）风痰瘀阻

【证候特点】口眼㖞斜，舌强语謇或失语，半身不遂，肢体麻木，头晕目眩。舌质暗淡，苔薄白或白腻，脉弦滑。

【选药】常用药物有大活络丸、华佗再造丸、中风回春丸、脑得生片（见眩晕）等。

大 活 络 丸

【组成】红参、何首乌、麝香、制草乌、两头尖、天麻、防风、全蝎、乳香（制）、僵蚕（炒）、白花蛇、乌梢蛇、威灵仙、龟板、麻黄、贯众、甘草、羌活、官桂、藿香、乌药、黄连、熟地黄、大黄、木香、沉香、细辛、赤芍、丁香、天南星、青皮、骨碎补、白豆蔻、安息香、黑附子（制）、黄芩、茯苓、香附、玄参、白术、葛根、当归、血竭、地龙、犀角、松脂、牛黄、冰片、豹骨。

【功能主治】祛风散寒，除湿化痰，活络止痛。用于风痰瘀阻所致的中风，或寒湿瘀阻之痹病，亦可用于跌打损伤、行走不利及胸痹心痛。

【临证要点】半身不遂，肢体麻木，足痿无力，筋脉拘急，腰腿疼痛。

【现代应用】常用于脑血管意外偏瘫、面神经麻痹、风湿性关节炎、骨关节炎、坐骨神经痛、冠心病心绞痛、急性软组织挫伤等属风痰或寒湿瘀阻者。

【规格】每丸重 3.5g。

【用法用量】温黄酒或温开水送服。一次 1 丸，一日 1~2 次。

【使用注意】阴虚火旺、脾胃虚寒者慎用；忌生冷油腻，戒酒；孕妇禁用。

【其他剂型】胶囊剂。

华佗再造丸

【组成】川芎、吴茱萸、冰片等。

【功能主治】活血化瘀，化痰通络，行气止痛。用于痰瘀阻络之中风。

【临证要点】中风瘫痪，半身不遂，拘挛麻木，口眼㖞斜，言语不清。

【现代应用】常用于中风恢复期和后遗症期。

【规格】每瓶装：①80g；②120g。

【用法用量】口服。一次4~8g，一日2~3次；重症患者一次8~16g；或遵医嘱。

【使用注意】孕妇禁用；脑出血急性期禁用。

中风回春丸

【组成】丹参、川芎（酒炙）、红花、当归（酒炙）、威灵仙（酒炙）、鸡血藤、地龙（炒）、络石藤、伸筋草、忍冬藤、僵蚕（麸炒）、土鳖虫（炒）、全蝎、金钱白花蛇（炒）、桃仁、蜈蚣、川牛膝、茺蔚子（炒）、木瓜。

【功能主治】活血化瘀，舒筋通络。用于痰瘀阻络之中风。

【临证要点】口眼㖞斜，半身不遂，肢体麻木，言语謇涩。

【现代应用】常用于缺血性中风和出血性中风的恢复期、后遗症期。

【规格】①每瓶装16g；②每袋装1.8g。

【用法用量】口服。一次1.2~1.8g（5粒），一日3次，饭后服；或遵医嘱。

【使用注意】脑出血急性期患者忌服；孕妇及血小板减少等凝血功能障碍者禁服。

【其他剂型】片剂、胶囊剂。

（二）气虚血瘀

【证候特点】半身不遂，肢软无力，偏身麻木，舌歪语謇，口角流涎，手足肿胀，面色淡白，气短乏力，心悸自汗，舌质暗淡，苔薄白或白腻，脉细缓或细涩。

【选药】常用药物有人参再造丸、血栓心脉宁胶囊等。

人参再造丸

【组成】人参、蕲蛇肉、广藿香、檀香、母丁香、玄参、细辛、香附、地龙、熟地黄、三七、乳香、青皮、豆蔻、防风、制何首乌、川芎、片姜黄、黄芪、甘草、黄连、茯苓、赤芍、大黄、桑寄生、葛根、麻黄、骨碎补（炒）、全蝎、僵蚕、附子（制）、琥珀、龟甲、粉萆薢、白术、沉香、天麻、肉桂、白芷、没药、当归、草豆蔻、威灵仙、乌药、羌活、橘红、六神曲、朱砂、血竭、人工麝香、冰片、人工牛黄、天竺黄、胆南星、水牛角浓缩粉。

【功能主治】益气养血，祛风化痰，活血通络。用于气虚血瘀、风痰阻络所致的中风。

【临证要点】口眼歪斜，半身不遂，手足麻木，疼痛，拘挛，言语不清。

【现代应用】常用于脑出血及脑梗死恢复期、风湿性关节炎和类风湿性关节炎等属气虚血瘀、风痰阻络者。

【规格】每丸重3g。

【用法用量】口服。一次1丸，一日2次。

【使用注意】肝阳上亢、肝风内动所致中风及风湿热痹者慎用；本品含朱砂，不宜过量或长期服用；孕妇禁用。

血栓心脉宁胶囊

【组成】川芎、槐花、丹参、水蛭、毛冬青、牛黄、麝香、人参茎叶皂苷、冰片、蟾酥。

【功能主治】益气活血，开窍止痛。用于气虚血瘀所致的中风、胸痹。

【临证要点】头晕目眩，半身不遂，言语不利，胸闷心痛，心悸气短。

【现代应用】常用于缺血性中风恢复期、脑血栓、冠心病心绞痛属气虚血瘀证者。

【规格】每粒装0.5g。

【用法与用量】口服。一次4粒，一日3次。

【使用注意】孕妇禁用。

【其他剂型】片剂。

（三）痰热内闭

【证候特点】起病骤急，突然昏仆，不省人事，半身不遂，肢体强痉拘急，口眼㖞斜，鼻鼾痰鸣，项背身热，面红目赤，双目直视，或见抽搐，躁扰不宁，舌质红绛，苔黄腻或干腻，脉弦滑数有力。

【选药】常用药物有清开灵注射液、安宫牛黄丸等。

清开灵注射液

【组成】胆酸、珍珠母、猪去氧胆酸、栀子、水牛角（粉）、板蓝根、黄芩苷、金银花。

【功能主治】清热解毒，化痰通络，醒神开窍。用于热病神昏，中风偏瘫等。

【临证要点】高热不退，神昏痉厥，烦躁不安，咽喉肿痛，中风偏瘫，神志不清。

【现代应用】常用于流行性乙型脑炎、上呼吸道感染、肺炎、急性肝炎、脑血栓形成、脑出血等属火毒内盛、内陷心包者。

【规格】每支装：①2mL；②10mL。

【用法用量】肌内注射，一日2~4mL；静脉滴注，一日20~40mL，以10%葡萄糖注射液200mL或生理盐水注射液100mL稀释后使用。

【使用注意】有表证和药物过敏史者慎用。

知识链接

清开灵注射液是在清热开窍之名方"安宫牛黄丸"的基础上进行改良而成。该方将药源稀少的牛黄用牛黄的有效成分牛胆酸和猪胆酸代之，将价格昂贵的犀角、珍珠用水牛角、珍珠母代之，减去朱砂、金箔，并加板蓝根以增强清热解毒之功。该方以清热解毒为主，配以醒神、化痰之品，以增强其"清开"

之力，故得名清开灵。制成清开灵注射液，使之更加方便实用。清开灵注射液用于临床热病神昏之急证、重证，具有起效快、疗程短、解热作用稳定、疗效显著的特点，尤其适用于发热重的儿科急症，是临床常用中成药之一。

安宫牛黄丸

【组成】牛黄、郁金、犀角（水牛角浓缩粉代）、黄连、黄芩、山栀、朱砂、雄黄、梅片、麝香、珍珠、金箔衣。

【功能主治】清热开窍，豁痰解毒。用于温热病热邪内陷心包，痰热壅闭心窍者。

【临证要点】高热烦躁，神昏谵语，中风昏迷，小儿惊厥，口渴唇燥，舌红或绛，脉数有力。

【现代应用】常用于流行性脑脊髓膜炎、流行性乙型脑炎、中毒性痢疾、尿毒症、肝性脑病、急性脑血管病、脑梗死、脑出血等属热闭心包者。

【规格】每丸重3g。

【用法用量】口服。每服1丸，一日1次。小儿适量或遵医嘱。

【使用注意】药物多辛香走窜，久服易伤元气，只可暂用，不可久服；孕妇慎用。

【其他剂型】片剂、栓剂、散剂、胶囊剂。

（四）痰湿蒙神

【证候特点】素体阳虚，痰湿内蕴。症见突然昏仆，不省人事，半身不遂，肢体松懈，瘫痪不收，口眼㖞斜，痰涎壅盛，面白唇暗，四肢逆冷，舌质暗淡，苔白腻，脉沉滑或沉缓。

【选药】常用药物有十香返生丸、苏合香丸等。

十香返生丸

【组成】沉香、丁香、檀香、青木香、香附（醋炙）、降香、广藿香、乳香（醋炙）、天麻、僵蚕（麸炒）、郁金、莲子心、瓜蒌子（蜜炙）、金礞石（煅）、诃子肉、甘草、苏合香、安息香、麝香、冰片、朱砂、琥珀、牛黄。

【功能主治】开窍化痰，镇静安神。用于痰迷心窍之中风。

【临证要点】神志昏迷，言语不清，痰涎壅盛，牙关紧闭。

【现代应用】常用于脑出血、脑梗死属痰迷心窍者。

【规格】每丸重6g。

【用法用量】口服。一次1丸，一日2次；或遵医嘱。

【使用注意】本品处方中含朱砂，不宜过量久服；中风脱证不宜使用。

苏 合 香 丸

【组成】苏合香、龙脑、麝香、安息香、丁香、沉香、青木香、香附（醋制）、白檀香、薰陆香（制）、荜茇、白术、诃梨勒、朱砂、乌犀角（水牛角代）。

【功能主治】芳香开窍，行气化浊。用于痰迷心窍所致的痰厥昏迷，中风偏瘫，肢体不利，以及中暑，心胃气痛。

【临证要点】昏迷不语，痰涎壅盛，牙关紧闭；或胸痛胸闷，气短喘促；或脘腹冷痛，面白肢冷。

【现代应用】常用于脑血管意外、中暑属痰湿蒙蔽心神者，亦可用于冠心病心绞痛、心肌梗死、脘腹冷痛等证属寒凝气滞者。

【规格】①水蜜丸，每丸重 2.4g；②大蜜丸，每丸重 3g。

【用法用量】口服。一次 1 丸，一日 1~2 次。

【使用注意】热病、阳闭、脱证不宜使用；孕妇禁用；本品易耗伤正气，不宜久服。

附表：其他常用中成药

药名	组成	功能主治	用法用量
消栓通络片	川芎、丹参、黄芪、泽泻、三七、槐花、桂枝、郁金、木香、冰片、山楂	活血化瘀，温经通络。用于血脂增高、脑血栓引起的精神呆滞、舌质发硬、言语迟涩、发音不清、手足发凉、活动疼痛	口服。一次 6 片，一日 3 次
局方至宝散	水牛角浓缩粉、牛黄、玳瑁、麝香、朱砂、雄黄、琥珀、安息香、冰片	清热解毒，开窍定惊。用于热病，痰热内闭，高热惊厥，神昏谵语	口服。一次 2g，一日 1 次；小儿 3 岁以内一次 0.5g，4~6 岁一次 1g；或遵医嘱
万氏牛黄清心丸	黄连、黄芩、山栀仁、郁金、朱砂、牛黄	清热解毒，开窍安神。治温邪内陷，热入心包，身热烦躁，神昏谵语；中风痰热内闭，神昏语謇；及小儿惊风，发热抽搐	口服。每服 7~8 丸，灯心汤下
消栓口服液	黄芪、当归、赤芍、地龙、川芎、桃仁、红花	补气，活血，通络。用于中风引起的半身不遂，口眼歪斜，语言謇涩，口角流涎，下肢痿废，小便频数	口服。一次 1 支，一日 3 次
脉络通胶囊	丹参、盐酸托哌酮、川芎、甲基橙皮苷、黄芪、维生素 B_6	补气活血，通经活络。具有扩张血管、增加脑血流量的作用。用于脑血栓、脑动脉硬化、中风后遗症等各种气虚血瘀型脑血管疾病引起的头痛、眩晕、半身不遂、肢体发麻、神疲乏力	口服。一次 1~2 粒，一日 3 次

思考与练习

一、单项选择题

1. 苏合香丸适用于（　　　）
   A. 中风脱证　　　　　　　　B. 中风引起半身不遂
   C. 中风痰厥昏迷　　　　　　D. 中风热闭
   E. 中风口眼㖞斜

2. 安宫牛黄丸的功效是（　　　）
   A. 开窍化痰，镇静安神　　　B. 清热开窍，豁痰解毒
   C. 化痰通络，醒神开窍　　　D. 益气活血，开窍止痛
   E. 活血化瘀，温经通络

3. 判断中风的中经络和中脏腑的主要依据是（　　　）
   A. 口眼㖞斜　　　　　B. 半身不遂　　　　　C. 二便失禁
   D. 神志是否清醒　　　E. 肢体麻木

4. 中风出现半身不遂，肢软无力，偏身麻木，舌㖞语謇，口角流涎，手足肿胀，面色淡白，气短乏力，心悸自汗，舌质暗淡，苔薄白或白腻，脉细缓或细涩。属于（　　　）
   A. 气虚血瘀　　　　　B. 痰热内闭　　　　　C. 肝阳上亢
   D. 痰湿蒙塞　　　　　E. 瘀血阻络

5. 华佗再造丸适用于中风的证型是（　　　）
   A. 气虚血瘀　　　　　B. 痰热内闭　　　　　C. 肝阳上亢
   D. 痰湿蒙塞　　　　　E. 风痰瘀阻

二、案例分析

陈某，男，65岁，退休，有饮酒、吸烟史40年。患者有高血压病史10年。形体肥胖，嗜食肥甘。昨天突感眩晕，视物不清，肢体麻木，半身不遂，口舌㖞斜，伴纳差，恶心欲呕，痰多，神志清，舌暗红，苔白腻，脉弦滑。

请根据患者病情，推荐合适的中成药，并说明理由。

三、问答题

1. 如何判断中风的中经络与中脏腑和中风的闭证与脱证？
2. 中风的痰热内闭清窍和痰湿蒙塞心神证型，如何选择中成药治疗？

第十五节 消 渴

学习目标

知识目标：掌握消渴的中医分类与临床表现及相应的治疗方法；熟悉常用中成药的功能主治；了解消渴的病因病机及注意事项。

能力目标：能根据消渴病例的临床特点推荐相应的中成药。

一、概述

消渴，是以多饮、多食、多尿、形体消瘦，或尿有甜味为特征的一种疾病，为中老年人的常见病和多发病。主要是由素体阴虚、饮食不节，复因情志失调、劳欲过度所致。病情严重者可引发心痛、脑晕、眼疾、中风、痈疽等多种并发症。消渴病患者"三多"症状往往同时存在，仅在表现程度上有轻重的不同。在治疗上，应当根据其阴虚燥热的病机特点，以养阴生津、润燥清热为基本原则，立足滋肾养阴，并根据燥热的程度，佐以清热泻火或清热解毒治疗。

注意事项有：①用药应严格遵医嘱，不得自行选用药品；②节制饮食，限制粮食及油脂的摄入，多食蔬菜，定时定量进餐；③忌食糖类，忌烟、酒、浓茶及咖啡等；④重视消渴患者健康教育，坚持适量体育运动。

西医学的糖尿病及其并发症，尿崩症、精神性多饮多尿症与本病有相似之处，可参考本病辨证选药。

二、辨病要点

1. 辨病位 消渴病的"三多"症状，往往同时存在，但根据轻重程度的不同，而有上消、中消、下消之异。多饮症状突出，称为上消，病以肺燥为主；多食症状突出，称为中消，病以胃热为主；多尿症状突出，称为下消，病以肾虚为主。

2. 辨标本 本病以阴虚为本，燥热为标，两者互为因果。一般情况下，初病者多以燥热为主，病程长者则阴虚与燥热互见，日久则以阴虚为主，进而导致气阴两伤或阴损及阳，导致阴阳俱虚。

3. 辨本症与并发症 多饮、多尿、多食、消瘦为本症，而易发生诸多并发症乃本病的一大特点。一般以本症为主，并发症为次。通常先有本症，后有并发症。但也有少数患者，"三多"及消瘦的本症不明显，常因痈疽、眼疾、心脑肾病证等就诊，最终确诊为本病。

三、辨证荐药

（一）阴虚热盛

【证候特点】烦渴多饮，口干咽燥，多食善饥，小便频数量多，形体消瘦，大便干结，舌边尖红，苔黄，脉滑数。

【选药】常用药物有玉泉丸、糖尿灵片等。

玉 泉 丸

【组成】葛根、天花粉、地黄、麦冬、五味子、甘草。

【功能主治】清热养阴，生津止渴。用于阴虚燥热之消渴病及热病后期阴伤。

【临证要点】烦渴引饮，形体消瘦。

【现代应用】常用于治疗因胰岛功能减退而引起的物质代谢、糖类代谢紊乱，2 型糖尿病等属阴虚热盛者。

【规格】每 10 丸重 1.5g。

【用法用量】口服。一次 6g，一日 4 次；7 岁以上小儿一次 3g，3~7 岁小儿，一次 2g。

【使用注意】脾胃虚弱，脘腹胀满，食少便溏者慎用；忌食肥甘、辛辣食物，控制饮食，忌烟酒；孕妇慎用。

【其他剂型】胶囊剂。

知识链接

目前，由国家食品药品监督管理总局批准生产的以“玉泉”为名的中成药除玉泉丸外，还有玉泉胶囊、玉泉颗粒、玉泉片及十味玉泉胶囊。其中玉泉丸与玉泉胶囊组成一致，为处方相同剂型不同的药物；玉泉颗粒与玉泉片也为处方相同剂型不同的药物，但其组成却是在玉泉丸的基础上加上黄芪、人参、茯苓、乌梅，补气之力增加，因此主要用于气阴两虚之消渴；十味玉泉胶囊的组成与玉泉颗粒相同，也用于气阴两虚之消渴；另外，《卫生部颁药品标准（中药成方制剂）第 6 册》还收载有玉泉散，其组成为甘草、石膏，功能清火泻热，与前面几种有较大不同。

糖 尿 灵 片

【组成】天花粉、葛根、生地黄、麦冬、五味子、甘草、糯米（炒黄）、南瓜粉。

【功能主治】滋阴清热，生津止渴。用于阴虚燥热所致的消渴病。

【临证要点】烦渴引饮，消谷善饥，小便频数量多，形体消瘦。

【现代应用】常用于 2 型糖尿病属阴虚燥热者。

【规格】每片重 0.3g。

【用法用量】口服。一次 4~6 片，一日 3 次。

【使用注意】忌食肥甘、辛辣食物，控制饮食；忌烟酒。

（二）气阴两虚

【证候特点】多饮，多食，气短懒言，神疲乏力，倦怠嗜卧，自汗盗汗，多尿，大便不实，形体消瘦，舌红少津，脉细数无力。

【选药】常用药物有消渴丸、参芪消渴胶囊、糖脉康颗粒等。

消 渴 丸

【组成】葛根、地黄、黄芪、天花粉、玉米须、五味子、山药、格列本脲（优降糖）。

【功能主治】滋肾养阴，益气生津。用于气阴两虚所致的消渴病。

【临证要点】多饮，多尿，多食，消瘦，体倦乏力，眠差腰痛。

【现代应用】常用于2型糖尿病属气阴两虚者。

【规格】每丸重2.5g（含格列本脲2.5mg）。

【用法用量】口服。每次5~10丸，一日2~3次，饭前温开水送服；或遵医嘱。

【使用注意】本品含格列本脲，须严格按处方药使用，并注意监测血糖；忌食肥甘、辛辣食物，控制饮食，忌烟酒；孕妇禁用。

参芪消渴胶囊

【组成】天花粉、乌梅肉、枇杷叶、麦冬、五味子、瓜蒌、人参、黄芪、葛根、檀香。

【功能主治】益气养阴，生津止渴。用于消渴病气阴两虚证。

【临证要点】口渴喜饮，自汗盗汗，倦怠乏力，五心烦热。

【现代应用】常用于2型糖尿病气阴两虚者。

【规格】每片装0.44g。

【用法用量】口服。一次6粒，一日3次。

【使用注意】控制饮食，忌食糖类食物。

【其他剂型】胶囊剂。

糖脉康颗粒

【组成】黄芪、生地黄、赤芍、丹参、牛膝、麦冬、黄精等。

【功能主治】养阴清热，活血化瘀，益气固肾。用于气阴两虚兼血瘀型消渴病。

【临证要点】口渴喜饮，倦怠乏力，气短懒言，自汗，盗汗，五心烦热，胸中闷痛，肢体麻木或刺痛，便秘等。

【现代应用】用于2型糖尿病及并发症者。

【规格】每袋装5g。

【用法用量】口服。一次1袋，一日3次。

【使用注意】控制饮食，忌食糖类食物。

【其他剂型】片剂、胶囊剂。

附表：其他常用中成药

药名	组成	功能主治	用法用量
降糖甲片	黄芪、黄精、地黄、太子参、天花粉	补中益气，养阴生津。用于气阴两虚型消渴病（非胰岛素依赖型糖尿病）	口服。每次6片，日3次
消渴平片	人参、黄连、天花粉、天冬、黄芪、丹参、枸杞子、沙苑子、葛根、知母、五倍子、五味子	益气养阴，清热泻火，益肾缩尿。用于消渴病燥热偏盛、阴津亏耗或久病阴损及阴阳俱损者	口服。每次6~8片，日3次，或遵医嘱
维甜美降糖茶	麦冬、北沙参、玉竹、天花粉、山药、银线莲、葛根、金丝苦楝、茯苓、青果肉、山楂、甜叶菊、泽泻、茶叶	滋阴清火，生津止渴，降糖降脂。用于糖尿病患者，症见口渴、多饮等	开水冲泡服。一次3g，一日3次
参精止渴丸（降糖丸）	红参、黄芪、黄精、茯苓、白术、葛根、五味子、黄连、大黄、甘草	益气养阴，滋脾补肾。用于消渴病，主治2型糖尿病证属气阴两虚者	口服。一次10g，一日2~3次
参芪消渴颗粒	人参、黄芪、山药、白术、五味子、麦冬、玉竹、熟地黄、牛膝、茯苓、泽泻、牛蒡子、僵蚕	益气养阴。主治消渴病的口渴、多饮、多尿，精神不振，头昏。用于2型糖尿病。	开水冲服。一次1~2袋，一日3次
参芪降糖颗粒片	人参（茎叶）皂苷、五味子、黄芪、山药、地黄、覆盆子、麦冬、茯苓、天花粉、泽泻、枸杞子	益气养阴，滋脾补肾。主治消渴病，用于2型糖尿病	口服。一次1袋，一日3次

思考与练习

一、单项选择题

1. 消渴丸治疗消渴病，其证型是（　　　）
   A. 肺经热盛　　　　　B. 胃燥津伤　　　　　C. 肾虚火旺
   D. 脾气虚弱　　　　　E. 气阴两虚

2. 糖尿灵片的作用是（　　）
   A. 补中益气，养阴生津　　　B. 益气养阴，滋脾补肾
   C. 滋阴清热，生津止渴　　　D. 养阴滋肾，生津止渴
   E. 滋肾养阴，益气生津

3. 下列中成药除哪项外均可以用于气阴两虚的消渴病（　　　）
   A. 参芪降糖颗粒片　　　B. 参芪消渴颗粒　　　C. 参精止渴丸
   D. 消渴平片　　　　　　E. 玉泉丸

4. 下列除哪项外，方中均用了人参与黄芪（　　　）

A. 参芪降糖颗粒片　　　　B. 参芪消渴颗粒　　　　C. 消渴平片

D. 糖脉康颗粒　　　　　　E. 参芪消渴胶囊

二、案例分析

王某，女，66岁，退休人员，有糖尿病史10年，10年来口干多饮，服用达美康、拜糖平控制血糖，空腹血糖在8mmol/L左右。今年三月以来，自觉口干多饮有所加重，夜间尤觉明显，尿频量多，混浊如脂膏，体倦乏力，神志清，体形适中，舌红，苔薄腻，脉沉细数。

请根据患者病情，推荐合适的中成药，并说明理由。

三、问答题

通过市场调查介绍5～6种当地常用治疗消渴的中成药，并说出其功效与主治。

第十六节　淋　　证

▮ 学习目标

知识目标：掌握淋证的中医分类与临床表现及相应的治疗方法；熟悉常用中成药的功能主治；了解淋证的病因病机及注意事项。

能力目标：能根据淋证病例的临床特点推荐相应的中成药。

一、概述

淋证，是以小便频急，淋沥不净，尿道涩痛，小腹拘急，或痛引腰腹为主症的一种病证。主要是因下阴不洁，秽浊之物侵入膀胱，或其他脏腑之热邪传入膀胱，导致湿热蕴结于下焦，肾与膀胱气化不利所致。

淋证的病理性质有实有虚，且多见虚实夹杂之证。临床上淋证有热淋、石淋、血淋、气淋、膏淋、劳淋之分。小便频数短涩，滴沥刺痛，欲出未尽，小腹拘急，或痛引腰腹，是各种淋证共有的症状，但各种淋证又各有特点。治疗上，应遵循实则清利，虚则补益，虚实夹杂则补虚泻实的原则。

注意事项：①用药应严格遵医嘱，不得自行选用药品；②多饮水，饮食宜清淡，忌肥甘、香燥、辛辣之品；③禁房事，注意适当休息，保持心情舒畅。

西医学的急、慢性泌尿系统感染，泌尿系统结石，急、慢性前列腺炎，乳糜尿等疾病可参考本病辨证选药。

二、辨病要点

1. 辨淋证类别　根据病机和临床表现的不同，分辨淋证的不同类型。起病急，小便灼热刺痛，或伴有发热、腰痛，为热淋；小便排出砂石，或腰腹绞痛难忍，或排尿时突然中断，尿道窘迫疼痛，为石淋；小腹胀满较明显，小便艰涩疼痛，尿后余沥不尽者，为气淋；溺血而痛者，为血淋；小便混浊如米泔水或滑腻如脂膏者，为膏淋；小便淋沥不已，遇劳即发者，为劳淋。

2. 辨淋证虚实　疾病初期或急性发作阶段，多为实证，乃膀胱湿热，砂石结聚，气滞不利所致；反复发作，迁延日久，多为虚证，由脾虚、肾虚、气阴两虚、气化失常所致。

3. 辨标本缓急　各种淋证之间可以相互转化，也可以同时并存，如劳淋转为热淋，则劳淋正虚为本，热淋邪实为标；石淋并发热淋，则新病热淋为标，旧病石淋为本。治疗时应根据急则治标、缓则治本的原则，当先治热淋为急务，待湿热渐清，转以扶正或治石淋。

三、辨证荐药

（一）热淋

【证候特点】小便频数短涩，灼热刺痛，尿色黄赤，少腹拘急胀痛，或腰痛拒按，多伴发热、口苦、呕恶，或大便秘结。苔黄腻，脉滑数。

【选药】常用药物有热淋清颗粒、三金片、癃清片等。

热淋清颗粒

【组成】头花蓼。

【功能主治】清热解毒，利尿通淋。用于下焦湿热所致的热淋。

【临证要点】小腹胀痛，小便频数，尿色黄赤，淋沥涩痛。

【现代应用】常用于尿路感染、肾盂肾炎等属下焦湿热者。

【规格】每袋装：①4g（无蔗糖）；②8g。

【用法用量】开水冲服。一次1～2袋，一日3次。

【使用注意】忌烟酒、辛辣、油腻食物；多饮水。

【其他剂型】胶囊剂、颗粒剂、糖浆剂、咀嚼片。

三　金　片

【组成】金樱根、菝葜、羊开口、金沙藤、积雪草。

【功能主治】清热解毒，利湿通淋，益肾。用于下焦湿热所致的热淋。

【临证要点】尿频尿数，小便短赤，淋沥涩痛。

【现代应用】常用于急慢性膀胱炎、肾盂肾炎、尿路感染等属下焦湿热者。

【规格】①小片，相当于原药材2.1g；②大片，相当于原药材3.5g。

【用法用量】口服。小片一次 5 片，大片一次 3 片；一日 3～4 次。

【使用注意】忌烟酒、辛辣、油腻食物；多饮水。

【其他剂型】胶囊剂、颗粒剂。

癃 清 片

【组成】黄柏、金银花、黄连、赤芍、败酱草、仙鹤草、牡丹皮、白花蛇舌草、泽泻、车前子。

【功能主治】清热解毒，凉血通淋。用于下焦湿热所致的热淋、癃闭。

【临证要点】尿频，尿急，尿痛，尿短，腰痛，小腹坠胀，点滴而出。

【现代应用】常用于急慢性膀胱炎、肾盂肾炎、尿路感染、前列腺增生等属下焦湿热者。

【规格】每片重 0.6g。

【用法用量】口服。一次 6 片，一日 2 次；重症患者一次 8 片，一日 3 次。

【使用注意】忌烟酒、辛辣、油腻食物；多饮水。

【其他剂型】胶囊剂。

知识链接

八正合剂出自《太平惠民和剂局方》，专治湿热淋证。传统方名为八正散，是将药物研为粗末，加灯心草适量，水煎服。现在经剂型改革为合剂，为棕褐色的液体，有三种不同的规格：100mL/瓶、120mL/瓶、200mL/瓶。若将八正散制成颗粒剂，则谓清淋颗粒。八正散、八正合剂、清淋颗粒均出于一方，只是剂型不同而已。此乃治疗泌尿系统疾病较理想的中成药。现代药理实验也证明：本品具有利尿、解热、解痉、抗炎作用，增强免疫功能，能有效抑制淋球菌、衣原体、支原体、致病性大肠埃希菌等病原体的生长。

（二）石淋

【证候特点】尿中夹有砂石，小便涩滞不畅，或排尿时突然中断，尿道刺痛窘迫，少腹拘急，或腰腹绞痛，连及外阴，尿中带血，苔薄黄，脉弦或弦数。若病久不愈，血尿不止，或砂石不去，可见面色少华，神疲乏力，腰腹隐痛，手足心热，舌红少苔，或质淡边有齿印，脉细数或细弱。

【选药】常用药物有排石颗粒、石淋通片等。

排 石 颗 粒

【组成】连钱草、车前子、木通、徐长卿、石韦、瞿麦、忍冬藤、滑石、苘麻子、甘草。

【功能主治】清热利水，通淋排石。用于下焦湿热所致的石淋。

【临证要点】腰腹疼痛，排尿不畅，尿有砂石，或伴有血尿。

【现代应用】常用于泌尿系统结石属于下焦湿热者。

【规格】每袋装：①5g（无蔗糖）；②20g。

【用法用量】开水冲服。一次1袋，一日3次；或遵医嘱。

【使用注意】服药期间注意多饮水，促使结石排出。

石 淋 通 片

【组成】广金钱草。

【功能主治】清除湿热，利尿排石。用于下焦湿热所致的热淋、石淋。

【临证要点】尿中砂石，小便不畅，尿道刺痛窘迫，少腹拘急。

【现代应用】常用于治疗尿路结石、肾盂肾炎等属下焦湿热者。

【规格】每片含干浸膏0.12g。

【用法用量】口服。一次5片，一日3次。

【使用注意】不宜进食辛辣、油腻、煎炸食物；多饮水。

【其他剂型】胶囊剂、颗粒剂。

（三）膏淋

【证候特点】小便混浊如米泔水，上有浮油，置之沉淀，或伴有絮状物，或混有血液、血块，尿道热涩疼痛，尿时阻塞不畅，口干咽燥，或反复发作，腰膝酸痛。苔黄腻，脉濡数。

【选药】常用药物有萆薢分清丸等。

萆薢分清丸

【组成】粉萆薢、石菖蒲、甘草、乌药、益智仁（炒）。

【功能主治】分清化浊，温肾利湿。用于肾不化气、清浊不分所致的膏淋。

【临证要点】小便频数，时下白浊。

【现代应用】用于肾炎、乳糜尿、肾结核合并血尿、慢性前列腺炎、慢性附件炎、风湿性关节炎等属于下焦虚寒、湿浊下注者。

【规格】每20丸重1g。

【用法用量】口服。一次6～9g，一日2次。

【使用注意】忌食生冷、油腻及辛辣刺激食物。

【其他剂型】胶囊剂、颗粒剂。

附表：其他常用中成药

药名	组成	功能主治	用法用量
八正合剂	木通、瞿麦、车前子、萹蓄、大黄、滑石、甘草、栀子、水灯心	清热，通淋，利尿。用于湿热下注所致小便短赤，淋沥涩痛，口燥咽干	口服。一次15～20mL，一日3次，用时摇匀
复方石韦颗粒	石韦、黄芪、苦参、萹蓄	清热燥湿，利尿。用于下焦湿热引起的小便不利	口服。一次1袋，一日3次，15天为一疗程，可连服两个疗程

续表

药名	组成	功能主治	用法用量
分清五淋丸	木通、车前子（盐炒）、黄芩、茯苓、猪苓、黄柏、大黄、萹蓄、瞿麦、知母、泽泻、栀子、甘草、滑石	清热泻火，利尿通淋。用于湿热下注所致的淋证，症见小便黄赤、尿频尿急、尿道灼热涩痛	口服。一次6g，一日2～3次
金钱草片	金钱草	清利湿热，通淋，消肿。用于尿赤，尿涩作痛，泌尿系统结石，黄疸，痈肿疔疮，毒蛇咬伤，肝胆结石	口服。一次4～8片，一日3次
普乐安片（前列康）	油菜花花粉	补肾固本。用于肾气不固，腰膝酸软，尿后余沥或失禁，及慢性前列腺炎、前列腺增生具有上述症状者	口服。一次3～4片，一日3次

思考与练习

一、单项选择题

1. 治疗膏淋的代表方是（　　　）

   A. 金钱草片　　　　　　　B. 分清五淋丸　　　　　　C. 八正合剂

   D. 萆薢分清丸　　　　　　E. 三金片

2. 分清五淋丸用于（　　　）

   A. 气淋　　　　　　　　　B. 血淋　　　　　　　　　C. 劳淋

   D. 石淋　　　　　　　　　E. 热淋

3. 小便频数短涩，灼热刺痛，尿色黄赤，少腹拘急胀痛，或腰痛拒按，多伴发热，口苦，呕恶，或大便秘结。苔黄腻，脉滑数。可选（　　　）

   A. 金钱草片　　　　　　　B. 排石颗粒　　　　　　　C. 石淋通片

   D. 热淋清颗粒　　　　　　E. 萆薢分清丸

4. 尿中夹有砂石，小便色滞不畅，或排尿时突然中断，尿道刺痛窘迫，少腹拘急，或腰腹绞痛，连及外阴，尿中带血，苔薄黄，脉弦或弦数。可以诊断（　　　）

   A. 热淋　　　　　　　　　B. 石淋　　　　　　　　　C. 劳淋

   D. 血淋　　　　　　　　　E. 气淋

二、案例分析

马某，女，25岁，职员，新婚蜜月归来，自觉小腹胀痛拒按，尿频、尿急，尿道灼热刺痛，尿色黄赤，口苦，呕恶，舌红，苔黄腻，脉滑数。

请根据患者病情，推荐合适的中成药，并说明理由。

三、问答题

举例说出治疗热淋、石淋、膏淋的常用中成药，并说出其功效与适应证。

第十七节 痹 病

学习目标

知识目标：掌握痹病的中医分类与临床表现及相应的治疗方法；熟悉常用中成药的功能主治；了解痹病的病因病机及注意事项。

能力目标：能根据痹病病例的临床特点推荐相应的中成药。

一、概述

"痹"有痹阻不通之义。痹病有广义和狭义之分。广义的痹病泛指因经络痹阻、气血不行所致的相关疾病，有内痹（脏腑之痹，如胸痹）和外痹（肢体痹病）之分。狭义的痹病是由于风、寒、湿、热等邪气痹阻经络，影响气血运行，导致肢体筋骨、关节、肌肉等处出现疼痛、重着、酸楚、麻木，或关节屈伸不利、僵硬、肿大变形等症状的一种疾病。轻者病在四肢关节肌肉，重者可病及五脏。

知识链接

《素问·痹论》指出："风、寒、湿三气杂至，合而为痹也。其风气胜者为行痹，寒气胜者为痛痹，湿气胜者为着痹也。"

本病的发生为正气不足，卫外不固，外感风寒湿热之邪，或痰浊瘀血痹阻肢体经络，导致气血运行不畅，不通则痛。其基本病机为邪气痹阻经络，筋脉关节失于濡养所致。

由于本病是因风、寒、湿、热邪侵袭所致，根据其邪气的偏盛，临床表现的不同，可分为风寒湿痹、风湿热痹，以及痹病日久伤及肝肾，气血亏虚或痰浊瘀血痹阻经络而形成的尪痹。故治疗当以祛风、散寒、除湿、清热，以及通经活络为其基本原则，后期还应适当配合补益之剂。

注意事项：①加强体质锻炼，避免居住在潮湿环境，注意冷暖，防止外邪侵袭；②痹病病情缠绵，防止感受外邪引起复发；③注意饮食宜忌，寒痹者忌食生冷，宜多食牛羊肉等温性食物，热痹者宜多食蔬菜水果；④除药物治疗外，可配合针灸、推拿、熏洗等治疗。

西医学的结缔组织病、骨与关节等疾病，常见的如风湿性关节炎、类风湿性关节炎、骨性关节炎、肩周炎、坐骨神经痛、痛风等，可参考本病辨证选药。

二、辨病要点

1. 辨寒热 分清风寒湿痹与风湿热痹。风湿热痹以关节红肿灼热疼痛为特征。风寒湿痹虽有关节酸痛，但无局部红肿灼热，其风气盛者为行痹，关节游走性窜疼，部位不固定；寒气盛者为痛痹，关节冷痛剧烈，部位固定而喜暖；湿气盛者为着痹，关节肿胀酸痛重着。

2. 辨虚实 痹病初起，风寒湿热之邪入侵，急性发作，以邪实为主；若反复发作，迁延日久，伤及肝肾，气血亏虚，筋骨失养，则以正虚为主。新病多实，久病多虚，临床往往虚实夹杂，以邪实为主者多见。

三、辨证荐药

（一）风寒湿痹

【证候特点】肢体、关节、肌肉呈游走性疼痛，关节肿胀，恶寒喜暖，不发热或低热，活动不利，身重。舌苔白腻或薄白，脉濡。

【选药】常用药物有小活络丸、风湿骨痛胶囊、祖师麻片、狗皮膏等。

小 活 络 丸

【组成】胆南星、制川乌、制草乌、地龙、乳香（制）、没药（制）。

【功能主治】祛风散寒，化痰除湿，活血止痛。用于风寒湿邪痹阻、痰瘀阻络所致的痹病。

【临证要点】肢体关节疼痛，或冷痛，或刺痛，或疼痛夜甚，关节屈伸不利，麻木拘挛。

【现代应用】常用于风湿性关节炎、类风湿性关节炎、肩关节周围炎、坐骨神经痛以及脑血管意外后遗症等属风寒湿邪滞留经络者。

【规格】每丸重3g。

【用法用量】黄酒或温开水送服。一次1丸，一日2次。

【使用注意】孕妇禁用；阴虚有热者忌用。

【其他剂型】片剂。

> **知识链接**
>
> 　　小活络丸与大活络丸，虽然名称类似，但组成及功能主治却有较大不同。小活络丸以祛风散寒除湿配伍化痰、活血药组成，主要用于痹病偏于寒湿而兼顽痰瘀者。大活络丸在除湿化痰活络的基础上配补气、养血、滋阴、助阳等扶正的药物，适用于邪实正虚之证。

风湿骨痛胶囊

【组成】制川乌、制草乌、红花、甘草、木瓜、乌梅、麻黄。

【功能主治】温经散寒，通络止痛。用于寒湿痹阻经络所致的痹病。

【临证要点】手足腰脊疼痛，四肢关节冷痛。

【现代应用】用于风湿性关节炎、类风湿性关节炎、颈椎病、骨质增生等属寒湿阻络所致者。

【规格】每粒装0.3g。

【用法用量】口服。一次2~4粒，一日2次。

【使用注意】本品含毒性药，不可多服久服；孕妇忌服。

【其他剂型】片剂、丸剂、颗粒剂。

祖 师 麻 片

【组成】祖师麻。

【功能主治】祛风除湿，活血止痛。用于风寒湿痹阻、瘀血阻络所致的痹病。

【临证要点】肢体关节肿痛，畏寒肢冷。

【现代应用】常用于风湿性关节炎、类风湿性关节炎等属风寒湿邪痹阻关节经络者。

【规格】每片重0.3g。

【用法用量】口服。一次3片，一日3次。

【使用注意】孕妇慎用；风湿热痹者慎用；有胃病者可饭后服用。

【其他剂型】注射液、膏药（外用）。

狗 皮 膏

【组成】生川乌、生草乌、羌活、独活、青风藤、香加皮、防风、铁丝威灵仙、苍术、蛇床子、麻黄、高良姜、小茴香、官桂、当归、赤芍、木瓜、苏木、大黄、油松节、续断、川芎、白芷、乳香、没药、冰片、樟脑、丁香、肉桂。

【功能主治】祛风散寒，活血止痛。用于风寒湿邪、气血瘀滞所致的痹病。

【临证要点】四肢麻木，腰腿疼痛；筋脉拘挛，或跌打损伤，闪腰岔气，局部肿痛；或寒湿瘀滞所致的脘腹冷痛，行经腹痛，寒湿带下，积聚痞块。

【现代应用】常用于风湿性关节炎、类风湿性关节炎、软组织损伤、急性腰扭伤、胸胁挫伤及原发性痛经等属风寒湿痹阻、气血不畅者。

【规格】黑膏药，每张净重：①12g；②15g；③24g；④30g。

【用法用量】外用。用生姜擦净患处皮肤，将膏药加温软化，贴患处或穴位。

【使用注意】孕妇忌贴腰部和腹部；风湿热痹者慎用。

（二）风湿热痹

【证候特点】关节疼痛游走不定，可见于一个或多个关节，活动不利，局部灼热红肿，痛不可触，得冷则舒，可有皮下结节或红斑，常伴有发热、汗出、口渴、烦躁。舌红苔黄腻，脉滑数。

【选药】常用药物有二妙丸、风痛安胶囊、昆明山海棠片等。

二 妙 丸

【组成】苍术（炒）、黄柏（炒）。

【功能主治】燥湿清热。用于湿热下注所致的各种病证。

【临证要点】足膝红肿热痛，痿软无力，下肢丹毒，白带，阴囊湿痒。

【现代应用】可用于关节炎、盆腔炎、阴囊湿疹、泌尿系感染、消化道溃疡、急慢性湿疹、皮炎、带状疱疹、脚气等属湿热下注者。

【规格】每60粒重3g。

【用法用量】口服。一次6~9g，一日2次。

风痛安胶囊

【组成】防己、通草、桂枝、姜黄、石膏、薏苡仁、木瓜、海桐皮、忍冬藤、黄柏、滑石粉、连翘。

【功能主治】清热利湿，活血通络。用于湿热阻络所致的痹病。

【临证要点】关节红肿热痛，肌肉酸楚。

【现代应用】常用于急性风湿性关节炎、慢性风湿性关节炎活动期属湿热阻络者。

【规格】每粒装0.3g。

【用法用量】口服。一次3~5粒，一日3次。

【使用注意】孕妇禁用；体弱年迈及脾胃虚寒者慎用。

昆明山海棠片

【组成】昆明山海棠。

【功能主治】祛风除湿，舒筋活络，清热解毒。用于风湿日久，邪毒入络，风湿顽痹。

【临证要点】关节或肌肉疼痛、屈伸不利，局部红肿灼痛；或面部、躯干、四肢斑疹鲜红；可伴有发热，舌红苔黄、脉滑数。

【现代应用】用于风湿性关节炎、类风湿性关节炎、红斑狼疮属湿热痹阻经络者。

【规格】①薄膜衣片，每片重0.29g；②糖衣片，片芯重0.28g。

【用法用量】口服。一次2片，一日3次，饭后服。

【使用注意】肾功能不全者慎用；孕妇、哺乳期妇女禁用；胃、十二指肠溃疡活动期禁用。

（三）肝肾亏虚

【证候特点】痹证日久不愈，关节疼痛时轻时重，疲劳时加重，伴腰膝酸软无力，肢体拘挛，手足麻木；或关节刺痛、屈伸不利、僵硬变形，肌肉紫暗，有硬结、瘀斑。

【选药】 常用药物有独活寄生合剂、尪痹颗粒、天麻丸等。

独活寄生合剂

【组成】 独活、桑寄生、牛膝、杜仲、熟地黄、川芎、当归、白芍、党参、茯苓、甘草、细辛、肉桂、秦艽、防风。

【功能主治】 养血舒筋，祛风除湿，补益肝肾。用于风寒湿痹阻、肝肾两亏、气血不足所致的痹病。

【临证要点】 腰膝冷痛，筋脉拘急，关节屈伸不利或麻木不仁，畏寒喜温。

【现代应用】 用于风湿性关节炎、类风湿性关节炎、坐骨神经痛、慢性关节炎、肩周炎、骨质增生性腰腿痛、慢性腰腿痛等属于肝肾气血不足之虚痹者。

【规格】 每瓶装：①20mL；②100mL。

【用法用量】 口服。一次 15～20mL，一日 3 次；用时摇匀。

【使用注意】 孕妇慎用。

【其他剂型】 丸剂、颗粒剂。

尪 痹 颗 粒

【组成】 生地黄、熟地黄、续断、附子（制）、独活、骨碎补、桂枝、淫羊藿、防风、威灵仙、皂角刺、羊骨、白芍、狗脊（制）、知母、伸筋草、红花。

【功能主治】 补肝肾，强筋骨，祛风湿，通经络。用于久痹体虚、肝肾不足、风湿阻络所致的尪痹。

【临证要点】 肌肉、关节疼痛，局部肿大、僵硬畸形，屈伸不利，行走困难，伴有腰膝酸软疼痛，畏寒喜暖，手足不温，舌淡苔白或白滑、脉沉细或细滑。

【现代应用】 常用于类风湿性关节炎、强直性脊柱炎、骨性关节炎、大骨节病、结核性关节炎、氟骨病、腰肌劳损、痛风等属于肝肾不足、风湿阻络者。

【规格】 每袋装：①3g；②6g。

【用法用量】 开水冲服。一次 6g，一日 3 次。

【使用注意】 孕妇禁用；忌食生冷食物。

【其他剂型】 片剂、胶囊剂。

天 麻 丸

【组成】 天麻、羌活、独活、盐杜仲、牛膝、粉萆薢、附子（制）、当归、地黄、玄参。

【功能主治】 祛风除湿，通络止痛，补益肝肾。用于风湿瘀阻、肝肾不足所致的痹病。

【临证要点】 肢体拘挛，手足麻木，腰腿酸痛。

【现代应用】 可用于风湿性关节炎、类风湿性关节炎、中风后遗症等属肝肾不足、风邪入络、血脉瘀阻者。

【规格】 ①大蜜丸，每丸重9g；②水蜜丸，每30丸重6g。

【用法用量】口服。大蜜丸一次 1 丸，水蜜丸一次 6g；一日 2～3 次。

【使用注意】孕妇慎用。

【其他剂型】片剂、胶囊剂。

附表：其他常用中成药

药名	组成	功能主治	用法用量
麝香风湿胶囊	制川乌、全蝎、乌梢蛇、地龙、黑豆、蜂房、麝香	祛风散寒、除湿活络。用于风寒湿痹阻所致的痹病，症见关节疼痛、局部恶风寒、屈伸不利、手足拘挛	口服。一次 4～5 粒，一日 3 次
风湿马钱片	马钱子、僵蚕、乳香、没药、全蝎、牛膝、苍术、麻黄、甘草	祛风除湿，活血祛瘀，通络止痛。用于风湿痹阻、瘀血阻络所致的痹病。症见关节疼痛、刺痛。风湿性关节炎、类风湿性关节炎、坐骨神经痛见上述证候者	口服。常用量：一次 3～4 片；极量：一次 5 片；一日一次。睡前温开水送服
祛风止痛片	老鹳草，槲寄生，威灵仙，独活，红花，续断，制草乌	祛风寒，补肝肾，壮筋骨。用于风寒湿邪所致四肢麻木、腰膝酸软、风寒湿痹等症	口服。一次 6 片，一日 2 次
木瓜丸	木瓜、当归、川芎、白芷、威灵仙、海风藤、狗脊、牛膝、制川乌、制草乌	祛风散寒，除湿通络。用于风寒湿痹阻所致的痹病，症见关节疼痛、肿胀、屈伸不利、局部恶风寒、肢体麻木、腰膝酸软	口服。一次 30 丸，一日 2 次
当归拈痛丸	当归、粉葛根、党参、苦参、炒苍术、升麻、泽泻、炒白术、知母、防风、羌活、黄芩、猪苓、茵陈蒿、甘草	清热利湿，祛风止痛。用于湿热痹阻所致的痹病，症见关节红肿热痛，亦可用于疮疡	口服。一次 9g，一日 2 次
颈复康颗粒	羌活、川芎、威灵仙、葛根、秦艽、苍术、丹参、白芍、地龙、红花、乳香、黄芪、党参、地黄、石决明、花蕊石、黄柏、王不留行、桃仁、没药、土鳖虫	活血通络，散风止痛。用于风湿瘀阻所致的颈椎病，症见头晕、颈项僵硬、肩背酸痛、手臂麻木	开水冲服。一次 1～2 袋，一日 2 次。饭后服用
冯了性风湿跌打药酒	丁公藤、桂枝、麻黄、羌活、当归、川芎、白芷、猪牙皂、苍术、厚朴、陈皮、枳壳、木香、香附、白术、山药、菟丝子、小茴香、苦杏仁、牡丹皮、泽泻、五灵脂、补骨脂、黄精、乳香、没药、蚕砂	祛风除湿，活血止痛。用于风寒湿痹，手足麻木，腰腿酸痛；或跌扑损伤，瘀滞肿痛	口服。一次 10～15mL，一日 2～3 次。外用。擦于患处；若有肿痛黑瘀，用生姜捣碎炒热，加入药酒适量，擦患处

续表

药名	组成	功能主治	用法用量
国公酒	当归、羌活、牛膝、防风、独活、牡丹皮、广藿香、槟榔、麦冬、陈皮、五加皮、厚朴、红花、天南星、枸杞子、白芷、白芍、紫草、补骨脂、青皮、白术、川芎、木瓜、栀子、苍术、枳壳、乌药、佛手、玉竹、红曲	散风祛湿，舒筋活络。用于风寒湿邪痹阻所致的痹病，症见关节疼痛、沉重、屈伸不利、手足麻木、腰腿疼痛；也用于经络不和所致的半身不遂、口眼歪斜、下肢痿软、行走无力	口服。一次 10mL，一日 2 次
伤湿止痛膏	伤湿止痛流浸膏（生草乌、生川乌、乳香、没药、生马钱子、丁香、肉桂、荆芥、防风、老鹳草、香加皮、积雪草、骨碎补、白芷、山柰、干姜）、水杨酸甲酯、薄荷脑、冰片、樟脑、芸香浸膏、颠茄流浸膏	祛风湿，活血止痛。用于风湿性关节炎、肌肉疼痛、关节肿痛	外用。贴于患处
复方南星止痛膏	生南星、生川乌、丁香、肉桂、白芷、细辛、川芎、徐长卿、乳香、没药、樟脑、冰片，辅料为松香、石蜡、凡士林、液体石蜡、水杨酸甲酯	散寒除湿，活血止痛。用于寒湿瘀阻所致的关节疼痛，肿胀，活动不利，遇寒加重	外贴。选最痛部位，最多贴 3 个部位，贴 24 小时，隔日 1 次，共贴 3 次
新型狗皮膏	生川乌、麻黄、羌活、洋金花、透骨草、高良姜、白屈菜、红花、乳香、没药、蟾酥、冰片等 22 味	祛风散寒，舒筋活血，止痛。用于急性扭伤，风湿痛，神经痛，关节和肌肉酸痛等症	贴患处

思考与练习

一、单项选择题

1. 患者身热，关节红肿热痛，活动不利，宜选（　　　）
   A. 小活络丸　　　　　　B. 风痛安胶囊　　　　　C. 祖师麻片
   D. 天麻丸　　　　　　　E. 木瓜丸

2. 肝肾不足、风湿瘀阻所致的肢体拘挛、手足麻木、腰腿酸痛，宜选（　　　）
   A. 小活络丸　　　　　　B. 风痛安胶囊　　　　　C. 祖师麻片
   D. 天麻丸　　　　　　　E. 木瓜丸

3. 风寒湿邪或痰瘀阻络所致的肢体疼痛，关节屈伸不利、麻木拘挛，宜选（　　）

　　A. 小活络丸　　　　　　　B. 风痛安胶囊　　　　　　C. 尪痹颗粒

　　D. 天麻丸　　　　　　　　E. 二妙丸

4. 久痹体虚，肝肾不足、风湿阻络所致的关节疼痛，局部肿大、僵硬畸形，屈伸不利，宜选（　　）

　　A. 小活络丸　　　　　　　B. 风痛安胶囊　　　　　　C. 尪痹颗粒

　　D. 祖师麻片　　　　　　　E. 二妙丸

5. 具有养血舒筋、祛风除湿、补益肝肾的作用，用于肝肾两亏、气血不足之风寒湿痹。可选（　　）

　　A. 小活络丸　　　　　　　B. 风痛安胶囊　　　　　　C. 祖师麻片

　　D. 独活寄生合剂　　　　　E. 二妙丸

二、案例分析

张某，男，35岁，警察，关节肿痛半年。患者半年前出现四肢大小关节疼痛，曾有双手近端指关节及腕、踝关节肿胀疼痛。现四肢大小关节疼痛，痛有定处，得温而痛减，遇寒则加剧，关节不可屈伸。双手小关节晨僵2小时。双手第2、3近端指关节梭形肿，左腕关节肿胀，关节局部皮色不红，触之不热，舌质淡红，苔薄白，脉弦紧。

请根据患者病情，推荐合适的中成药，并说明理由。

三、问答题

通过市场调查介绍3~4种当地常用治疗痹病的中成药，并说出其功效与主治。

第十八节　虚　劳

学习目标

知识目标：掌握虚劳的中医分类与临床表现及相应的治疗方法；熟悉常用中成药的功能主治；了解虚劳的病因病机及注意事项。

能力目标：能根据虚劳病例的临床特点推荐相应的中成药。

一、概述

虚劳，又称虚损，是以机体的正气（气血阴阳）不足，脏腑功能衰退为主要病机的多种慢性虚弱性证候的总称。多由先天不足、后天失养所致，以五脏虚损为主要临床表现。所谓病久体弱则为虚，久虚不复则为损，虚损日久则成劳。其病变过程，大都由积渐而成。

虚证可分为气虚、阳虚、血虚和阴虚四种。气虚和阳虚是机体功能的衰退，血虚和阴虚是体内阴血津液等物质的亏损。在临床上，气虚常导致阳虚，阴虚常兼血虚，而出现气血阴阳俱虚。故治疗上分别采取益气、养血、滋阴、助阳，或气血阴阳俱补等方法。虚损部位主要在五脏，气虚多见于脾肺，血虚多为心肝，阴虚可见肺肝肾，阳虚多见脾肾。

注意事项：①治疗虚劳证的药宜饭前服用；②感冒时不宜服用治疗虚劳证的药物；③小儿、孕妇、高血压、糖尿病患者应在医师指导下服药；④忌烟酒，忌辛辣厚味、过分滋腻、生冷不洁之物；⑤忌躁怒，节房事，适当增加运动。

西医学的各个系统的多种慢性消耗性疾病，如造血功能障碍、代谢紊乱、营养缺乏、内分泌功能紊乱、自身免疫功能低下以及各系统器官功能衰退或以虚性亢奋为主要临床表现的疾病，均可参考本病进行辨证选药。

知识链接

虚证，从现代医学观点来看，主要表现为内分泌、物质代谢、血液循环、免疫系统及中枢神经系统功能失调（低下为主），补益类中成药可通过增强机体器官系统的功能或调节它们之间的平衡失调起到治疗作用，如阴虚患者，甲状腺功能亢进，能量代谢增高，用六味地黄丸治疗，具有恢复其功能的作用。

二、辨病要点

1. 辨病因 气短乏力多为气虚；气虚兼寒象多为阳虚；头晕、面色淡而无华多为血虚；血虚兼热象为阴虚。

2. 辨病位 心悸失眠多属心；咳嗽气喘多属肺；食少、腹胀、便溏多属脾；目暗、肢麻、筋脉拘急多属肝；头晕耳鸣、腰膝酸软多属肾。

三、辨证荐药

（一）气虚（脾肺气虚）

【证候特点】少气懒言，神疲乏力，自汗，活动时诸症加剧，舌淡，脉虚。肺气虚者兼见咳喘无力，语声低微，汗出，易感冒；脾气虚者兼见四肢倦怠，食欲不振，腹胀便溏，面色萎黄，或久泻脱肛，子宫下垂，或皮肤紫癜，妇女崩漏。

【选药】常用药物有四君子丸、百令胶囊、补中益气丸、人参健脾丸（见泄泻）、玉屏风口服液（见感冒）等。

四 君 子 丸

【组成】党参、白术（炒）、茯苓、炙甘草。
【功能主治】益气健脾。用于脾胃气虚证。
【临证要点】胃纳不佳，食少便溏。
【现代应用】主要用于脾胃气虚型的消化系统疾病，如消化性溃疡、慢性胃炎、慢性结肠炎等，也可用于慢性疲劳综合征、肝炎、肾炎及神经衰弱等属脾胃气虚者。

【规格】每袋 10g。

【用法用量】口服。一次 3～6g，一日 3 次。

【其他剂型】颗粒剂、合剂、袋泡剂。

百 令 胶 囊

【组成】发酵冬虫夏草菌粉。

【功能主治】补肺肾，益精气。用于肺肾两虚之久咳虚喘、劳嗽。

【临证要点】咳嗽，气喘，咯血，腰背酸痛。

【现代应用】可用于慢性支气管炎、慢性肾功能不全的辅助治疗。

【规格】每粒装：①0.2g；②0.5g。

【用法用量】口服。一次规格①5～15 粒，或规格②2～6 粒；一日 3 次。

补 中 益 气 丸

【组成】炙黄芪、党参、炙甘草、炒白术、当归、升麻、柴胡、陈皮。

【功能主治】补中益气，升阳举陷。用于脾胃虚弱、中气下陷所致的泄泻、脱肛、阴挺等症。

【临证要点】体倦乏力，食少腹胀，便溏久泻，肛门下坠或脱肛，子宫脱垂。

【现代应用】用于胃下垂、子宫脱垂、直肠脱垂、崩漏、低血压、眼睑下垂、重症肌无力、疝气、慢性结肠炎等属脾虚气陷者。

【规格】大蜜丸，每丸重 9g。

【用法用量】口服。大蜜丸一次 1 丸，一日 2～3 次。

【其他剂型】颗粒剂、合剂、口服液。

(二) 血虚（心肝血虚）

【证候特点】面色萎黄或淡白无华，头晕眼花，唇、指甲、舌色淡，脉细。心血虚者兼心悸健忘，失眠多梦；肝血虚者兼目眩、视物不清，肢体麻木，筋脉拘急，月经量少甚至闭经。

【选药】常用药物有四物合剂、驴胶补血颗粒、健脾生血片等。

四 物 合 剂

【组成】当归、川芎、白芍、熟地黄。

【功能主治】养血调经。用于血虚证。

【临证要点】面色萎黄，头晕眼花，心悸气短及月经不调。

【现代应用】用于妇女月经不调、痛经、功能性子宫出血、不完全流产、不孕等属血虚者。

【规格】①每支 10mL；②每瓶 100mL。

【用法用量】口服。一次 10～15mL，一日 3 次。

【其他剂型】丸剂、颗粒剂。

知识链接

> 四物合剂是补血的常用制剂，也是调经的基本药，临床上多用于血虚而又血行不畅的病证。其同类药有：①圣愈汤（《医宗金鉴》），为四物汤加补气药人参、黄芪，功效补气生血、补气摄血，可用于经血过多、精神倦怠、四肢无力者；②桃红四物汤（片剂），为四物汤加活血祛瘀药桃仁、红花，用于血虚兼血瘀所致的月经量多、色紫质黏稠或有血块，腹痛、腹胀等。

驴胶补血颗粒

【组成】阿胶、黄芪、党参、熟地黄、白术、当归。

【功能主治】补血益气调经。用于久病气血两虚证。

【临证要点】体虚乏力，面黄肌瘦，头晕目眩，月经过少，闭经。

【现代应用】可用于肺结核、低血压、贫血、崩漏等属久病血虚者。

【规格】每袋装：①20g；②8g（无蔗糖）。

【用法用量】开水冲服。一次 1 袋，一日 2 次。

【使用注意】感冒及体实有热者慎用。

【其他剂型】丸剂。

健脾生血片

【组成】党参、茯苓、炒白术、甘草、黄芪、山药、炒鸡内金、醋龟甲、麦冬、五味子、龙骨、煅牡蛎、大枣、硫酸亚铁。

【功能主治】健脾和胃，养血安神。用于小儿脾胃虚弱及心脾两虚所致的血虚证。

【临证要点】面色萎黄或㿠白，倦怠乏力，食少纳呆，脘腹胀闷，大便不调，烦躁多汗，舌淡苔白，脉细弱。

【现代应用】用于小儿脾胃虚弱，缺铁性贫血属心脾两虚者。

【规格】每片重 0.6g。

【用法用量】饭后口服。1 岁以内，一次 0.5 片；1～3 岁，一次 1 片；3～5 岁，一次 1.5 片；5～12 岁，一次 2 片；成人一次 3 片；一日 3 次。或遵医嘱，四周为一疗程。

【使用注意】忌茶；勿与含鞣酸类药物合用；用药期间，部分患儿可出现牙齿颜色变黑，停药后可逐渐消失；少数患儿服药后，可见短暂性食欲下降、恶心呕吐、轻度腹泻，多可自行缓解。

【其他剂型】颗粒剂。

（三）气血两虚

【证候特点】少气懒言，神疲乏力，自汗，头晕目眩，面色萎黄或淡白无华，舌淡少苔，脉细无力。

【选药】常用药物有八珍丸、复方阿胶浆、当归补血口服液等。

八 珍 丸

【组成】党参、炒白术、茯苓、甘草、当归、白芍、川芎、熟地黄。

【功能主治】补气益血。用于气血两虚证。

【临证要点】面色萎黄，食欲不振，四肢乏力，月经过多。

【现代应用】用于贫血、低血糖性晕厥、习惯性流产、产后失血、月经不调、崩漏以及疮疡久溃不敛等属气血两虚者。

【规格】大蜜丸，每丸重9g。

【用法用量】口服。大蜜丸一次1丸，一日2次。

【其他剂型】片剂、合剂、颗粒剂、胶囊剂、煎膏剂、茶剂。

复方阿胶浆

【组成】阿胶、红参、熟地黄、党参、山楂。

【功能主治】补气养血，滋阴填精。用于气血两虚证。

【临证要点】面色萎黄，头晕目眩，心悸气短，失眠健忘，食欲不振，月经不调，唇甲色淡，舌淡脉细。

【现代应用】用于白细胞减少症和贫血。

【规格】每瓶装：①20mL；②200mL；③250mL；④20mL（无蔗糖）。

【用法用量】口服。一次20mL，一日3次。

【使用注意】不宜与藜芦、五灵脂、皂荚及其制剂同时服用；服药期间不宜喝茶和吃白萝卜。

【其他剂型】颗粒剂、胶囊剂、口服液。

当归补血口服液

【组成】当归、黄芪。

【功能主治】补气养血。适用于气血两虚、身体虚弱证。

【临证要点】乏力自汗，面色无华，食欲不振或气虚发热，妇女经期产后发热，或疮疡溃后久不收口。

【现代应用】可用于大失血、术后贫血、妇人月经过多、过敏性紫癜、再生障碍性贫血及低热等属气血两虚者。

【规格】每支装10mL。

【用法用量】口服。一次10mL，一日2次。

【其他剂型】丸剂、颗粒。

（四）阴虚（肺肾阴虚、肝肾阴虚）

【证候特点】形体消瘦，口干咽燥，潮热，颧红，盗汗，五心烦热，舌红少苔，脉细数。肺阴虚者兼干咳，咳血，声音嘶哑；肾阴虚者兼头晕耳鸣，腰膝酸软，骨蒸潮热，遗精；肝阴虚者兼目干畏光，视物昏花，急躁易怒，肢体麻木，面色潮红。

【选药】常用药物有二至丸、大补阴丸、六味地黄丸等。

二 至 丸

【组成】女贞子、墨旱莲。

【功能主治】补益肝肾，滋阴止血。用于肝肾阴虚证。

【临证要点】眩晕耳鸣，咽干鼻燥，腰膝酸痛，月经量多及须发早白等。

【现代应用】用于失眠、心悸、神经衰弱、高血压、白发、脱发、皮肤紫癜、更年期综合征、功能性子宫出血等属肝肾阴虚者。

【规格】每瓶装：①30g；②60g。

【用法用量】口服。一次9g，一日2次。

【使用注意】脾胃虚寒腹泻者慎用。

大 补 阴 丸

【组成】熟地黄、盐知母、盐黄柏、醋龟甲、猪脊髓。

【功能主治】滋阴降火。用于阴虚火旺证。

【临证要点】潮热盗汗，咳嗽咯血，耳鸣遗精。

【现代应用】可用于肺结核、肾结核、骨结核、甲状腺功能亢进、糖尿病、神经衰弱、妇女更年期综合征、肾盂肾炎等属阴虚火旺者。

【规格】大蜜丸，每丸重9g。

【用法用量】口服。大蜜丸一次1丸，一日2次。

【使用注意】感冒及实热证者慎用；脾胃虚弱者慎用。

六味地黄丸

【组成】熟地黄、山茱萸、牡丹皮、山药、茯苓、泽泻。

【功能主治】滋阴补肾。用于肾阴亏损诸证。

【临证要点】头晕耳鸣，腰膝酸软，骨蒸潮热，盗汗遗精，消渴。

【现代应用】可用于慢性咽喉炎、慢性支气管炎及哮喘、肺结核、糖尿病、慢性肾炎、肾病综合征、更年期综合征、高血压、神经衰弱、小儿发育不良、甲状腺功能亢进等属肾阴虚者。

【规格】①大蜜丸，每丸重9g；②浓缩丸，每8丸重1.44g（相当于饮片3g）。

【用法用量】口服。大蜜丸一次1丸，一日2次；浓缩丸一次8丸，一日3次。

【使用注意】肾阳虚者慎用；感冒者慎用。

【其他剂型】胶囊剂、颗粒剂、口服液、片剂。

（五）阳虚（脾肾阳虚）

【证候特点】畏寒肢冷，面色㿠白，神疲乏力，尿清便溏，舌淡胖有齿痕，脉沉迟无力。脾阳虚者兼脘腹冷痛，喜温喜按，肠鸣腹泻；肾阳虚者兼腰膝冷痛，夜尿频数，阳痿，宫冷，或下肢水肿，或五更泄泻，下利清谷。

【选药】常用药物有桂附地黄丸、右归丸、济生肾气丸、肾宝合剂、刺五加片等。

桂附地黄丸

【组成】肉桂、附子（制）、熟地黄、山茱萸、牡丹皮、山药、茯苓、泽泻。

【功能主治】温补肾阳，用于肾阳不足证。

【临证要点】腰膝酸冷，肢体浮肿，小便不利或反多，痰饮喘咳，消渴。

【现代应用】用于糖尿病、甲状腺功能低下、慢性肾炎、更年期综合征、不孕不育等属肾阳虚者。

【规格】大蜜丸，每丸重9g。

【用法用量】口服。大蜜丸一次1丸，一日2次。

【使用注意】孕妇忌服；忌食生冷油腻。

【其他剂型】胶囊剂。

右　归　丸

【组成】熟地黄、附子、肉桂、山药、山茱萸、菟丝子、鹿角胶、枸杞子、当归、盐杜仲。

【功能主治】温补肾阳，填精止遗。用于肾阳不足，命门火衰证。

【临证要点】腰膝酸冷，精神不振，畏寒肢冷，阳痿遗精，大便溏薄，尿频而清。

【现代应用】用于男子精少不育、老年带下过多、慢性气管炎、慢性肾炎、糖尿病等属于肾阳不足者。

【规格】①大蜜丸，每丸重9g；②小蜜丸，每10丸重1.8g。

【用法用量】口服。大蜜丸一次1丸，小蜜丸一次9g；一日3次。

【使用注意】孕妇忌服；阴虚火旺者忌服；忌食生冷。

【其他剂型】胶囊剂。

济生肾气丸

【组成】熟地黄、山药、山茱萸、茯苓、泽泻、牡丹皮、附子、肉桂、牛膝、车前子。

【功能主治】温肾化气，利水消肿。用于肾阳不足、水湿内停所致的肾虚水肿。

【临证要点】腰膝酸重，小便不利，痰饮咳喘。

【现代应用】用于甲状腺功能低下、慢性肾炎、肾功能不全、心源性水肿、内分泌失调、营养不良性浮肿等属于肾阳不足者。

【规格】大蜜丸，每丸重9g。

【用法用量】口服。大蜜丸一次1丸，一日2~3次。

【使用注意】孕妇忌服。

肾 宝 合 剂

【组成】红参、熟地黄、淫羊藿、制何首乌、葫芦巴、肉苁蓉、枸杞子、菟丝子、金樱子、当归、覆盆子、黄芪、蛇床子、川芎、补骨脂、茯苓、小茴香、五味子、白术、车前子、山药、炙甘草。

【功能主治】调和阴阳，温阳补肾，扶正固本。用于肾阳亏虚之阳痿，遗精，带下等。

【临证要点】腰腿酸痛，精神不振，夜尿频多，畏寒肢冷；妇女月经过多，白带清稀诸症。

【现代应用】可用于男子精少不育，女子月经不调、不孕及性功能低下等属肾阳亏虚者。

【规格】①100mL（瓶）；②150mL（瓶）；③200mL（瓶）；④10mL（支）。

【用法用量】口服。一次 10～20mL，一日 3 次。

【使用注意】孕妇忌服；儿童禁用。

【其他剂型】胶囊剂、颗粒剂、糖浆剂、片剂。

刺 五 加 片

【组成】刺五加浸膏。

【功能主治】益气健脾，补肾安神。用于脾肾阳虚，体虚乏力等。

【临证要点】体虚乏力，食欲不振，腰膝酸痛，失眠多梦。

【现代应用】用于低血压、冠心病心绞痛、神经衰弱、白细胞减少症、更年期综合征等属脾肾阳虚者。

【规格】每片含水浸膏0.15g。

【用法用量】口服。一次 2～3 片，一日 2 次。

【其他剂型】胶囊剂。

附表：其他常用中成药

药名	组成	功能主治	用法用量
阿胶补血口服液	阿胶、熟地黄、党参、黄芪、白术、枸杞子	补益气血，滋阴润肺。用于气血两虚所致的久病体弱、目昏、虚劳咳嗽	口服。一次 20mL，早晚各一次，或遵医嘱
新血宝胶囊	鸡血藤、黄芪、大枣、当归、白术、陈皮、硫酸亚铁	补血益气，健脾和胃。用于缺铁性贫血所致的气血两虚证	口服。一次 2 粒，一日3 次
十全大补丸	党参、白术、茯苓、熟地黄、当归、白芍、川芎、炙黄芪、肉桂、炙甘草	温补气血。用于气血两虚，面色苍白，气短心悸，头晕自汗，体倦乏力，四肢不温，月经量多	口服。一次 1 丸，一日2～3次

续表

药名	组成	功能主治	用法用量
人参养荣丸	人参、白术、炙黄芪、茯苓、当归、熟地黄、白芍、陈皮、五味子、远志、肉桂、炙甘草	温补气血。用于心脾不足，气血两亏，形瘦神疲，食少便溏，病后虚弱。	口服。一次1丸，一日1~2次
归芍地黄丸	当归、白芍、熟地黄、山茱萸、山药、茯苓、牡丹皮、泽泻	滋肝肾，补阴血，清虚热。用于肝肾两亏，阴虚血少，头晕目眩，耳鸣咽干，午后潮热，腰腿酸痛，足跟疼痛	口服。一次1丸，一日2~3次
知柏地黄丸	知母、黄柏、熟地黄、山茱萸、山药、茯苓、牡丹皮、泽泻	滋阴降火。用于阴虚火旺，潮热盗汗，口干咽痛，耳鸣遗精，小便短赤	口服。一次1丸，一日2次
河车大造丸	紫河车、天冬、麦冬、熟地黄、盐杜仲、牛膝、盐黄柏、醋龟甲	滋阴清热，补肾益肺。用于肺肾两亏，虚劳咳嗽，骨蒸潮热，盗汗遗精，腰膝酸软	口服。一次1丸，一日2次
金水宝片	发酵虫草菌粉	补益肺肾、秘精益气。用于肺肾两虚，精气不足，久咳虚喘，神疲乏力，不寐健忘，腰膝酸软，月经不调，阳痿早泄，以及慢性支气管炎、慢性肾功能不全、高脂血症、肝硬化见上述证候者	口服。一次2片，一日3次
龟龄集	红参、鹿茸、枸杞子、海马、丁香、穿山甲、雀脑、牛膝、熟地黄、锁阳、补骨脂、杜仲、菟丝子、石燕、甘草、肉苁蓉、天冬、砂仁、淫羊藿	强身补脑，固肾补气，增进食欲。用于肾亏阳弱，记忆减退，夜梦精溢，腰酸腿软，气虚咳嗽，五更溏泻，食欲不振	口服。一次0.6g，一日1次，早饭前2小时用淡盐水送服
益肾灵颗粒	枸杞子、五味子、女贞子、覆盆子、车前子、沙苑子、韭菜子、附子、芡实、补骨脂、桑椹、淫羊藿、金樱子	温阳补肾。用于肾气亏虚、阳气不足所致的阳痿、早泄、遗精或弱精症	开水冲服。一次1袋，一日3次
龟鹿二仙膏	龟甲、鹿角、党参、枸杞子	温肾益精，补气养血。用于肾虚精亏所致的腰膝酸软、遗精、阳痿	口服。一次15~20g，一日3次
七宝美髯丸	制首乌、当归、补骨脂、枸杞子、菟丝子、茯苓、牛膝	滋补肝肾。用于肝肾不足，须发早白，遗精早泄，头眩耳鸣，腰酸背痛	开水送服。一次8g，一日2次
五子衍宗丸	枸杞子、菟丝子、覆盆子、五味子、车前子	补肾益精。用于肾虚精亏所致的阳痿不育、遗精早泄、腰痛、尿后余沥	口服。一次1丸，一日2次

续表

药名	组成	功能主治	用法用量
肾骨胶囊	牡蛎	促进骨质形成，维持神经传导、肌肉收缩、毛细血管正常渗透压，保持血液酸碱平衡。用于儿童、成人或老年人缺钙引起的骨质疏松、骨质增生、骨痛、肌肉痉挛、小儿佝偻症。	口服。一次1~2粒，一日3次
贞芪扶正颗粒	黄芪、女贞子	提高人体免疫功能，保护骨髓和肾上腺皮质功能；用于各种疾病引起的虚损；配合手术、放射线、化学治疗，促进机体正常功能的恢复	口服。一次1袋，一日2次

思考与练习

一、单项选择题

1. 由女贞子、墨旱莲制成的中成药为（　　　）
   A. 大补阴丸　　　　　　　B. 二至丸　　　　　　　C. 玉屏风颗粒
   D. 贞芪扶正颗粒　　　　　E. 右归丸

2. 组成玉屏风颗粒的药物是（　　　）
   A. 黄芪、女贞子　　　　　B. 黄芪、防风、白术　　C. 当归、黄芪
   D. 党参、麦冬、五味子　　E. 女贞子、墨旱莲

3. 可以治疗体倦乏力、内脏下垂的中成药是（　　　）
   A. 左归丸　　　　　　　　B. 生脉颗粒　　　　　　C. 补中益气丸
   D. 五子衍宗丸　　　　　　E. 玉屏风颗粒

4. 四物合剂的组成是（　　　）
   A. 当归、川芎、白芍、熟地　　　　B. 党参、白术（炒）、茯苓、炙甘草
   C. 人参、麦冬、五味子　　　　　　D. 龟甲、鹿角、党参、枸杞子
   E. 熟地、知母、黄柏、龟甲

5. 复方阿胶浆主要治疗（　　　）
   A. 气血两虚　　　　　　　B. 心脾两虚　　　　　　C. 久病体弱，气亏目昏
   D. 阴虚气弱　　　　　　　E. 肝肾不足

二、案例分析

张某，女，35岁，自2000年8月产后，月经不调，经期延长，月经量多，加之带小孩劳累，平素喜发怒，经常头晕目眩。现头晕目眩加重，伴失眠多梦，心悸，活动后

气短，胁痛，肢体麻木，筋脉拘急，面色萎黄，睑结膜苍白，指甲淡白，舌淡苔薄白，脉细涩。

请根据患者病情，推荐合适的中成药，并说明理由。

三、问答题

通过市场调查介绍3~4种当地常用治疗虚损的中成药，并说出其功效与主治。

第十九节　高脂血症

学习目标

知识目标：掌握高脂血症的中医分类与临床表现及相应的治疗方法；熟悉常用中成药的功能主治；了解高脂血症的病因病机及注意事项。

能力目标：能根据高脂血症病例的临床特点推荐相应的中成药。

一、概述

高脂血症，是指各种原因导致的血浆中胆固醇和/或甘油三酯水平升高。高脂血症是现代医学的病名，祖国医学无此病名，多属肥胖、痰饮等病范畴。多见于中老年人。

中医学认为此病多因长期恣食肥甘厚味及过逸少动所致，当属本虚标实之证，其中肝郁脾虚为本，痰浊、血瘀为标，痰浊、瘀血相互影响，加重病情的发展。本病常见证型有气虚血瘀、痰瘀内阻、脾肾两虚和肝肾阴虚等。治疗上以活血化瘀、祛痰化浊、通调气血治其标，健脾益气治其本为法进行降脂治疗。

注意事项：①应定期检查血脂，高脂血症可无明显临床症状，其诊断以实验室检查发现血脂增高为主；②注意合理的饮食调节，宜低脂饮食；③生活方式要有规律性，适当参加体育运动，并要保持良好的心态。

知识链接

高脂血症患者血浆中的胆固醇和甘油三酯，与血液中蛋白质和其他类脂如磷脂一起组成亲水性的脂蛋白，故高脂血症实际上指的是高脂蛋白血症。近年来，医学界已认识到血浆中高密度脂蛋白降低和低密度脂蛋白升高也是一种血脂代谢紊乱，因此，有人建议采用"脂质异常血症"这一病名更为准确，但由于"高脂血症"一名使用时间长，且简明通俗，所以仍然广泛使用。高脂血症是动脉粥样硬化的主要病因之一，而动脉粥样硬化又可引发多种血管及脏器疾病，如冠心病、高血压、糖尿病、心脑血管疾病和肾脏疾病等。

二、辨病要点

1. 实验室检查 血脂高于正常范围，其中胆固醇值高于 5.2mmol/L，甘油三酯高于 1.70mmol/L，低密度脂蛋白高于 3.12mmol/L。

2. 辨病因 高脂血症兼形体肥胖，肢体困重，头昏沉，胸闷不舒，苔腻者多为痰瘀内阻；兼心悸，气短，乏力者多为气虚血瘀；兼腰酸耳鸣，潮热，五心烦热者多为肝肾阴虚；兼畏寒肢冷，尿少浮肿者多为脾肾阳虚。

三、辨证荐药

（一）气虚血瘀

【证候特点】血脂升高，可伴有神疲乏力，头晕耳鸣，心悸气短，胸闷胸痛，舌质紫暗，脉细涩。

【选药】常用药物有脂脉康胶囊、绞股蓝总苷片、参芍片等。

脂脉康胶囊

【组成】普洱茶、刺五加、山楂、莱菔子、荷叶、葛根、菊花、黄芪、黄精、何首乌、茺蔚子、杜仲、大黄（酒制）、三七、槐花、桑寄生。

【功能主治】消食，降脂，通血脉，益气血。用于瘀浊内阻、气血不足之高脂血症。

【临证要点】血脂升高，肢体困重，气短乏力，头晕眼花等。

【现代应用】常用于动脉硬化症及高脂血症属瘀浊内阻、气血不足者。

【规格】每粒装 0.3g。

【用法用量】口服。一次 5 粒，一日 3 次。

绞股蓝总苷片

【组成】绞股蓝总苷。

【功能主治】养心健脾，益气和血，除痰化瘀，降血脂。用于高脂血症。

【临证要点】血脂升高，心悸气短，胸闷肢麻，眩晕头痛，健忘耳鸣，自汗乏力或脘腹胀满。

【现代应用】可用于高血压、高脂血症、糖尿病、动脉粥样硬化等心脑血管疾病属心脾气虚、痰阻血瘀者的辅助治疗。

【规格】每片重：①60mg；②20mg。

【用法用量】口服。一次 1 片，一日 3 次。

【其他剂型】胶囊剂、颗粒剂、滴丸剂。

参 芍 片

【组成】白芍、人参茎叶皂苷。

【功能主治】活血化瘀，益气止痛。用于气虚血瘀所致的病证。

【临证要点】胸闷，胸痛，心悸，气短。

【现代应用】可用于冠心病心绞痛、肺源性心脏病、慢性肺心病、高脂血症等属气虚血瘀者。

【规格】每片重 0.3g。

【用法用量】口服。一次 4 片，一日 2 次。

【其他剂型】胶囊剂。

（二）痰瘀内阻

【证候特点】多见于肥胖之人，平时经常头昏沉重，胸闷胸痛，肢重肢麻，乏力倦怠，舌暗或淡胖，苔滑腻或白腻，脉弦滑或涩。

【选药】常用药物有荷丹片、血脂康胶囊、血脂宁丸、血脂灵片等。

荷　丹　片

【组成】荷叶、丹参、山楂、番泻叶、补骨脂（盐炒）。

【功能主治】化痰降浊，活血化瘀。用于高脂血症属痰浊夹瘀证候者。

【临证要点】形体肥胖，头昏头重，心悸气短，胸闷胸痛，肢重肢麻。

【现代应用】可用于肥胖合并高脂血症属痰浊血瘀证候者。

【规格】每片重 0.73g。

【用法用量】口服。一次 2 片，一日 3 次。饭前服用，8 周为一疗程，或遵医嘱。

【使用注意】偶见腹泻、恶心、口干；脾胃虚寒、便溏者忌服；孕妇禁服。

【其他剂型】胶囊剂。

血脂康胶囊

【组成】红曲。

【功能主治】化浊降脂，活血化瘀，健脾消食。用于痰阻血瘀所致的高脂血症。

【临证要点】气短乏力，头晕头痛，胸闷，腹胀、食少纳呆。

【现代应用】常用于高脂血症及动脉粥样硬化引起的心脑血管疾病的辅助治疗，还可用于高黏血症、脂肪肝等属痰阻血瘀者。

【规格】每粒装 0.3g。

【用法用量】口服。一次 2 粒，一日 2 次。早晚饭后服用。

血脂宁丸

【组成】决明子、山楂、荷叶、制何首乌。

【功能主治】化浊降脂，润肠通便。用于痰浊阻滞型高脂血症。

【临证要点】头昏胸闷，大便干燥。

【现代应用】用于增强冠状动脉的血液循环，提高心肌对强心苷作用的敏感性，抗心律失常及高脂血症。

【规格】 每丸重9g。

【用法用量】 口服。一次2丸，一日2~3次。

【使用注意】 严重胃溃疡、胃酸分泌过多者禁用或慎用；孕妇慎用。

血 脂 灵 片

【组成】 泽泻、决明子、山楂、制何首乌。

【功能主治】 化浊降脂，润肠通便。用于痰浊阻滞型高脂血症。

【临证要点】 头昏胸闷，大便干燥。

【现代应用】 常用于高脂血症。此外本品也有一定的减肥、降压、明目通便、增进食欲、软化血管、调节人体免疫力、改善心电图和心功能、延缓动脉粥样硬化等作用。

【规格】 每片重0.3g。

【用法用量】 口服。一次4~5片，一日3次。

【其他剂型】 胶囊剂。

（三）肝肾阴虚

【证候特点】 头晕耳鸣，两眼昏花干涩，腰膝酸软，须发早白，口干舌燥，五心烦热，潮热盗汗，舌红少苔，脉细数。

【选药】 常用药物有降脂灵片等。

降 脂 灵 片

【组成】 制首乌、决明子、黄精、木香、山楂、金樱子、桑寄生、泽泻。

【功能主治】 补肝益肾，养血明目。用于肝肾阴虚型高脂血症。

【临证要点】 血脂升高，头晕，目昏，须发早白。

【现代应用】 高脂血症及高血压、冠心病的辅助治疗。

【规格】 ①薄膜衣片，每片重0.31g；②糖衣片，片芯重0.30g。

【用法用量】 口服。一次5片，一日3次。

【其他剂型】 胶囊剂、颗粒剂。

（四）脾肾两虚

【证候特点】 形体肥胖，面浮足肿，神疲乏力，畏寒肢冷，腰膝酸软，腹胀纳呆，舌淡胖，脉沉迟。

【选药】 常用药物有桑葛降脂丸等。

桑 葛 降 脂 丸

【组成】 桑寄生、葛根、山药、大黄、山楂、丹参、红花、泽泻、茵陈、蒲公英。

【功能主治】 补肾健脾，通下化瘀，清热利湿。用于脾肾两虚、痰浊血瘀型高脂血症。

【临证要点】 血脂升高，气短乏力，胸闷纳呆，头重体困，腰膝酸软，眩晕耳鸣，大便干燥。

【现代应用】 主要用于高脂血症属于脾肾两虚、痰浊血瘀者。

【规格】 每30丸重1g。

【用法用量】 口服。一次4g，一日3次；或遵医嘱。

【使用注意】 脾虚便溏者慎服；孕妇禁用。

思考与练习

一、单项选择题

1. 具有补肝益肾、养血、明目、降脂功效，用于肝肾阴虚型高脂血症的中成药是
（   ）

    A. 桑葛降脂丸   B. 降脂灵片   C. 绞股蓝总苷片

    D. 血脂康胶囊   E. 脂脉康胶囊

2. 具有养心健脾、益气和血、除痰化瘀、降血脂作用，用于心脾气虚、痰阻血瘀型高脂血症的中成药是（   ）

    A. 桑葛降脂丸   B. 降脂灵片   C. 绞股蓝总苷片

    D. 血脂康胶囊   E. 脂脉康胶囊

二、案例分析

王某，男，55岁，职员，患者体型肥胖，两年前单位体检时发现血脂偏高。近来经常头昏，胸闷胀痛，肢体麻木沉重，身体倦怠乏力，食欲不振，腹胀大便溏泄，舌胖大、色紫暗，苔腻，脉濡缓。

请根据患者病情，推荐合适的中成药，并说明理由。

三、问答题

通过市场调查介绍2~3种当地常用治疗高脂血症的中成药，并说出其功效与主治。

第二章 妇 科 用 药

第一节 月 经 不 调

■■ 学习目标

　　知识目标：掌握月经不调的中医分类与临床表现及相应的治疗方法；熟悉常用中成药的功能主治；了解月经不调的病因病机及注意事项。

　　能力目标：能根据月经不调病例的临床特点推荐相应的中成药。

一、概述

　　月经不调是常见的妇科疾病，是指妇女月经周期、经量、经色、经质异常的一类疾病。包括月经先期、月经后期、月经先后无定期、经期延长、月经过多、月经过少、经行不畅等。

　　月经不调的病因病机主要是情志内伤、外感六淫或劳逸失常使脏腑功能失常、气血失调，致冲任督带受损。该病证候类型较多，如气虚、气滞、血虚、血热、血寒、血瘀等，但临床上以各种证型错杂为多见。

　　注意事项：①感冒时不宜服用本类药；②经期禁止游泳，防止病菌上行感染；③忌食生冷及辛辣之品，多饮水；④禁烟酒；⑤避免过度劳累或剧烈运动，保持心情舒畅。

二、辨病要点

1. 辨病因　若因情志不遂、精神刺激所致者，多为肝郁气滞；若经期冒雨涉水，或临经贪食生冷，或久居寒湿之地所致者，多为寒凝胞宫；若因房劳多产所致者，多为肝肾虚损；若因大病久病、体虚未复所致者，多为气血虚弱。

2. 辨寒热虚实　若经行先期，量多色红，质稠夹有血块，有腥臭之气，多为血热；若经行先期，量多色淡红，质清稀，无腥臭之气，多为气虚；若经行后期，量少色暗，夹有血块，多为寒证；若经行后期，量少色淡，质稀，多为血虚；若经行先后不定，量或多或少，经色紫暗，或夹有血块，多为肝郁血滞；若经行先后不定，质稠而臭秽者，多为血热。

3. 辨月经的兼夹证候　若经行大便稀薄，脘腹满闷，纳呆神疲者，多为脾虚；若经行泄泻必先腹痛，泻后痛减，胸胁痞闷、嗳气不舒者，多为肝郁脾虚；若经行大便如水样，每于五更必泻，伴有腰酸肢冷者，多属肾虚。

知识链接

　　月经周期异常包括：①月经先期：指周期提前 7 天以上；②月经后期：指周期延后 7 天以上；③月经先后不定期：指月经有时提前有时延后 7 天以上。闭经是指连续 3 个月不来月经。经期异常多为经期延长。经量异常包括月经过多、月经过少。

　　此外，还有生理性的月经周期异常，称并月、居经、避年、暗经。月经两个月一次者为并月；3 个月一次者为居经，又称为季经；一年一次者为避年；月经终生不来且又能怀孕者为暗经。

三、辨证荐药

（一）气血两虚

【证候特点】月经色淡、质清稀，常伴有倦怠乏力，气短懒言，面色无华，头晕眼花，食欲下降，舌淡，苔白，脉细弱无力。

【选药】常用药物有八珍益母丸、乌鸡白凤丸、八宝坤顺丸、女金丸、妇科十味片、四物合剂（见虚劳）等。

八珍益母丸

【组成】益母草、党参、白术、茯苓、甘草、当归、白芍、川芎、熟地黄。

【功能主治】益气养血，活血调经。用于气血两虚兼有血瘀所致的月经不调。

【临证要点】月经周期错后，行经量少，淋沥不净，精神不振，肢体乏力。

【现代应用】常用于妇女月经不调、产后瘀阻腹痛、恶露不尽等见有上述证候者。

【规格】大蜜丸，每丸重 9g。

【用法用量】口服。大蜜丸一次 1 丸，一日 2 次。

【其他剂型】片剂、胶囊剂、煎膏剂。

乌鸡白凤丸

【组成】乌鸡、鹿角胶、鳖甲、牡蛎、桑螵蛸、人参、黄芪、当归、白芍、香附、天冬、甘草、生地黄、熟地黄、川芎、银柴胡、丹参、山药、芡实、鹿角霜。

【功能主治】补气养血，调经止带。用于气血两虚之月经不调。

【临证要点】月经不调，痛经，崩漏带下，腰膝酸软，产后体虚。

【现代应用】常用于妇女月经不调、痛经、功能性子宫出血、带下、子宫肌瘤、产后恶露不尽、产后低热、更年期综合征等。此外亦可用于原发性血小板减少性紫癜，隐匿性肾炎，再生障碍性贫血等见有上述证候者。

【规格】大蜜丸，每丸重9g。

【用法用量】口服。大蜜丸一次1丸，一日2次。

【使用注意】孕妇忌服；气滞血瘀或实热引起的月经不调、崩漏不宜使用；服本药时不宜同时服用藜芦、五灵脂、皂荚及其制剂。

【其他剂型】片剂、颗粒剂、胶囊剂、煎膏剂。

八宝坤顺丸

【组成】熟地黄、地黄、白芍、当归、川芎、人参、白术、茯苓、甘草、益母草、黄芩、牛膝、橘红、沉香、木香、砂仁、琥珀。

【功能主治】益气养血调经。用于气血两虚所致的月经不调。

【临证要点】经期后错，经血量少，经行腹痛。

【现代应用】常用于妇女月经不调、痛经、闭经、白带、先兆流产、产后腹痛等见上述证候者。

【规格】每丸重9g。

【用法用量】口服。一次1丸，一日2次。

女 金 丸

【组成】当归、白芍、熟地黄、川芎、党参、炒白术、肉桂、茯苓、甘草、牡丹皮、益母草、没药、醋延胡索、藁本、白芷、白薇、黄芩、砂仁、陈皮、醋香附、煅赤石脂、鹿角霜、阿胶。

【功能主治】益气养血，理气活血，止痛。用于气血两虚、气滞血瘀所致的月经不调。

【临证要点】月经提前或月经错后，月经量多，神疲乏力，经水淋沥不净，行经腹痛。

【现代应用】常用于妇女痛经、不孕症、慢性盆腔炎、附件炎、更年期综合征等见上述证候者。

【规格】①水蜜丸，每10丸重2g；②大蜜丸，每丸重9g。

【用法用量】口服。水蜜丸一次5g，大蜜丸一次1丸；一日2次。

【使用注意】孕妇慎用。

妇科十味片

【组成】醋香附、川芎、当归、醋延胡索、白术、甘草、大枣、白芍、赤芍、熟地黄、碳酸钙。

【功能主治】养血舒肝，调经止痛。用于血虚肝郁所致的月经不调、痛经、月经前后诸证。

【临证要点】行经后错，经水量少、有血块，行经小腹疼痛，血块排出痛减，经前双乳胀痛、烦躁、食欲不振。

【现代应用】常用于月经不调、行经腹痛、月经前后诸证及功能性子宫出血见上述证候者。

【规格】每片重0.3g。

【用法用量】口服。一次4片，一日3次。

(二) 气滞血瘀

【证候特点】经色暗红或紫黑，质黏稠，有血块，兼见心烦急躁，胸胁及乳房胀痛，嗳气不舒，小腹或两侧小腹疼痛。舌质紫暗或有瘀斑、瘀点，苔白或薄黄，脉沉弦或沉涩。

【选药】常用药物有少腹逐瘀丸、益母草颗粒、复方滇鸡血藤膏等。

少腹逐瘀丸

【组成】当归、蒲黄、五灵脂、赤芍、小茴香、延胡索、没药、川芎、肉桂、炮姜。

【功能主治】温经活血，散寒止痛。用于寒凝血瘀所致的月经不调、痛经、产后腹痛等。

【临证要点】行经后错，行经小腹冷痛，经血紫暗、有血块，产后小腹疼痛、喜热、拒按。

【现代应用】常用于妇女月经不调、痛经、慢性盆腔炎、子宫内膜异位症、卵巢囊肿、子宫肌瘤、功能性子宫出血、不孕症等见上述证候者。

【规格】每丸重9g。

【用法用量】温黄酒或温开水送服。一次1丸，一日2~3次。

【使用注意】孕妇忌服。

【其他剂型】颗粒剂、胶囊剂。

益母草颗粒

【组成】益母草。

【功能主治】活血调经。用于血瘀所致的月经不调、产后恶露不绝等。

【临证要点】月经量少、淋沥不净，产后出血时间过长，产后子宫复旧不全等。

【现代应用】常用于妇女月经不调、产后恶露不绝、流产后腹痛而伴有阴道出血（服药一周无效者，应去医院就诊）见上述证候者。

【规格】每袋装15g。

【用法用量】开水冲服。一次15g，一日2次。

【使用注意】孕妇禁用。

【其他剂型】片剂、口服液、煎膏剂、胶囊剂。

知识链接

益母草，别名茺蔚、坤草，是一种草本植物。性微寒，味苦辛，善活血调经，是历代医家用来治疗妇科疾病之要药。《本草蒙荃》：益母草一名茺蔚，味辛、甘，气微温，无毒。单用最效。方载女科，总调胎产诸证，故加益母之名。去死胎，安生胎，行瘀血，生新血。

复方滇鸡血藤膏

【组成】滇鸡血藤膏粉、川牛膝、续断、红花、黑豆。

【功能主治】活血养血，益肾。用于瘀血阻络、肾失所养所致的月经不调。

【临证要点】经水后错，经量少、有血块，腰酸，小腹下坠，手足麻木，关节酸痛。

【现代应用】常用于妇女月经后期、闭经、痛经及肢体麻木、风湿痹痛等见上述证候者。

【规格】每盒装200g。

【用法用量】将膏研碎，用水、酒各半炖化服。一次6~10g，一日2次。

【使用注意】孕妇慎服。

（三）肝郁脾虚

【证候特点】经色暗红，质黏稠，经行不畅，兼见胸胁及乳房作胀，经前尤甚；情志抑郁，或心烦易怒，嗳气不舒，食少纳呆，或大便不实。舌红苔白，脉弦。

【选药】常用药物有逍遥丸等。

逍 遥 丸

【组成】柴胡、当归、白芍药、炒白术、茯苓、甘草、薄荷。

【功能主治】疏肝健脾，养血调经。用于肝郁脾虚所致的月经不调。

【临证要点】月经不调，经前郁闷不舒，胸胁胀痛，头晕目眩，食欲减退。

【现代应用】常用于妇女月经不调、经前期紧张综合征、围绝经期综合征、不孕症、乳腺小叶增生等见上述证候者。

【规格】每丸重9g。

【用法用量】口服。一次1丸，一日2次。

【其他剂型】颗粒剂、合剂、胶囊剂。

（四）阴虚火旺

【证候特点】经血色红或有紫块或深红，质黏而稠，心胸烦闷，面红口干，咽干口燥，颜面潮红，尿黄便结，舌红苔黄。

【选药】常用药物有固经丸、加味逍遥丸等。

固 经 丸

【组成】盐关黄柏、酒黄芩、炒白芍、醋香附、醋龟甲、麸炒椿皮。

【功能主治】滋阴降火。用于阴虚火旺所致的月经不调、血热崩漏。

【临证要点】经血量多，血色深红或紫黑稠黏，经水过期不止，手足心热，腰膝酸软。

【现代应用】常用于功能性子宫出血、慢性附件炎、崩漏等见上述证候者。

【规格】每 10 丸重 1.7g。

【用法用量】口服。一次 8 丸，一日 3 次。

加味逍遥丸

【组成】柴胡、当归、白芍药、炒白术、茯苓、甘草、牡丹皮、姜炙栀子、薄荷。

【功能主治】舒肝清热，健脾养血。用于肝郁血虚、化火生热所致的月经不调。

【临证要点】月经先期，经行不畅，烦躁易怒，乳房、少腹胀痛，头晕目涩，自汗盗汗，颊赤口干。

【现代应用】常用于妇女月经不调、经前期紧张综合征、围绝经期综合征、乳腺病等见上述证候者。

【规格】每 100 丸重 6g。

【用法用量】口服。一次 6g，一日 2 次。

【使用注意】忌气恼劳碌；忌食生冷油腻。

【其他剂型】口服液、片剂。

附表：其他常用中成药

药名	组成	功能主治	用法用量
定坤丹	红参、鹿茸、西红花、三七、白芍、熟地黄、当归、白术、枸杞子、黄芩、香附、茺蔚子、川芎、阿胶、鹿角霜、延胡索	滋补气血，调经舒郁。用于气血两虚、气滞血瘀所致的月经不调、行经腹痛、崩漏下血、赤白带下、血晕血脱、产后诸虚、骨蒸潮热	口服。一次半丸至 1 丸，一日 2 次
当归养血丸	当归、白芍、地黄、炙黄芪、阿胶、牡丹皮、香附、茯苓、杜仲（炒）、白术（炒）	益气养血调经。用于气血两虚所致的月经不调、月经提前、经血量少或多、经期延长、肢体乏力	口服。一次 9g，一日 3 次
调经止痛片	当归、党参、川芎、益母草、泽兰、大红袍	益气活血，调经止痛。用于气虚血瘀所致的月经不调、痛经、产后恶露不绝。症见月经错后、经水量少、有血块，经行小腹疼痛，产后恶露不净	口服。一次 6 片，一日 3 次

续表

药名	组成	功能主治	用法用量
调经止带丸	熟地黄、香附、远志、川芎、海螵蛸、赤石脂、当归、白芍、椿皮、牡蛎、黄柏	补血调经，清热利湿。用于血虚气滞引起的月经不调、经期延长，以及湿热下注引起的赤白带下	口服。一次 9～12g，一日 1～2 次
复方益母草膏	益母草、当归、川芎、白芍、地黄、木香	调经养血，化瘀生新。用于血瘀气滞引起的月经不调，行经腹痛，经血量少色暗。	口服。一次 10～20g，一日 2～3 次

思考与练习

一、单项选择题

1. 一妇女月经先期，经行不畅，烦躁易怒，乳房胀痛，推荐用何方（　　）
   A. 逍遥丸　　　　　B. 八珍益母丸　　　　C. 加味逍遥丸
   D. 固经丸　　　　　E. 少腹逐瘀丸

2. 一妇女产后 27 天，仍下血淋沥不止，推荐用何方（　　）
   A. 复方益母草膏　　B. 八珍益母丸　　　　C. 逍遥丸
   D. 益母草颗粒　　　E. 女金丸

3. 具有补气养血、调经止带功效的中成药是（　　）
   A. 八珍益母丸　　　B. 调经止痛片　　　　C. 乌鸡白凤丸
   D. 女金丸　　　　　E. 逍遥丸

4. 逍遥散的功效是（　　）
   A. 疏肝健脾，养血调经　　B. 疏肝解郁，养血调经　　C. 疏肝解郁，健脾调经
   D. 疏肝健脾，活血调经　　E. 疏肝健脾，调经止痛

5. 益母草颗粒的注意事项是（　　）
   A. 孕妇慎用　　　　B. 孕妇禁用　　　　　C. 哺乳期妇女禁用
   D. 忌食辛辣　　　　E. 忌食生冷

二、案例分析

金某，女，29 岁，营业员。因常与顾客生气，月经周期不定，常月经提前，经来量多，烦躁易怒，乳房胀痛，口苦眩晕，舌质红，苔薄黄，脉弦数。

请根据患者病情，推荐合适的中成药，并说明理由。

三、问答题

通过市场调查介绍 3～4 种常用于治疗月经不调的中成药，并说出该方的功效与主治。

第二节 痛 经

学习目标

　　知识目标：掌握痛经的中医分类与临床表现及相应的治疗方法；熟悉常用中成药的功能主治；了解痛经的病因病机及注意事项。

　　能力目标：能根据痛经病例的临床特点推荐相应的中成药。

一、概述

　　痛经是指在经期或经行前后，出现周期性小腹疼痛，或痛引腰骶，甚至剧痛晕厥者，亦称"经行腹痛"。痛经有原发性和继发性痛经之分。

　　月经初潮即开始痛经者称原发性痛经，常由子宫发育不良、子宫颈狭窄等引起。若由子宫内膜异位症、慢性盆腔炎等疾病引起的，则为继发性痛经。

　　痛经病位在胞宫，变化在气血，表现为痛证，多因气血运行不畅，不通则痛。常见证型有气滞血瘀、寒凝血滞和气血虚弱。

　　注意事项：①感冒时不宜服用本类药；②孕妇忌服本类药；③一般宜在月经来潮前3~7天开始服药，至疼痛缓解后停药；④经期要注意下腹部保暖，防止风冷之邪入侵；⑤忌食生冷或刺激性饮食，经期不宜洗凉水澡、游泳；⑥注意精神调养，保持精神愉快。

　　西医学的原发性痛经和继发性痛经可参考本病辨证选药。

知识链接

　　痛经分为原发性和继发性两种，原发性痛经无盆腔器质性病变，多为功能性痛经，占痛经的90%以上；继发性痛经是盆腔器质性疾病引起的痛经，如子宫内膜异位症、盆腔炎或宫颈狭窄、宫内异物等所致的痛经。本节内容以原发性痛经为主。

二、辨病要点

　　1. 辨寒热虚实 若经期延后，经量不多，经行小腹冷痛，得热痛减者，多为寒证；若月经先期，经量较多，经色鲜红或有血块而质稠，面红，口渴，多为热证；若痛经发生在行经时，或正值月经来潮下腹疼痛而拒按者，多为实证；若痛经发生在经净之后，下腹喜按者，则为虚证。

　　2. 辨气滞、血瘀或是气血亏虚 若行经前痛，或时痛时止，或胀甚于痛者为气滞；若经前或经期小腹闷痛、刺痛，痛甚于胀者为血瘀；经前或经期小腹胀痛拒按，经血量少，经行不畅，经色紫暗有血块者为气滞血瘀；若经期或经后小腹隐隐作痛、喜按，或小腹及阴部空坠不适，月经量少者为气血亏虚。

三、辨证荐药

（一）气滞血瘀

【证候特点】经前或经期小腹胀痛拒按，或伴乳房、胸胁胀痛，经血量少，行而不畅，血色紫暗有块，块下痛减。舌质紫暗或有瘀斑，脉沉弦或沉涩。

【选药】常用药物有七制香附丸、舒尔经颗粒、元胡止痛片（见胃痛）、益母草颗粒（见月经不调）、女金丸（见月经不调）等。

七制香附丸

【组成】醋香附、阿胶、艾叶、白芍、炒白术、川芎、当归、粳米、地黄、茯苓、黄芩、人参、砂仁、酒萸肉、熟地黄、炒酸枣仁、天冬、盐小茴香、醋延胡索、益母草、艾叶炭、甘草。

【功能主治】疏肝理气，养血调经。用于气滞血瘀所致的痛经、月经量少、闭经。

【临证要点】胸胁胀满，经行量少，行经小腹胀痛，经前或经期双乳胀痛，经水数月不行。

【现代应用】常用于妇女月经不调、经闭、痛经、子宫肌瘤等属气滞血瘀者。

【规格】每袋装6g。

【用法用量】口服。一次6g，一日2次。

【使用注意】孕妇忌服；服药期间忌食生冷、辛辣食物；服本药时不宜同时服用藜芦、五灵脂、皂荚及其制剂。

舒尔经颗粒

【组成】当归、白芍、赤芍、醋香附、醋延胡索、陈皮、柴胡、牡丹皮、桃仁、牛膝、益母草。

【功能主治】活血疏肝，止痛调经。用于气滞血瘀所致的痛经。

【临证要点】月经将至前性情急躁，胸乳胀痛或乳房有块，小腹两侧或一侧胀痛，经初行不畅，色暗或有血块。

【现代应用】常用于妇女痛经、月经将至前性情急躁等属气滞血瘀者。

【规格】每袋装10g。

【用法用量】开水冲服。一次10g，一日3次；经前三日开始，至经行第二日止。

【使用注意】忌辣及生冷；小腹冷痛者不宜服。

【其他剂型】片剂、胶囊剂。

（二）寒凝血滞

【证候特点】经前或经期小腹冷痛，得热痛减，经量少、色暗有瘀块，伴形寒肢冷、面色青白、小便清长，苔白，脉沉涩或沉紧。

【选药】常用药物有痛经宝颗粒、少腹逐瘀丸（见月经不调）等。

痛经宝颗粒

【组成】红花、当归、肉桂、三棱、莪术、丹参、五灵脂、木香、延胡索。

【功能主治】温经化瘀，理气止痛。用于寒凝气滞血瘀所致的痛经。

【临证要点】妇女痛经，少腹冷痛，月经不调，经色紫暗。

【现代应用】常用于妇女痛经、月经不调、经色暗淡等属寒凝气滞血瘀者。

【规格】每袋装：①10g；②4g（无蔗糖）。

【用法用量】温开水冲服。一次1袋，一日2次；于月经前一周开始，持续至经来三天后停服，连续服用三个月经周期。

（三）气血两虚

【证候特点】经期或经后小腹隐隐作痛，喜按，或小腹及阴部空坠不适，月经量少，色淡质稀，面色无华，神疲乏力，心悸气短。舌质淡，脉细无力。

【选药】常用药物有乌鸡白凤丸（见月经不调）、妇康宁片等。

妇康宁片

【组成】白芍、香附、当归、三七、醋艾炭、麦冬、党参、益母草。

【功能主治】养血理气，活血调经。用于血虚气滞所致的月经不调。

【临证要点】月经周期后错，经水量少、有血块，经期腹痛。

【现代应用】常用于妇女经期腹痛、月经周期后错见有上述证候者。

【规格】①薄膜衣片，每片重0.26g；②糖衣片，片芯重0.25g。

【用法用量】口服。一次8片，一日2~3次；或经前4~5天服用。

【使用注意】孕妇慎用。

【其他剂型】胶囊剂。

附表：其他常用中成药

药名	组成	功能主治	用法用量
痛经丸	当归、白芍、川芎、熟地黄、醋香附、木香、青皮、山楂炭、延胡索、炮姜、肉桂、丹参、茺蔚子、红花、益母草、五灵脂	温经活血，调经止痛。用于下焦虚寒所致的痛经、月经不调。症见经行后错，经量少、有血块，经行小腹冷痛、喜暖	口服。一次6~9g，一日1~2次
妇女痛经丸	延胡索、五灵脂、丹参、蒲黄	活血，调经，止痛。用于气血凝滞，小腹胀疼，经期腹痛	口服。一次50粒，一日2次

思考与练习

一、单项选择题

1. 王某，23岁，常经行后错，量少有血块，少腹冷痛喜热，腰膝酸痛。推荐用何

方（　　）

    A. 加味逍遥丸　　　　　　　B. 痛经宝颗粒　　　　　　　C. 七制香附丸

    D. 妇女痛经丸　　　　　　　E. 少腹逐瘀丸

2. 李某，33 岁，经行量少，行经小腹胀痛，经前双乳胀痛或经水数月不行。推荐用何方（　　）

    A. 妇科通经丸　　　　　　　B. 固经丸　　　　　　　　　C. 七制香附丸

    D. 痛经丸　　　　　　　　　E. 妇康宁片

3. 七制香附丸除具有疏肝理气的功效外，还具有（　　）

    A. 活血调经　　　　　　　　B. 暖宫调经　　　　　　　　C. 养血调经

    D. 调经行血　　　　　　　　E. 调经止痛

4. 下列除哪种中成药外，均可治痛经（　　）

    A. 乌鸡白凤丸　　　　　　　B. 妇康宁片　　　　　　　　C. 舒尔经颗粒

    D. 固经丸　　　　　　　　　E. 妇科痛经丸

二、案例分析

黄某，女，35 岁，职员。经期小腹疼痛 2 年余。月经常常愆期而至，经行量少、色紫暗有血块，经行小腹冷痛、喜温畏寒，舌质淡、苔薄白，脉弦细。

请根据患者病情，推荐合适的中成药，并说明理由。

三、问答题

通过市场调查介绍 3～4 种常用于治疗痛经的中成药，并说出该方的功效与主治。

第三节　带　　下

▌学习目标

    知识目标：掌握带下的中医分类与临床表现及相应的治疗方法；熟悉常用中成药的功能主治；了解带下的病因病机及注意事项。

    能力目标：能根据带下病例的临床特点推荐相应的中成药。

一、概述

带下，又称白带，是阴道壁及宫颈等组织分泌的一种黏稠液体。有生理性带下和病理性带下之分。生理性带下是在发育成熟期、经期前后、妊娠期带下增多，带下色白无臭味，不作病论。当阴道、宫颈或内生殖器发生病变时，带下量明显增多，并且色、质和气味异常，伴全身或局部症状者，称为带下病。

带下的发生主要与湿邪有关，而脾肾功能失常又是发病的内在条件。湿邪内侵胞宫，脾肾功能失常，致任脉损伤、带脉失约，则引起带下病。证型主要有湿热下注、脾虚湿盛、脾肾两虚等。在治疗上，湿热下注证当清热燥湿止带；脾虚湿盛证宜健脾除湿止带；脾肾两虚证当补肾止带。

注意事项：①感冒时不宜服用本类药；②注意个人卫生，勤换洗内裤，保持阴道清洁；③治疗期间禁房事，经期停药；④饮食宜清淡，忌食辛辣，少进油腻，避免劳累。

西医学的阴道炎、子宫颈炎、盆腔炎、妇科肿瘤等疾病引起的带下增多，可参考本病辨证选药。

知识链接

带下增多亦有生理性增多，多在行经期间、经前和妊娠期稍有增多，属正常生理现象，不须治疗。

二、辨病要点

1. 辨寒热虚实 带下色深、质稠，有臭秽者，多属实证、热证；带下色淡、质稀，无臭秽者，多属虚证、寒证；新病多属实证，久病多属虚证。

2. 辨病变脏腑 带下量多色白，绵绵不断，无臭气，伴面色萎黄、纳少便溏者为脾虚湿盛；带下量多色黄而质黏稠，有臭秽之气，伴有胸闷、口中黏腻、阴痒者为湿热下注；带下色白量多而质稀如水，淋沥不断，为脾肾两虚。

三、辨证荐药

（一）湿热下注

【证候特点】带下量多、色黄或赤白相间，质黏稠，有异常气味；或少腹疼痛；或阴部灼热、瘙痒，大便黏腻，小便黄少；或大便秘结，口苦或渴。舌红、苔黄腻，脉弦滑数或濡数。

【选药】常用药物有妇科千金片、花红片、宫炎平片等。

妇科千金片

【组成】千斤拔、单面针、金樱根、穿心莲、功劳木、党参、当归、鸡血藤。

【功能主治】清热除湿，益气化瘀。用于湿热瘀阻所致的带下病、腹痛。

【临证要点】带下量多、色黄质稠、臭秽，小腹疼痛，腰骶酸痛，神疲乏力。

【现代应用】常用于慢性盆腔炎、子宫内膜炎、慢性宫颈炎等属湿热瘀阻者。

【规格】72 片/盒。

【用法用量】口服。一次 6 片，一日 3 次。

【使用注意】少女、孕妇、绝经后患者均应在医师指导下服用；伴有赤带者，应去医院就诊；腹痛较重者，应及时去医院就诊。

【其他剂型】丸剂、胶囊剂。

花 红 片

【组成】一点红、白花蛇舌草、地桃花、白背桐、桃金娘根、菥蓂、鸡血藤。

【功能主治】清热解毒，燥湿止带，祛瘀止痛。用于湿热下注所致的带下病、月经不调。

【临证要点】带下量多、色黄质稠，小腹隐痛，腰骶酸痛，经行腹痛。

【现代应用】常用于慢性盆腔炎、附件炎、子宫内膜炎等见上述证候者。

【规格】①薄膜衣片，每片重 0.29g；②糖衣片，片芯重 0.28g。

【用法用量】口服。一次 4～5 片，一日 3 次，7 天为一疗程，必要时可连服 2～3 个疗程，每疗程之间停药 3 天。

【其他剂型】颗粒剂、胶囊剂。

宫 炎 平 片

【组成】地稔、两面针、当归、五指毛桃、柘木。

【功能主治】清热利湿，祛瘀止痛，收敛止带。用于湿热瘀阻所致的带下病。

【临证要点】带下色黄质稠，小腹隐痛，经色紫暗、有块。

【现代应用】常用于慢性盆腔炎、慢性宫颈糜烂、月经不调见上述证候者。

【规格】①薄膜衣片，每片重 0.26g；②糖衣片，片芯重 0.25g。

【用法用量】口服。一次 3～4 片，一日 3 次。

【其他剂型】滴丸、胶囊剂。

（二）脾虚湿盛

【证候特点】带下量多，绵绵不断，色白或黄，质黏稠，伴见面色萎黄，精神倦怠，纳少便溏。舌淡苔白或腻，脉濡缓或细弱。

【选药】常用药物有妇科白带胶囊、妇良片等。

妇科白带胶囊

【组成】白术、苍术、党参、山药、柴胡、白芍、陈皮、荆芥、车前子、甘草。

【功能主治】健脾舒肝，除湿止带。用于脾虚湿盛所致的带下病。

【临证要点】白带量多、色白如涕，连绵不断，腰腿酸痛。

【现代应用】常用于盆腔炎、附件炎、宫颈糜烂、尿道炎和子宫肌瘤等见上述证候者。

【规格】每粒装 0.3g。

【用法用量】口服。一次 4～5 粒，一日 2 次，4 周为一疗程。

【其他剂型】煎膏剂、胶囊剂。

妇 良 片

【组成】当归、白芍、白术、熟地黄、阿胶珠、山药、续断、牡蛎、海螵蛸、白芷、地榆、血余炭。

【功能主治】补血健脾，固经止带。用于血虚脾弱所致的月经不调、带下病。

【临证要点】带下量多、质清稀，月经过多、色淡、持续不断。

【现代应用】常用于慢性盆腔炎、宫颈炎、月经过多等见上述证候者。

【规格】①薄膜衣片，每片重0.26g；②糖衣片，片芯重0.25g。

【用法用量】口服。一次3~4片，一日3次。

【使用注意】带下腥臭，月经色红暴崩、紫色成块，及经前、经期腹痛者慎服。

【其他剂型】胶囊剂。

（三）脾肾两虚

【证候特点】带下量多，绵绵不断，色白或微黄，无臭气，并伴有脾虚及肾虚的症状。脾虚可见倦怠乏力，少气懒言，面色萎黄，食少便溏；肾虚可见神疲萎靡，面色晦暗，腰膝酸软，时时畏寒，眩晕耳鸣等。舌淡胖，苔白润，脉濡缓或沉细无力。

【选药】常用药物有千金止带丸、妇宝颗粒等。

千金止带丸

【组成】白术、党参、当归、白芍、川芎、醋香附、木香、砂仁、小茴香、醋延胡索、盐杜仲、续断、盐补骨脂、鸡冠花、青黛、椿根皮、煅牡蛎。

【功能主治】健脾补肾，调经止带。用于脾肾两虚所致的月经不调、带下病。

【临证要点】带下量多、色白清稀，月经先后不定期、量多或淋漓不净、色淡无块，神疲乏力，腰膝酸软。

【现代应用】常用于慢性盆腔炎、阴道炎、子宫内膜炎、慢性宫颈炎等见上述证候者。

【规格】大蜜丸，每丸重9g。

【用法用量】口服。大蜜丸一次1丸，一日2次。

妇宝颗粒

【组成】地黄、忍冬藤、续断、杜仲叶、麦冬、川楝子、白芍、延胡索、甘草、侧柏叶、莲房、红藤。

【功能主治】益肾和血，理气止痛。用于肾虚夹瘀所致的带下病。

【临证要点】腰酸腿软，小腹胀痛，白带量多、色白清稀，月经先后不定期、量多或淋沥不净、色淡无块，神疲乏力，腰膝酸软。

【现代应用】常用于慢性盆腔炎、附件炎等见上述证候者。

【规格】每袋装：①10g；②5g（无蔗糖）。

【用法用量】开水冲服。一次20g或10g（无蔗糖），一日2次。

附表：其他常用中成药

药名	组成	功能主治	用法用量
妇炎净胶囊	苦玄参、地胆草、当归、鸡血藤、两面针、横经席、柿叶、薅蓠、五指毛桃	清热祛湿，调经止带。用于湿热蕴结所致的带下病、月经不调、痛经等	口服。每次3粒，一日3次
妇炎康片	赤芍、土茯苓、醋三棱、炒川楝子、醋莪术、醋延胡索、炒芡实、当归、苦参、醋香附、黄柏、丹参、山药	清热利湿，理气活血，散结消肿。用于湿热下注、毒瘀互阻所致的带下病。症见带下量多、色黄、气臭，少腹痛、腰骶痛，口苦咽干	口服。一次6片，一日3次
抗宫炎片	广东紫珠干浸膏、益母草干浸膏、乌药干浸膏	清热祛湿，化瘀止带。用于湿热下注所致带下病。症见赤白带下、量多臭味	口服。一次6片，一日3次
妇乐颗粒	忍冬藤、大黄（制）、大血藤、大青叶、蒲公英、牡丹皮、赤芍、川楝子、延胡索（制）、甘草。	清热凉血，化瘀止痛。用于瘀热蕴结所致的带下病。症见带下量多、色黄，少腹疼痛。	开水冲服。一次12g，一日2次
白带片	白术（麸炒）、茯苓、泽泻、车前子、椿皮	清热利湿，祛瘀止痛，收敛止带。用于湿热瘀阻所致的带下病。症见带下色黄质稠，小腹隐痛，经色紫暗、有块	口服。一次3～4片，一日3次

思考与练习

一、单项选择题

1. 脾肾两虚所致带下量多、色白清稀，伴神疲乏力、腰膝酸软，选用（　　）
　　A. 妇科千金片　　　　　B. 千金止带丸　　　　　C. 宫炎平片
　　D. 妇良片　　　　　　　E. 花红片

2. 刘某，38岁，近2年白带量多、色白如涕，连绵不断，伴腰腿酸痛，推荐用何方（　　）
　　A. 妇科千金片　　　　　B. 妇炎康片　　　　　　C. 千金止带丸
　　D. 妇科白带胶囊　　　　E. 花红片

3. 肾虚夹瘀所致带下病，选用（　　）
　　A. 妇良片　　　　　　　B. 妇炎康片　　　　　　C. 千金止带丸
　　D. 妇科白带胶囊　　　　E. 妇宝颗粒

4. 妇科千金片的功效是（　　）
　　A. 清热除湿，益气化瘀　　B. 清热利湿，益气化瘀　C. 清热化湿，益气化瘀
　　D. 清热除湿，活血化瘀　　E. 清热利湿，理气化瘀

5. 千金止带丸主治脾肾两虚所致带下病，其带下特点（　　）
　　A. 带下量多，色白清稀　　B. 带下量多，色黄清稀　C. 带下量多，色黄质稠
　　D. 带下色白或淡黄，质黏　E. 带下量多，色黄脓样

二、案例分析

赵某，女，44 岁。近几年带下淋沥不断、色黄质稠、臭秽，小腹疼痛，外阴瘙痒，小便黄而不爽，舌苔黄腻、脉濡数。

请根据患者病情，推荐合适的中成药，并说明理由。

三、问答题

通过市场调查介绍 3~4 种常用于治疗带下病的中成药，并说出该方的功效与主治。

第四节　绝经前后诸症

学习目标

知识目标：掌握绝经前后诸症的中医分类与临床表现及相应的治疗方法；熟悉常用中成药的功能主治；了解绝经前后诸症的病因病机及注意事项。

能力目标：能根据绝经前后诸症病例的临床特点推荐相应的中成药。

一、概述

绝经前后诸症，是指妇女在绝经期前后，围绕月经紊乱或绝经出现的阵发性烘热、进而汗出，烦躁易怒、潮热面红、眩晕耳鸣、心悸失眠、下肢浮肿、情绪不宁等症状。亦称经断前后诸证。现代医学称围绝经期综合征。

妇女在绝经前后，肾气渐衰，冲任虚少，天癸将竭，阴阳失衡而发本病。临床表现虽可见心脾肝肾诸证，但以肾虚为病之根本，故治疗时应以顾肾为要。肾阴虚证应当滋补肝肾，安神解郁；脾肾阳虚证当温补脾肾，助阳安神。

注意事项：①饮食上应注意控制高脂、高糖类物质的摄入，注意补充钙、钾等矿物质；②补充蛋白质，摄取足够的 B 族维生素；③多吃新鲜水果和绿叶菜，少食油腻食物；④减少食盐摄入量，禁吃辛辣刺激性食物；⑤本类药品不宜与感冒药同用。

西医学的围绝经期综合征，可参考本病辨证选药。

知识链接

绝经有生理性绝经（又称自然绝经）、病理性绝经与人工绝经之分。

生理性绝经是指随着年龄的增长，卵巢功能自然衰退，导致的永久性停经；病理性绝经是因体内其他疾病引起卵巢功能早衰，而出现的永久性停经；人工绝经，是指年龄尚未达更年期，但因某些疾病的原因手术切除双侧卵巢（同时切除或未切除子宫），使卵巢功能丧失，而出现的永久性停经。

二、辨病要点

1. 辨属阴、属阳　若患者烘热汗出，五心烦热，头晕耳鸣，阴部干涩，为肾阴虚；若精神萎靡，形寒肢冷，浮肿便溏，夜尿增多，为肾阳虚；若头晕目眩，耳鸣腰酸，时而怕冷，时而烘热，自汗盗汗，为肾阴阳两虚。

2. 辨累及脏腑　若伴烦躁易怒，或易于激动，情绪不稳，神志异常，胸胁胀满，则为肝肾阴虚；若伴心悸怔忡，心烦不宁，或失眠健忘，多疑多虑，为心肾不交；若伴面目浮肿，倦怠乏力，四肢沉重，大便溏薄，为脾肾阳虚。

三、辨证荐药

（一）肝肾阴虚

【证候特点】月经紊乱，潮热多汗，烘热，失眠健忘，心烦易怒，头晕耳鸣，腰膝酸软，咽干口渴，四肢酸楚，关节疼痛。

【选药】常用药物有更年安片、坤泰胶囊、坤宝丸等。

更 年 安 片

【组成】地黄、泽泻、麦冬、熟地黄、玄参、茯苓、仙茅、磁石、牡丹皮、珍珠母、五味子、首乌藤、制何首乌、浮小麦、钩藤。

【功能主治】滋阴清热，除烦安神。用于肾阴虚所致的绝经前后诸证。

【临证要点】烘热出汗，眩晕耳鸣，手足心热，烦躁不安。

【现代应用】常用于更年期综合征见上述证候者。

【规格】①薄膜衣片，每片重0.31g；②糖衣片，片芯重0.3g。

【用法用量】口服。一次6片，一日2~3次。

【其他剂型】胶囊剂。

坤 泰 胶 囊

【组成】熟地黄、黄连、白芍、黄芩、阿胶、茯苓。

【功能主治】滋阴清热，除烦安神。用于绝经期前后诸证属阴虚火旺者。

【临证要点】潮热面红，自汗盗汗，心烦不宁，失眠多梦，头晕耳鸣，腰膝酸软，手足心热等。

【现代应用】常用于月经不调、围绝经期综合征、卵巢功能早衰等见上述证候者。

【规格】每粒装0.5g。

【用法用量】口服。一次4粒，一日3次，2~4周为一疗程；或遵医嘱。

坤 宝 丸

【组成】女贞子、覆盆子、菟丝子、枸杞子、何首乌、龟甲、地骨皮、南沙参、麦冬、酸枣仁、生地黄、白芍、赤芍、当归、鸡血藤、珍珠母、石斛、菊花、墨旱莲、桑叶、白薇、知母。

【功能主治】滋补肝肾，镇静安神，养血通络。用于妇女绝经期前后，肝肾阴虚引起的月经紊乱。

【临证要点】月经紊乱，潮热多汗，失眠健忘，心烦易怒，头晕耳鸣，咽干口渴，四肢酸楚，关节疼痛等。

【现代应用】常用于妇女月经紊乱、更年期综合征等见上述证候者。

【规格】每100粒重10g。

【用法用量】口服。一次50粒，一日2次。

（二）脾肾阳虚

【证候特点】经断前后，头晕耳鸣，腰痛如折，畏寒肢冷，小便频数；带下量多清稀，月经不调、量或多或少、色淡质稀；食少腹胀，四肢倦怠，或四肢浮肿，大便溏薄。舌淡胖、苔白滑、脉沉细缓。

【选药】常用药物有龙凤宝胶囊、妇宁康片等。

龙凤宝胶囊

【组成】淫羊藿、山楂、党参、白附片、玉竹、肉苁蓉、黄芪、牡丹皮、冰片。

【功能主治】补肾壮阳、健脾益气、宁神益智。用于更年期综合征及神经衰弱证属脾肾阳虚者。

【临证要点】头晕耳鸣，疲乏无力，情绪不稳，易于激动，心悸失眠，记忆力减退及月经紊乱。

【现代应用】常用于妇女更年期综合征、月经紊乱、神经衰弱等见上述证候者。

【规格】每粒装0.5g。

【用法用量】口服。一次2粒，一日3次。

【使用注意】孕妇禁用。

【其他剂型】片剂。

妇宁康片

【组成】人参、熟地黄、山茱萸、巴戟天、淫羊藿、狗脊、菟丝子、枸杞子、黄柏、当归、石菖蒲、远志、茯苓、蛇床子、五味子、赤芍、牡丹皮、知母。

【功能主治】补肾助阳，调整冲任，益气养血，安神解郁。用于妇女绝经前后诸症及月经不调证属脾肾阳虚者。

【临证要点】阴道干燥，精神抑郁不安等。

【现代应用】常用于妇女绝经前后诸症及月经不调、阴道干燥等见上述证候者。

【规格】每100片重10g。

【用法用量】口服。一次4片，一日3次。

【使用注意】月经过多、淋沥不净或严重精神抑郁不安者，应去医院诊治；服本药时不宜同时服用藜芦、五灵脂、皂荚或其制剂；不宜喝茶和吃萝卜，以免影响药效。

【其他剂型】胶囊剂。

附表：其他常用中成药

药名	组成	功能主治	用法用量
更年舒片	熟地黄、龟甲、山药、鹿角霜、五味子、牡丹皮、益母草、艾叶、泽泻、阿胶、茯苓、砂仁、当归、淫羊藿	滋补肝肾，养阴补血，化瘀调经，调气温肾，营养神经，调节代谢功能。适用于更年期出现的月经不调，头昏，心悸，失眠等	口服。一次5片，一日3次
更年灵胶囊	淫羊藿、维生素B_1、女贞子、谷维素、维生素B_6	温肾益阴，调补阴阳。用于妇女更年期综合征属阴阳两虚者	口服。一次1~2粒，一日3次
更年乐片	淫羊藿，牡蛎，知母，金樱子，黄柏，车前子，人参，桑椹，当归，核桃仁，鹿茸，补骨脂，续断，首乌藤，白芍，首乌（制），牛膝，甘草，熟地黄	养心养肾，调补冲任。用于更年期出现的夜寐不安，心悸，耳鸣，多疑善感，烘热汗出，烦躁易怒，腰背酸痛等症。	口服。一次4片，一日3次

思考与练习

一、单项选择题

1. 更年安片治疗的绝经前后诸证，临证要点是（　　）
   A. 烘热汗出，眩晕耳鸣　　B. 潮热多汗，失眠健忘　C. 潮热面红，自汗盗汗
   D. 烘热汗出，烦躁易怒　　E. 时而怕冷，时而烘热，自汗盗汗

2. 某患者时常潮热面红、自汗盗汗、心烦不宁、失眠多梦、头晕耳鸣、腰膝酸软、手足心热，推荐用何方（　　）
   A. 更年安片　　　　　　　B. 龙凤宝胶囊　　　　　　C. 妇宁康片
   D. 坤泰胶囊　　　　　　　E. 坤宝丸

3. 妇女阴道干燥，精神抑郁不安，选用（　　）
   A. 妇宁康片　　　　　　　B. 妇炎康片　　　　　　　C. 更年安片
   D. 更年乐片　　　　　　　E. 坤宝丸

4. 龙凤宝胶囊除具有补肾壮阳、健脾益气之功外，还具有的功效是（　　）
   A. 镇静安神　　　　　　　B. 宁心安神　　　　　　　C. 养心安神
   D. 重镇安神　　　　　　　E. 宁神益智

5. 绝经前后诸症是以（　　）
   A. 脾肾阳虚为本　　　　　B. 肝肾阴虚为本　　　　　C. 肾虚为本

    D. 冲任虚损为本   E. 心肾不交为本

二、案例分析

钱某，女，48岁。近一年来月经紊乱，经期前后不定，经色鲜红，阵阵烘热汗出，眩晕耳鸣，手足心热，烦躁不安，舌红少苔，脉细数。

请根据患者病情，推荐合适的中成药，并说明理由。

三、问答题

通过市场调查介绍3~4种常用于治疗绝经前后诸证的中成药，并说出该方的功效与主治。

第三章 儿科用药

第一节 小儿感冒

学习目标

　　知识目标：掌握小儿感冒的中医分类与临床表现及相应的治疗方法；熟悉常用中成药的功能主治；了解小儿感冒的病因病机及注意事项。

　　能力目标：能根据小儿感冒病例的临床特点推荐相应的中成药。

一、概述

　　小儿感冒，是儿科临床常见的外感疾病之一，其证候分类及特点与成人相似，由于小儿冷暖不知调节，肌肤嫩弱，腠理疏薄，卫外机能未固，故易于罹患。又因其生理病理特点，临床易见夹痰、夹食、夹惊等兼证。临床表现以发热恶寒、鼻塞流涕、喷嚏等症为主，多兼见咳嗽，可伴呕吐、腹泻，或发生高热惊厥等。因此，在用药方面也与成人不同。

　　中医根据其感邪之不同，可分为风寒感冒、风热感冒、暑邪感冒。治疗时，风寒感冒当以辛温解表、宣肺散寒为主；风热感冒当以辛凉解表、清肺透邪为主；暑邪感冒当以清热解表、祛暑利湿为主。

　　注意事项：①调节饮食，予清淡易消化饮食；②多饮开水，可适当增加含维生素C丰富的食物或水果的摄入；③发热小儿应注意口腔护理，高热者及时采取物理降温措施；④保持室内空气流通及适当温度；⑤应充分休息，避免劳累。

　　西医学的儿童上呼吸道感染、急性上呼吸道感染、反复呼吸道感染、流行性感冒可参考本病辨证选药。

二、辨病要点

　　1. 辨风寒、风热　凡咽红、喉蛾肿大、舌红、苔白而干，多为风热证候，虽见恶寒、鼻塞、流清涕，也为寒包热郁或寒热夹杂的证候；若咽不红、流清涕、舌淡红、苔薄白，为风寒证候。

2. 辨暑热、暑湿 暑邪感冒，暑热偏盛者，发热较高，无汗或少汗，口渴烦躁引饮；暑湿偏盛者，胸闷泛恶，体倦神疲，身热不甚，小便混浊，食少，舌苔腻。

3. 辨虚实 风寒、风热感冒均为实证；若反复感冒，每月至少 2 次以上，平时体质较差，容易出汗，畏寒，为虚证。

三、辨证荐药

（一）风寒感冒

【证候特点】恶寒重，发热轻，无汗，头痛，鼻塞、流清涕，喷嚏，咳嗽，咯痰清稀，年长儿可诉肢体疼痛，口不渴，咽不红，舌淡，苔薄白，脉浮紧。

【选药】常用药物有小儿感冒片、小儿至宝丸等。

小儿感冒片

【组成】羌活、荆芥、防风、苍术（炒）、白芷、葛根、川芎、苦杏仁（炒）、地黄、黄芩、甘草、人工牛黄。

【功能主治】发汗解肌，清热透表。用于外感风寒兼脏腑积热者。

【临证要点】发热怕冷，肌表无汗，头痛口渴，鼻塞咳嗽。

【现代应用】常用于普通感冒、流行性感冒、上呼吸道感染等属外感风寒兼肺胃积热者。

【规格】每片重 0.18g。

【用法用量】口服。周岁以内一次 1～2 片，1～3 岁一次 2～3 片，3 岁以上一次 3～5 片；一日 2 次。

【使用注意】本品适用于小儿肺胃积热、外感风寒之轻症，若见高热者应及时去医院就诊；脾虚易腹泻者慎服。

【其他剂型】散剂。

小儿至宝丸

【组成】紫苏叶、广藿香、薄荷、羌活、陈皮、制白附子、胆南星、炒芥子、川贝母、槟榔、炒山楂、茯苓、六神曲（炒）、炒麦芽、琥珀、冰片、天麻、钩藤、僵蚕（炒）、蝉蜕、全蝎、人工牛黄、雄黄、滑石、朱砂。

【功能主治】疏风镇惊，化痰导滞。用于小儿风寒感冒及乳食积滞。

【临证要点】停食停乳，发热鼻塞，咳嗽痰多，呕吐泄泻。

【现代应用】常用于普通感冒、流行性感冒、上呼吸道感染等属风寒感冒者；用于婴幼儿腹泻、急性结肠炎、慢性结肠炎、过敏性结肠炎、肠功能紊乱、消化不良等属乳食积滞者。

【规格】每丸重 1.5g。

【用法用量】口服。一次 1 丸，一日 2～3 次。

【使用注意】风热表证者慎用；方中含有朱砂、雄黄，不可久用；服药期间忌油腻食物。

（二）风热感冒

【证候特点】发热重，恶寒轻，恶风，有汗热不解，头痛，鼻塞，流黏涕或黄稠涕，咳嗽声重，痰黏白或稠黄，咽红或痛，或见乳蛾红肿或化脓，口干而渴，舌红、苔薄白或薄黄而干，脉浮数。

【选药】常用药物有小儿感冒颗粒、小儿热速清口服液、小儿感冒宁糖浆、双黄连口服液（见内科感冒）等。

小儿感冒颗粒

【组成】广藿香、菊花、连翘、大青叶、板蓝根、地黄、地骨皮、白薇、薄荷、石膏。

【功能主治】疏风解表，清热解毒。用于小儿风热感冒。

【临证要点】发热重，头胀痛，咳嗽痰黏，咽喉肿痛。

【现代应用】常用于流行性感冒、上呼吸道感染等属外感风热者。

【规格】每袋装12g。

【用法用量】开水冲服。1岁以内一次6g，1～3岁一次6～12g，4～7岁一次12～18g，8～12岁一次24g；一日2次。

【使用注意】风寒感冒者慎用；脾胃虚弱、大便稀薄者慎用。

【其他剂型】茶剂、散剂、颗粒剂、合剂（口服液）。

小儿热速清口服液

【组成】柴胡、黄芩、板蓝根、葛根、金银花、水牛角、连翘、大黄。

【功能主治】清热解毒，泻火利咽。用于小儿外感风热所致的感冒。

【临证要点】高热，头痛，咽喉肿痛，鼻塞流涕，咳嗽，大便干结。

【现代应用】常用于普通感冒、流行性感冒、上呼吸道感染等属外感风热者。

【规格】每支装10mL。

【用法用量】口服。1岁以内一次2.5～5mL，1～3岁一次5～10mL，3～7岁一次10～15mL，7～12岁一次15～20mL；一日3～4次。

【使用注意】风寒感冒或脾虚、大便稀薄者慎用。

【其他剂型】颗粒剂、糖浆剂。

知识链接

　　现代药理研究证明：柴胡具有：①解热、退热作用平稳可靠；②镇静、镇痛，有解除胸闷胀痛、开郁调经作用；③抗菌，对结核杆菌有抑制作用；④抗肝损伤作用；⑤抗病毒，对流感病毒有强烈的抑制作用。

小儿感冒宁糖浆

【组成】苦杏仁、牛蒡子、黄芩、桔梗、前胡、白芷、炒栀子、焦山楂、六神曲（焦）、焦麦芽、芦根、金银花、连翘。

【功能主治】疏散风热，清热止咳。用于小儿外感风热感冒。

【临证要点】发热，汗出不爽，鼻塞流涕，咳嗽咽痛。

【现代应用】常用于普通感冒、流行性感冒、上呼吸道感染等属外感风热者。

【规格】每瓶装：①100mL；②120mL。

【用法用量】口服。初生儿至 1 岁一次 5mL，2～3 岁一次 5～10mL，4～6 岁一次 10～15mL，7～12 岁一次 15～20mL；一日 3～4 次；或遵医嘱。

【使用注意】风寒感冒者慎用；服药期间忌食生冷、辛辣、油腻、不消化食物；脾胃虚弱、大便稀薄者慎用。

【其他剂型】合剂。

（三）暑邪感冒

【证候特点】多发于夏季，感受暑风夹湿为病。除一般感冒证候外，还可见高热无汗，头痛，身重困倦，胸闷泛恶，食欲不振，或有呕吐，腹泻，咳嗽，苔薄白或腻，脉数。

【选药】常用药物有金银花露、香苏正胃丸等。

金 银 花 露

【组成】金银花。

【功能主治】清热解毒。用于暑热内犯肺胃所致的中暑、痱疹、疖肿。

【临证要点】发热口渴，咽喉肿痛，痱疹鲜红，头部疖肿。

【现代应用】常用于多发性疖肿、红色粟丘疹等属外感暑热者。

【规格】每瓶装：①60mL；②100mL；③150mL；④340mL。

【用法用量】口服。一次 60～120mL，一日 2～3 次。

【使用注意】服用本品时多饮水，宜食清淡食物，忌食辛辣、鱼腥食物；服用本药时，不宜同时服滋补性中成药；脾虚大便溏者慎服；用治疖肿、痱疹时，要注意清洁皮肤。

【其他剂型】合剂、胶囊剂、颗粒剂、糖浆剂。

香 苏 正 胃 丸

【组成】广藿香、紫苏叶、香薷、陈皮、姜厚朴、麸炒枳壳、砂仁、炒白扁豆、炒山楂、六神曲（炒）、炒麦芽、茯苓、甘草、滑石、朱砂。

【功能主治】解表化湿，和中消食。用于小儿暑湿感冒。

【临证要点】头痛发热，停食停乳，腹痛胀满，呕吐泄泻，小便不利。

【现代应用】常用于胃肠型感冒、急性胃肠炎、急性胃炎、消化不良等属外感暑湿者。

【规格】每丸重3g。

【用法用量】口服。一次1丸，一日1~2次；周岁以内小儿酌减。

【使用注意】风热感冒者慎用；忌食生冷、辛辣、油腻不易消化食物；本品含有朱砂，不宜久用。

附表：其他常用中成药

药名	组成	功能主治	用法用量
小儿退热颗粒	大青叶、板蓝根、金银花、连翘、栀子、牡丹皮、黄芩、淡竹叶、地龙、重楼、柴胡、白薇	疏风解表，解毒利咽。用于小儿外感风热所致的感冒，症见发热恶心、头痛目赤、咽喉肿痛；上呼吸道感染见上述证候者	开水冲服。5岁以下小儿一次5g，5~10岁一次10~15g；一日3次；或遵医嘱
小儿解表颗粒	金银花、连翘、炒牛蒡子、蒲公英、黄芩、防风、紫苏叶、荆芥穗、葛根、人工牛黄	宣肺解表，清热解毒。用于小儿外感风热，症见发热恶风、头痛咳嗽、鼻塞流涕、咽喉痛痒	开水冲服。1~2岁一次4g，一日2次；3~5岁一次4g，一日3次；6~14岁一次8g，一日2~3次
儿感退热宁口服液	青蒿、板蓝根、菊花、苦杏仁、桔梗、连翘、薄荷、甘草	解表清热，化痰止咳，解毒利咽。用于小儿外感风热，内郁化火，发烧头痛、咳嗽、咽喉肿痛	口服。10岁以上儿童一次10~15mL，5~10岁儿童一次6~10mL，3~5岁儿童一次4~6mL；一日3次；或遵医嘱
小儿保泰康颗粒	连翘、地黄、滇柴胡、玄参、桑叶、浙贝母、蒲公英、南板蓝根、滇紫草、桔梗、莱菔子、甘草	解表清热，止咳化痰。用于小儿风热外感，症见发热、流涕、咳嗽、脉浮	温开水冲服。周岁以内一次2.6g，1~3岁一次4g，3~12岁一次8g；一日3次

思考与练习

一、单项选择题

1. 脏腑积热引起的发热怕冷、肌表无汗、头痛口渴、鼻塞咳嗽患者应服用（   ）

    A. 小儿感冒片   B. 小儿感冒颗粒   C. 玉屏风颗粒

    D. 小儿至宝丸   E. 小儿感冒宁糖浆

2. 小儿感冒的特点不包括（   ）

    A. 多热证   B. 多实证   C. 常夹食

    D. 常夹惊   E. 常夹瘀

3. 小儿至宝丸的功效是（   ）

    A. 息风止痉，化痰导滞   B. 疏风镇惊，清心安神   C. 疏风镇惊，化痰导滞

D. 疏风镇惊，泻下导滞 　　　E. 疏风镇惊，清热化痰

4. 功能清热解毒，可用治暑热内犯肺胃所致的中暑、痱疹、疖肿的是（　　）

A. 小儿至宝丸　　　　　　B. 金银花露　　　　　　C. 小儿热速清口服液

D. 小儿感冒颗粒　　　　　E. 小儿感冒片

5. 香苏正胃丸的功能是（　　）

A. 发汗解表，和中消食　　B. 解表化湿，温中散寒　C. 解表化湿，和中消食

D. 利水渗湿，和中消食　　E. 发散风热，和中消食

二、案例分析

王某，男，3岁。昨天和小朋友玩得很开心，汗出未及时更换衣物，今天早晨出现鼻塞、流清涕，喷嚏，咳嗽，无汗等症状，体温38℃，口渴，苔薄白，脉浮紧。

请根据患者病情，推荐合适的中成药，并说明理由。

三、问答题

通过市场调查介绍3～4种当地常用治疗小儿感冒的中成药，并说出其功效与主治。

第二节　小 儿 咳 嗽

学习目标

知识目标：掌握小儿咳嗽的中医分类与临床表现及相应的治疗方法；熟悉常用中成药的功能主治；了解小儿咳嗽的病因病机及注意事项。

能力目标：能根据小儿咳嗽病例的临床特点推荐相应的中成药。

一、概述

咳嗽是人体的一种保护性呼吸反射动作。肺为娇脏，小儿更为突出，故小儿咳嗽是儿科常见多发病之一。外感、内伤诸因均易伤肺而致咳嗽，发病尤以冬春两季多见。

根据病因的不同，可将小儿咳嗽分为外感咳嗽和内伤咳嗽两大类。其中外感咳嗽有风寒和风热之分，内伤咳嗽有痰热壅肺、痰湿蕴肺和肺阴亏虚之别。对于外感咳嗽，治疗宜解表散寒止咳、解表清热止咳；对于内伤咳嗽，治疗分别宜清肺化痰止咳、化痰止咳、润肺化痰止咳。本节对小儿临床常见的风寒咳嗽、风热咳嗽、痰热壅肺、痰湿蕴肺进行分类介绍。

注意事项：①在服用本类药时，应停止服用补益类中成药；②注意保持室内空气流通，避免煤气、尘烟等刺激；③多饮水，饮食宜清淡，避免腥、辣、油腻之品；④注意胸、背、腹部保暖，以防外感。

西医学的儿童气管炎、支气管炎可参考本病辨证选药。

二、辨病要点

1. 辨外感内伤　咳声高扬者,多为外感咳嗽;咳声低沉者,多为内伤咳嗽。咳声发自喉头以上,洪亮有力,咽喉发痒,多为外感咳嗽;咳声发自喉头以下,咳时痰多或干咳少痰,多为内伤咳嗽。一般说来,小儿咳嗽,以外感咳嗽为主,常在受凉伤风之后发生,伴有鼻塞流涕、喷嚏、咽痒、头痛、全身酸痛、恶风寒、发热等表证,起病急、病程短。内伤咳嗽多见脏腑虚损的症状,如反复感冒、动则多汗、食少便溏、神疲乏力等症,起病缓,病程长。由于脏腑虚损时容易感受外邪,特别是在气候变化激烈时,故往往在内伤的同时兼有外感。

2. 辨寒热虚实　外感咳嗽属实证;内伤咳嗽多属虚证或虚中夹实;咳嗽,舌淡红,苔白腻或薄白,多属寒证;舌红,苔黄腻,或舌红,苔少,多属热证。

三、辨证荐药

(一) 风寒咳嗽

【证候特点】冬春多发,咳嗽初起,干咳少痰,咽痒声重紧闷不爽,鼻塞涕清,恶寒,无汗,或有发热、头痛等,舌淡红、苔薄白,脉浮紧。

【选药】常用药物有解肌宁嗽丸等。

解肌宁嗽丸

【组成】紫苏叶、前胡、葛根、苦杏仁、桔梗、半夏(制)、陈皮、浙贝母、天花粉、枳壳、茯苓、木香、玄参、甘草。

【功能主治】解表宣肺,止咳化痰。用于外感风寒、痰浊阻肺所致的小儿感冒。

【临证要点】发热,咳嗽,痰多。

【现代应用】常用于儿童气管炎、支气管炎等属外感风寒、痰浊阻肺者。

【规格】每丸重3g。

【用法用量】口服。小儿周岁以内一次半丸,2~3岁一次1丸;一日2次。

【使用注意】痰热咳嗽者慎用;忌食辛辣、生冷、油腻食物。

【其他剂型】口服液、片剂。

(二) 风热咳嗽

【证候特点】咳嗽不爽或咳声重浊,吐痰黏稠色黄,不易咯出,口渴,鼻塞涕稠,或伴发热、头痛、恶风、微汗出,舌红、苔薄黄,脉浮数。

【选药】常用药物有小儿肺热咳喘口服液、小儿清肺化痰口服液、急支糖浆(见内科咳嗽)等。

小儿肺热咳喘口服液

【组成】麻黄、苦杏仁、石膏、甘草、金银花、连翘、知母、黄芩、板蓝根、麦冬。

【功能主治】清热解毒，宣肺化痰。用于热邪犯于肺卫所致的咳嗽。

【临证要点】汗出，微恶风寒，咳嗽，痰黄，或兼喘息、口干而渴。

【现代应用】常用于治疗急性上呼吸道感染、支气管炎等属热邪犯肺卫者。

【规格】每支装10mL。

【用法用量】口服。1~3岁一次10mL，一日3次；4~7岁一次10mL，一日4次；8~12岁一次20mL，一日3次；或遵医嘱。

【使用注意】不宜在服药期间同时服用滋补性中药；风寒闭肺、内伤久咳者不适用；高血压、心脏病患儿慎用；脾虚易腹泻者应在医师指导下服用；发热体温超过38.5℃的患者，应去医院就诊。

【其他剂型】颗粒剂。

小儿清肺化痰口服液

【组成】麻黄、前胡、黄芩、炒紫苏子、石膏、苦杏仁（炒）、葶苈子、竹茹。

【功能主治】清热化痰，止咳平喘。用于小儿风热犯肺所致的咳嗽。

【临证要点】呼吸气促，咳嗽痰喘，喉中作响。

【现代应用】常用于急性支气管炎证属风热犯肺者。

【规格】每支装10mL。

【用法用量】口服。1岁以内一次3mL，1~5岁一次10mL，5岁以上一次15~20mL；一日2~3次，用时摇匀。

【使用注意】风寒咳嗽、痰湿咳嗽及肺虚久咳者慎用；脾虚泄泻者慎用；服药期间喘息、鼻煽不得平卧者应及时到医院诊治。

【其他剂型】颗粒剂、片剂（泡腾片、咀嚼片）。

（三）痰热壅肺

【证候特点】咳嗽数日，咳痰黄稠难咯，甚则气息粗促，喉中痰鸣，面赤唇红，或伴发热口渴，或咽喉肿痛，烦躁不宁，小便短赤，大便干结，舌红、舌黄，脉滑数。

【选药】常用药物有小儿止嗽糖浆、小儿百部止咳糖浆等。

小儿止嗽糖浆

【组成】玄参、麦冬、胆南星、杏仁水、焦槟榔、桔梗、竹茹、桑白皮、天花粉、川贝母、瓜蒌子、甘草、炒紫苏子、知母、紫苏叶油。

【功能主治】润肺清热，止嗽化痰。用于小儿痰热内蕴所致的咳嗽。

【临证要点】咳嗽，发热，黄痰、咳吐不爽，口干舌燥，腹满便秘。

【现代应用】常用于急性支气管炎证属小儿痰热内蕴者。

【规格】每瓶装：①10mL；②120mL。

【用法用量】口服。一次10mL，一日2次；周岁以内酌减。

【使用注意】肺脾气虚、阴虚久咳者慎用；应注意1~14岁不同年龄组的不同剂量的合理服法；脾虚泄泻者不宜使用。

【其他剂型】丸剂、散剂。

小儿百部止咳糖浆

【组成】蜜百部、苦杏仁、桔梗、桑白皮、麦冬、知母、黄芩、陈皮、甘草、制天南星、枳壳（炒）。

【功能主治】清肺、止咳、化痰。用于小儿痰热蕴肺所致的咳嗽、顿咳。

【临证要点】咳嗽、痰多，痰黄黏稠、咯吐不爽，或痰咳不已、痰稠难出。

【现代应用】用于急性支气管炎、百日咳证属痰热蕴肺者。

【规格】每瓶装：①10mL；②100mL。

【用法用量】口服。2岁以上一次10mL，2岁以内一次5mL；一日3次。

【使用注意】风寒咳嗽、阴虚燥咳者慎用；支气管炎、百日咳服药后病情加重者，应及时就医；百日咳患儿应及时隔离治疗。

（四）痰湿蕴肺

【证候特点】咳嗽痰多，色白清稀，喉间痰声辘辘，胸闷纳呆，舌淡红、苔白，脉滑。

【选药】常用药物有小儿止咳糖浆等。

小儿止咳糖浆

【组成】甘草流浸膏、桔梗流浸膏、氯化铵、橙皮酊。

【功能主治】祛痰，镇咳。用于小儿感冒引起的咳嗽。

【临证要点】咳嗽，痰多。

【现代应用】用于上呼吸道感染证属外感表邪者。

【规格】每瓶装：①60mL；②100mL；③120mL。

【用法用量】口服。2~5岁一次5mL，5岁以上一次5~10mL，2岁以下酌减；一日3~4次。

【使用注意】高血压、心脏病、肾病水肿等慢性病患者慎用；对咳嗽重症气促喘息者应配合其他药物。

附表：其他常用中成药

药名	组成	功能主治	用法用量
儿童清肺丸	麻黄、炒苦杏仁、石膏、甘草、蜜桑白皮、瓜蒌皮、黄芩、板蓝根、橘红、法半夏、炒紫苏子、葶苈子、浙贝母、紫苏叶、细辛、薄荷、蜜枇杷叶、白前、前胡、石菖蒲、天花粉、煅青礞石	清肺，解表，化痰，止嗽。用于小儿风寒外束、肺经痰热所致的面赤身热、咳嗽气促、痰多黏稠、咽痛声哑	口服。一次1丸，一日2次；3岁以下一次半丸

续表

药名	组成	功能主治	用法用量
小儿清肺止咳片	紫苏叶、菊花、葛根、川贝母、炒苦杏仁、枇杷叶、炒紫苏子、蜜桑白皮、前胡、射干、栀子（姜炙）、黄芩、知母、板蓝根、人工牛黄、冰片	清热解表，止咳化痰。用于小儿外感风热、内闭肺火所致的身热咳嗽、气促痰多、烦躁口渴、大便干燥	口服。周岁以内一次1～2片，1～3岁一次2～3片，3岁以上一次3～5片；一日2次
小儿清热止咳口服液	麻黄、炒苦杏仁、石膏、甘草、黄芩、板蓝根、北豆根	清热宣肺，平喘，利咽。用于小儿外感风热所致的感冒，症见发热恶寒、咳嗽痰黄、气促喘息、口干音哑、咽喉肿痛	口服。1～2岁一次3～5mL，3～5岁一次5～10mL，6～14岁一次10～15mL；一日3次。用时摇匀
小儿肺热平胶囊	人工牛黄、地龙、珍珠、拳参、牛胆粉、甘草、平贝母、人工麝香、射干、朱砂、黄连、黄芩、羚羊角、北寒水石、冰片、新疆紫草、柴胡	清热化痰，止咳平喘，镇惊开窍。用于小儿痰热壅肺所致喘嗽，症见喘咳、吐痰黄稠、壮热烦渴、神昏抽搐、舌红苔黄腻	口服。6个月以内小儿一次服0.125g，7～12个月一次服0.25g，1～2岁一次服0.375g，2～3岁一次服0.5g，3岁以上一次服0.75～1.0g；一日3～4次
小儿咳喘颗粒	麻黄、川贝母、苦杏仁（炒）、黄芩、天竺黄、紫苏子（炒）、僵蚕（炒）、山楂（炒）、莱菔子（炒）、石膏、鱼腥草、细辛、茶叶、甘草、桔梗	清热宣肺，化痰止咳，降逆平喘。用于小儿痰热壅肺所致的咳嗽、发热、痰多、气喘	温开水冲服。1岁以下一次2～3g，1～5岁，一次3～6g，6岁以上一次9～12g；一日3次

思考与练习

一、单项选择题

1. 小儿在服用治疗咳嗽的中成药时，不宜服用（　　　）
   A. 解表中成药　　　　　　B. 理气中成药　　　　　　C. 补益中成药
   D. 清热中成药　　　　　　E. 消食中成药

2. 小儿肺热咳喘口服液适用于（　　　）
   A. 风寒感冒　　　　　　　B. 风寒闭肺咳喘　　　　　C. 内伤肺肾亏虚喘咳
   D. 热邪犯肺而致喘咳　　　E. 咳喘同时患有高血压、心脏病的小孩

3. 解肌宁嗽丸的功能是（　　　）
   A. 发汗解表，止咳化痰　　B. 降气平喘，止咳化痰　C. 解表宣肺，止咳化痰

D. 发散风热，止咳化痰   E. 解表宣肺，润肺止咳

4. 小儿清肺化痰口服液与小儿肺热咳喘口服液共同的功能是（   ）

    A. 清热化痰   B. 燥湿化痰   C. 润肺化痰

    D. 温化寒痰   E. 祛风化痰

5. 功能止咳化痰，用治小儿痰热蕴肺所致的咳嗽、顿咳的中成药是（   ）

    A. 小儿肺热咳喘口服液   B. 小儿清肺化痰口服液 C. 小儿百部止咳糖浆

    D. 解肌宁嗽丸   E. 小儿感冒片

二、案例分析

患儿，女，6岁。十余日前，在外玩耍汗出后未能及时换衣而受凉，次日即见发热恶寒、流清涕、咽痒、咳嗽。服药后热退，恶寒、流涕症状减轻，唯咳嗽不减，睡觉及晨起为甚，反复治疗，咳嗽一直不除。现症见日间咳嗽较轻，夜眠较重，遇冷空气加重，咳时有痰，色白质稀，鼻流清涕。舌淡苔白，脉浮。

请根据患者病情，推荐合适的中成药，并说明理由。

三、问答题

通过市场调查介绍3~4种当地常用治疗小儿咳嗽的中成药，并说出其功效与主治。

第三节 小儿泄泻

学习目标

知识目标：掌握小儿泄泻的中医分类与临床表现及相应的治疗方法；熟悉常用中成药的功能主治；了解小儿泄泻的病因病机及注意事项。

能力目标：能根据小儿泄泻病例的临床特点推荐相应的中成药。

一、概述

泄泻，是儿科常见的一种胃肠道疾病，以大便次数增多，粪质稀薄或如水样或下泻完谷为主要特征。小儿由于脾胃脆弱，脏腑娇嫩，无论外感时邪、内伤乳食，或进食不洁净及不易消化食物，均有使脾胃健运失调，而导致泄泻的可能，尤以夏秋两季最为多见。

中医根据其证候表现常分为伤食泻、风寒泻、湿热泻、寒湿泻、脾虚泻等，但在临床表现上又相互渗透，其证候特点见"泄泻"相关章节部分。治疗上宜分别采用消食止泻、祛风散寒止泻、清热化湿止泻、散寒祛湿止泻、健脾止泻等法。本章就小儿湿热泻、寒湿泻和脾虚泻的证候特点和选药进行介绍。

注意事项：①注意辨证论治，及时用药，防止变证发生；②治疗上以运脾化湿为基本法则；③饮食宜清淡富有营养，可进流食或半流食，小婴儿应鼓励母乳喂养；④注意

前后二阴的清洁卫生，大便后宜用温开水清洗二阴，肛周潮红者可涂金黄膏；⑤本病除内服药外，还常使用外治、推拿、针灸等法治疗。

西医学的婴幼儿腹泻、急性结肠炎、慢性结肠炎、过敏性结肠炎、肠功能紊乱、消化不良、秋季腹泻等以腹泻为主症者均可参考本病辨证选药。

二、辨病要点

1. 辨病因　大便稀烂夹乳片或食物残渣，气味酸臭，多由伤乳伤食引起；大便清稀多泡沫，色淡黄，臭气不重，多由风寒引起；水样或蛋花汤样便，色黄褐，气秽臭，多属湿热；大便稀薄或溏烂，色淡、气味不臭，多属脾虚；大便清稀，完谷不化，色淡无臭，多属脾肾阳虚。

2. 辨轻重　泄泻病程短暂，大便次数不多，精神尚好为轻证；泻下急暴，次多量多，神萎思睡，面色苍白或灰白为重证。

3. 辨虚实　泻下来势急骤，量多腹胀或腹痛者多为实证；泄泻日久，泻下缓慢，腹胀喜按者多为虚证；迁延日久难愈，或急或缓，腹胀拒按者多为虚中夹实。

三、辨证荐药

（一）湿热泻

【证候特点】大便水样或如蛋花汤，泻下急迫、量多，每日十余次，气味秽臭，可有黏液，肛门灼热，口渴引饮，烦躁，纳差食少，神倦乏力，小便黄少，苔黄腻。

【选药】常用药物有小儿泻速停颗粒、小儿泻痢片等。

小儿泻速停颗粒

【组成】地锦草、儿茶、乌梅、焦山楂、茯苓、白芍、甘草等。

【功能主治】清热利湿，健脾止泻，缓急止痛。用于小儿湿热壅遏大肠所致的泄泻。

【临证要点】大便稀薄如水样，腹痛，纳差。

【现代应用】常用于小儿秋季腹泻及迁延性、慢性腹泻证属湿热蕴结脾胃者。

【规格】每袋装：①3g；②5g；③10g。

【用法用量】口服。一日 3 ~ 4 次；6 个月以下患儿，一次 1.5 ~ 3g；6 个月至一岁以内，一次 3 ~ 6g；1 ~ 3 岁，一次 6 ~ 9g；3 ~ 7 岁，一次 10 ~ 15g；7 ~ 12 岁，一次 15 ~ 20g。或遵医嘱。

【使用注意】虚寒泄泻者不宜使用；如病情较重，或服用 1 ~ 2 天后疗效不佳者，可酌情增加剂量；有脱水者可口服或静脉补液；服药期间，有较明显脱水表现者应及时就医。

小儿泻痢片

【组成】葛根、黄芩、黄连、厚朴、白芍、茯苓、焦山楂、乌梅、甘草、滑石粉。

【功能主治】清热利湿，止泻。用于小儿湿热下注所致的痢疾、泄泻。

【临证要点】大便次数增多或里急后重、下利赤白。

【现代应用】常用于小儿赤、白痢疾，肠炎，腹泻病证属湿热下注者。

【规格】①薄膜衣片，每片重0.18g；②糖衣片，片芯重0.17g。

【用法用量】口服。1岁以下患儿一次1片，2~3岁一次2~3片，4岁以上一次4~6片；一日4次。

【使用注意】属寒湿或虚寒泻痢者慎用；疫毒痢者不宜单用本品。

（二）寒湿泻

【证候特点】大便清稀，色淡夹泡沫，气味稍臭，一日3~5次或5~6次，便前、便时肠鸣，鼻流清涕，咳嗽、咽痒，舌淡、苔薄白或腻。

【选药】常用药物有小儿四症丸、小儿至宝丸（见小儿感冒）等。

小儿四症丸

【组成】紫苏叶、广藿香、白术（麸炒）、茯苓、苍术、麦芽（炒）、陈皮、法半夏、厚朴（姜制）、泽泻、天花粉、六神曲（麸炒）、猪苓、山楂、白芷、砂仁、桔梗、滑石、琥珀、朱砂、木香。

【功能主治】健脾消导，止泻。用于小儿麦秋季泄泻。

【临证要点】秋季泄泻，呕吐腹痛，身热尿少。

【现代应用】常用于小儿秋季腹泻证属寒湿者。

【规格】每丸重3g。

【用法用量】口服。一次1丸，一日2次；周岁以内酌减。

【使用注意】脾胃虚寒者忌服。

（三）脾虚泻

【证候特点】久泻不止，或反复发作，大便稀溏，多于食后作泻，色淡不臭，时轻时重，夹有未消化之乳食，食后脘痞，神疲纳呆，面色萎黄，形体消瘦，舌淡、边有齿印，苔白，脉细。

【选药】常用药物有启脾丸、小儿腹泻宁糖浆等。

启 脾 丸

【组成】人参、炒白术、茯苓、甘草、陈皮、山药、莲子（炒）、炒山楂、六神曲（炒）、炒麦芽、泽泻。

【功能主治】健脾和胃。用于脾胃虚弱积滞证。

【临证要点】脾胃虚弱，消化不良，腹胀便溏。

【现代应用】常用于治疗缺锌引起的营养不良、厌食症、异食癖、口腔溃疡、痤疮、儿童生长发育迟缓等属脾胃虚弱者。

【规格】每丸重3g。

【用法用量】口服。一次1丸，一日2~3次；3岁以内小儿酌减。

【使用注意】感冒时不宜服用；长期厌食、体弱消瘦者，及腹胀重、腹泻次数增多者应去医院就诊；服药 7 天症状无缓解，应去医院就诊。

【其他剂型】口服液。

小儿腹泻宁糖浆

【组成】党参、白术、茯苓、葛根、甘草、广藿香、木香。

【功能主治】健脾和胃，生津止泻。用于脾胃气虚所致的泄泻。

【临证要点】大便泄泻，腹胀腹痛，纳减，呕吐，口干，倦怠乏力，舌淡苔白。

【现代应用】常用于小儿腹泻证属脾胃气虚者。

【规格】每瓶装 10mL。

【用法用量】口服。10 岁以上儿童一次 10mL，一日 2 次；10 岁以下儿童酌减。

【使用注意】呕吐腹泻后舌红口渴，小便短赤者慎用；服药 1~2 天如果腹泻、呕吐加重，并伴有身热口渴、神情倦怠者，应及时去医院诊治。

【其他剂型】合剂、袋泡茶剂、颗粒剂。

附表：其他常用中成药

药名	组成	功能主治	用法用量
龙牡壮骨颗粒	党参、黄芪、山麦冬、醋龟甲、炒白术、山药、醋南五味子、龙骨、煅牡蛎、茯苓、大枣、甘草、乳酸钙、炒鸡内金、维生素 D_2、葡萄糖酸钙	强筋壮骨，和胃健脾。用于治疗和预防小儿佝偻病、软骨病；对小儿多汗、夜惊、食欲不振、消化不良、发育迟缓也有治疗作用	开水冲服。2 岁以下一次 5g 或 3g（无蔗糖），2~7 岁一次 7.5g 或 4.5g（无蔗糖），7 岁以上一次 10g 或 6g（无蔗糖）；一日 3 次
小儿敷脐止泻散	黑胡椒	温中散寒，止泻。用于小儿中寒腹泻、腹痛	外用，贴敷肚脐。一次 1 袋，一日 1 次
小儿腹泻外敷散	吴茱萸、丁香、胡椒、肉桂	温中散寒，止痛止泻。用于脾胃虚寒所致的泄泻，症见大便溏泻、脘腹疼痛、喜温喜按	外用。用食醋调成糊状，敷于脐部，2 岁以下一次 1/4 瓶，2 岁以上一次 1/3瓶；大便每日超过20 次者，加敷涌泉穴，用量为 1/4 瓶，每 24 小时换药一次
丁桂儿脐贴	丁香、肉桂、荜茇	健脾温中，散寒止泻。适用于小儿泄泻、腹痛的辅助治疗	外用。贴于脐部，一次 1 贴，24 小时换药一次

思考与练习

一、单项选择题

1. 功能健脾止泻，用治脾胃气虚所致泄泻的成药是（　　）

   A. 小儿腹泻宁糖浆　　　　B. 龙牡壮骨颗粒　　　　C. 小儿泻痢片
   D. 小儿泻速停颗粒　　　　E. 小儿至宝丸

2. 功能清热利湿止泻、缓急止痛，用治小儿湿热壅遏大肠所致泄泻的是（　　）
   A. 小儿腹泻宁糖浆　　　　B. 龙牡壮骨颗粒　　　　C. 小儿泻痢片
   D. 小儿泻速停颗粒　　　　E. 小儿至宝丸

3. 启脾丸所治的泄泻属于（　　）
   A. 脾胃虚弱积滞　　　　B. 脾胃虚弱兼有湿热　　　　C. 中气下陷
   D. 湿热下注　　　　E. 脾胃虚寒兼有气滞

4. 小儿泻痢片的功能是（　　）
   A. 清热燥湿，止泻　　　　B. 清热利湿，止泻　　　　C. 温化寒湿，止泻
   D. 芳香化湿，止泻　　　　E. 燥湿化痰，止泻

5. 小儿四症丸所治泄泻的季节多为（　　）
   A. 春季　　　　B. 夏季　　　　C. 秋季
   D. 冬季　　　　E. 长夏

二、案例分析

杨某，女，8岁。腹泻，反复发作，大便稀溏，多于食后作泻，色淡不臭，时轻时重，夹有未消化之乳食。食后脘痞，神疲纳呆，面色萎黄，形体消瘦，舌淡，边有齿印，苔白，脉细。

请根据患者病情，推荐合适的中成药，并说明理由。

三、问答题

通过市场调查介绍3~4种当地常用治疗小儿泄泻的中成药，并说出其功效与主治。

第四节　小儿积滞

🏢 学习目标

　　知识目标：掌握小儿积滞的中医分类与临床表现及相应的治疗方法；熟悉常用中成药的功能主治；了解小儿积滞的病因病机及注意事项。

　　能力目标：能根据小儿积滞病例的临床特点推荐相应的中成药。

一、概述

积滞，是指小儿内伤乳食，停滞中焦，积而不化，气滞不行所形成的一种胃肠道疾患。临床以不思乳食，食而不化，脘腹胀满，口气臭秽，嗳气酸腐，大便不调等为特征。其发生多由乳食内积、脾胃受伤所致。

根据其发病机理可分为乳食内积和脾虚夹积两个证候类型，前者属实证，治疗应当以化食消滞为主；后者为虚中夹实证，治疗当健运脾胃，消食化滞。

注意事项：①脾胃虚弱，食积不化，大便稀溏者不宜服用本类药；②乳食应定时定量，避免过饥过饱；③不宜过食生冷、肥腻食物。

西医学的消化不良、消化功能紊乱宜参考本病辨证选药。

二、辨病要点

1. 辨虚实 病程短，脘腹胀痛，拒按，或伴低热，哭闹不安为实证；病程较长，脘腹胀满，喜按，神倦乏力，形体消瘦，多为虚中夹实。

2. 辨伤乳、伤食 母乳喂养或牛乳喂养的婴儿为伤乳，普通饮食的幼儿多为伤食。

三、辨证荐药

（一）乳食内积

【证候特点】乳食少思或不思，脘腹胀满，疼痛拒按，或有嗳腐吞酸，恶心呕吐，烦躁啼哭，夜卧不宁，手足心热或伴低热、肚腹热甚，大便秽臭，舌淡，苔白腻。

【选药】常用药物有小儿消食片、小儿化食丸、小儿七星茶颗粒等。

小儿消食片

【组成】炒鸡内金、山楂、六神曲（炒）、炒麦芽、槟榔、陈皮。

【功能主治】消食化滞，健脾和胃。用于食滞肠胃所致的积滞。

【临证要点】食少、便秘、脘腹胀满、面黄肌瘦。

【现代应用】常用于小儿消化功能紊乱证属乳食内积者。

【规格】①每片重0.3g；②薄膜衣片，每片重0.4g。

【用法用量】口服或咀嚼。1~3岁一次2~4片，3~7岁一次4~6片，成人一次6~8片；一日3次。薄膜衣片：1~3岁一次2~3片，3~7岁一次3~5片，成人一次5~6片；一日3次。

【使用注意】脾胃虚弱，内无积滞者不宜用；服药期间不宜过食生冷、肥甘黏腻食物。

【其他剂型】颗粒剂。

小儿化食丸

【组成】六神曲（炒焦）、焦山楂、焦麦芽、焦槟榔、醋莪术、三棱（制）、牵牛子（炒焦）、大黄。

【功能主治】消食化滞，泻火通便。用于食滞化热所致的积滞。

【临证要点】厌食，烦躁，恶心呕吐，口渴，脘腹胀满，大便干燥。

【现代应用】常用于小儿胃肠功能紊乱、腹泻证属食滞化热者。

【规格】每丸重1.5g。

【用法用量】口服。周岁以内一次1丸，周岁以上一次2丸；一日2次。

【使用注意】脾虚夹积者慎用；中病即止，不宜长期服用。

【其他剂型】口服液。

小儿七星茶颗粒

【组成】薏苡仁、稻芽、山楂、淡竹叶、钩藤、蝉蜕、甘草。

【功能主治】开胃消滞，清热定惊。用于小儿积滞化热。

【临证要点】消化不良，不思饮食，烦躁易惊，夜寐不安，大便不畅，小便短赤。

【现代应用】常用于小儿消化不良证属积滞化热者。

【规格】每袋装：①3.5g；②7g。

【用法用量】开水冲服。一次3.5~7g，一日3次。

【其他剂型】口服液、糖浆剂。

（二）脾虚夹积

【证候特点】神倦乏力，面色萎黄，形体消瘦，不思乳食，食则饱胀，腹满，喜伏卧，呕吐酸馊，夜寐不安，大便溏薄，日2~3次，夹有乳片或食物残渣。舌淡白、苔白腻，脉细弱或细滑。

【选药】常用药物有化积口服液、健儿消食口服液等。

化积口服液

【组成】茯苓（去皮）、海螵蛸、炒鸡内金、醋三棱、醋莪术、红花、槟榔、雷丸、鹤虱、使君子仁。

【功能主治】健脾导滞，化积除疳。用于脾胃虚弱所致的疳积。

【临证要点】面黄肌瘦，腹胀腹痛，厌食或食欲不振、大便失调。

【现代应用】常用于小儿营养不良证属脾胃虚弱所致的疳积者。

【规格】每支装10mL。

【用法用量】口服。1岁以内，一次5mL，一日2次；2~5岁，一次10mL，一日2次；5岁以上，一次10mL，一日3次；或遵医嘱。

【使用注意】气液耗伤、脾胃衰败所致疳积重证者，不宜应用；本品中病即止，不宜久用。

【其他剂型】散剂、颗粒剂、片剂。

健儿消食口服液

【组成】黄芪、炒白术、陈皮、麦冬、黄芩、炒山楂、炒莱菔子。

【功能主治】健脾益胃，理气消食。用于小儿食积损伤脾胃者。

【临证要点】纳呆食少，脘胀腹满，手足心热，自汗乏力，大便不调，以至厌食、恶食。

【现代应用】常用于小儿厌食证属脾胃虚弱、运化失调者。

【规格】每支装 10mL。

【用法用量】口服。3 岁以内一次 5～10mL，3 岁以上一次 10～20mL；一日 2 次，用时摇匀。

【使用注意】胃阴不足者慎用；服药期间应调节饮食，纠正不良饮食习惯。

【其他剂型】合剂。

思考与练习

一、单项选择题

1. 食少、便秘、脘腹胀满、面黄肌瘦应服用（　　　）
   A. 小儿感冒片　　　　　　B. 小儿感冒颗粒　　　　C. 小儿四症丸
   D. 小儿至宝丸　　　　　　E. 小儿消食片

2. 小儿化食丸的功能是（　　　）
   A. 消食化滞，利水通便　　B. 消食化滞，泻火消痈　C. 消食化滞，泻火通便
   D. 消食化滞，散寒通便　　E. 消食化滞，润肠通便

3. 功能健脾化积，用治脾胃虚弱所致疳积的是（　　　）
   A. 小儿化食丸　　　　　　B. 化积口服液　　　　　C. 小儿消食片
   D. 小儿七星茶颗粒　　　　E. 小儿至宝丸

4. 健儿消食口服液的功能是（　　　）
   A. 健脾利湿，理气消食　　B. 燥湿健脾，理气消食　C. 健脾益胃，理气消食
   D. 健脾化湿，理气消食　　E. 祛风除湿，理气消食

5. 小儿七星茶颗粒的主治是（　　　）
   A. 小儿积滞化热　　　　　B. 小儿积滞泄泻　　　　C. 小儿积滞兼气机阻滞
   D. 小儿积滞兼外感风寒　　E. 小儿积滞兼外感风热

二、案例分析

黄某，男，6 个月。近期乳食少思，脘腹胀满，疼痛拒按，呕吐，烦躁啼哭，夜卧不宁，手足心热，肚腹热甚，大便秽臭，舌淡、苔白腻。

请根据患者病情，推荐合适的中成药，并说明理由。

三、问答题

通过市场调查介绍 3～4 种当地常用治疗小儿积滞的中成药，并说出其功效与主治。

第五节 小儿肠道虫证

学习目标

知识目标：掌握小儿肠道虫证的中医分类与临床表现及相应的治疗方法；熟悉常用中成药的功能主治；了解小儿肠道虫证的病因病机及注意事项。

能力目标：能根据小儿肠道虫证病例的临床特点推荐相应的中成药。

一、概述

肠道虫证，是指寄生在肠道中的虫类所引起的多种疾病。常见的肠道寄生虫有蛔虫、蛲虫、钩虫、绦虫等，其中以蛔虫、蛲虫和绦虫最为多见。其发病原因多由于饮食不洁，误食沾染虫卵的食物，加之小儿脏腑娇嫩，脾常不足，虫类易在肠道繁殖生长而形成虫证。轻者影响小儿的生长发育，重者可出现多种证候及并发症，甚至危及生命。

虫证证候有共同之处，如脐腹疼痛、面黄肌瘦、精神萎靡、食欲不振、嗜食异物、大便中见到虫体等，但各种虫证又有各自的证候特点。治疗时以驱虫为主，虫去后再予调理脾胃，补益气血。但亦应根据具体病情分清标本缓急，对症治疗。

注意事项：①脾胃虚弱，食积不化，大便稀溏者不宜服用本类药；②养成良好的卫生习惯。

西医学的儿童蛔虫病、蛲虫病可参考本病辨证选药。

二、辨病要点

辨蛔虫蛲虫 蛔虫病以脐周疼痛、时痛时止，大便下虫，或粪便检查中有蛔虫卵为主要表现，或伴有腹泻或便秘、厌食或多食易饥等消化功能紊乱表现；蛲虫病以患儿肛门或会阴部瘙痒不舒、夜睡不安、大便排出蛲虫为主要表现，女孩可有尿频、尿急，但尿常规检查正常。

三、辨证荐药

（一）蛔虫病

【证候特点】食欲不振，日见消瘦，面色萎黄，脐周腹痛，时作时休，痛时喜按，吐蛔，便蛔，粪便镜检有蛔虫卵。重者甚至出现蛔厥证，即突然腹部绞痛，面色苍白，肢冷汗出，弯腰曲背，辗转不安，恶心、呕吐，常吐出蛔虫。重者腹痛持续，时轻时剧，恶寒发热，甚则出现黄疸，舌苔黄腻，脉弦数或滑数。

【选药】常用药物有肥儿丸等。

肥儿丸

【组成】煨肉豆蔻、木香、六神曲（炒）、炒麦芽、胡黄连、槟榔、使君子仁。

【功能主治】健胃消积，驱虫。用于小儿虫积腹痛兼见消化不良者。

【临证要点】消化不良，虫积腹痛，面黄肌瘦，食少腹胀，泄泻。

【现代应用】常用于蛔虫病、疳积证属虫积兼消化不良者。

【规格】每丸重3g。

【用法用量】口服。一次1~2丸，一日1~2次；3岁以内小儿酌减。

【使用注意】蛔厥证者忌服；感冒发热者慎用；本品一般服药不超过3日；注意饮食卫生。

【其他剂型】糖浆剂、散剂、口服液、滴丸、片剂。

知识链接

使君子在体外试验中对蚯蚓、水蛭、猪蛔等均有较强的抑制效果。曾报告10%的使君子水浸膏于0.5~2小时内可使蚯蚓昏迷或死亡，但95%乙醇浸膏无效。

（二）蛲虫病

【证候特点】以肛门及会阴奇痒为主症，睡眠不安，或见肛门赤烂，女孩或见阴痒遗尿。此外，还可见精神烦躁，食欲不振，身体消瘦，甚至恶心腹痛，夜惊，尿频。晚上熟睡后，肛周可找到虫体，粪便中常可见虫体。

【选药】常用药物有蛲虫药膏等。

蛲虫药膏

【组成】百部浸膏、甲紫。

【功能主治】驱杀蛲虫，用于蛲虫（线头虫、寸白虫）的治疗。

【临证要点】小儿肛门及会阴处奇痒，夜间尤甚，影响睡眠；女孩有尿频、尿急症状，但尿常规检查正常；可出现食欲减退、恶心呕吐、腹痛等消化道症状；粪便检查发现蛲虫或找到虫卵；一般可在夜间趁患儿入睡后1~3小时，用手电光照患儿肛门周围，如发现有白色细小线虫，即蛲虫。

【现代应用】常用治小儿蛲虫病。

【规格】每支装10g。

【用法用量】每晚临睡前，用温水将肛门周围洗净，将射管装在管口，轻轻插入肛门中，挤压铅管后端，将药膏挤出。

【使用注意】外用药，忌内服；使用前检查注药射管是否光滑和洁净，以免擦伤肛门或直肠；用药时间一般为7天；对本品过敏者禁用，过敏体质者慎用。

思考与练习

一、单项选择题

1. 小儿蛔虫病疼痛的特点是（　　　）
    A. 脐周疼痛，时痛时止　　　B. 胃脘疼痛，时痛时止　　C. 腹部疼痛不止
    D. 脐周疼痛不止　　　　　　E. 小腹疼痛，时痛时止
2. 蛲虫药膏的处方组成是（　　　）
    A. 甲紫　　　　　　　　　　B. 百部浸膏　　　　　　　　C. 百部浸膏、甲紫
    D. 黄柏浸膏、甲紫　　　　　E. 百部浸膏、红药
3. 下列中成药中，临床应用时需外用的是（　　　）
    A. 肥儿丸　　　　　　　　　B. 蛲虫药膏　　　　　　　　C. 益母草膏
    D. 二冬膏　　　　　　　　　E. 十全大补膏
4. 肥儿丸的功能是（　　　）
    A. 健胃消积，驱虫　　　　　B. 驱杀蛲虫　　　　　　　　C. 驱杀绦虫
    D. 驱杀钩虫　　　　　　　　E. 驱杀蛔虫

二、案例分析

熊某，女，1岁半。患儿肛门部瘙痒不舒，夜睡不安，尿频，但尿常规检查正常，新排出的粪便表面可见到活动的中部膨大、尾端长直而尖细的虫体（长度＜1cm）。

请根据患者病情，推荐合适的中成药，并说明理由。

三、问答题

通过市场调查介绍2～3种当地常用治疗小儿肠道虫证的中成药，并说出其功效与主治。

第四章 外科用药

第一节 疮 疡

学习目标

知识目标：掌握疮疡的中医分类与临床表现及相应的治疗方法；熟悉常用中成药的功能主治；了解疮疡的病因病机及注意事项。

能力目标：能根据疮疡病例的临床特点推荐相应的中成药。

一、概述

疮疡是各种致病因素侵袭人体后引起的一切体表化脓感染性疾病的总称，包括急性和慢性两大类。是中医外科疾病中最常见的一大类病证。

疮疡的形成，多因外感六淫邪毒、外来伤害、情志内伤或过食肥甘等引起，其中尤以"热毒""火毒"为最多。人体气血，周流一身，循环不息，当上述各种致病因素侵入人体后，就会破坏这种生理功能，引起局部气血凝滞，营卫不和，经络阻塞，产生肿痛症状。若人体抗病能力低下，以及病邪不能及时控制时，则进一步形成热盛肉腐，肉腐为脓，从而导致脓肿的形成。若疮疡毒邪炽盛时，也可破坏人体防御功能，通过经络的传导，也可影响或侵入内脏，引起一系列的内在病理反应。轻则出现发热、口渴、便秘、溲赤等症；重则出现恶心呕吐、烦躁不安、神昏谵语、咳嗽、痰中带血等症，甚或危及生命。

疮疡初起以邪盛为主，后期以正虚居多。治疗上，早期以清热泻火解毒、化瘀祛湿等祛邪之法为主；后期则多用益气养血、托里透脓、健脾生肌等扶正之法。

注意事项：①饮食宜清淡，忌肥甘厚味、辛辣刺激之品，忌食鱼腥发物；②内治与外治相结合，初期宜箍围消肿，中期脓熟时宜切开排脓，后期宜提脓去腐，生肌收口，加速疮口愈合；③平时注意个人卫生，保持局部皮肤清洁。

西医学上的皮肤、肌肉脓肿，急性化脓性淋巴结炎、急性蜂窝组织炎、急慢性化脓性骨髓炎、创伤后感染等疾患可参考本病辨证选药。

知识链接

　　疖是一种生于皮肤浅表的急性化脓性疾患，随处可生，小儿、青年多见，相当于西医的单个毛囊及其皮脂腺或汗腺的急性化脓性炎症。疔是指发病迅速而且危险性较大的急性感染性疾病，多发生在颜面和手足等处，相当于西医的疖、痈、坏疽的一部分，相当于西医的皮肤炭疽及急性淋巴管炎。痈是指发生在皮肉之间的急性化脓性疾病，相当于西医的体表浅表脓肿、急性化脓性淋巴结炎。

二、辨病要点

1. 辨阴证与阳证　通常疮疡颜色苍白、平塌下陷、疼痛和缓者多为阴证，常病程缠绵，容易导致邪气内陷，常提示机体正气不足；疮疡颜色红赤、高肿突起、疼痛剧烈者，多为阳证，其发生往往与素体热盛、饮食不节、感受温热之邪有关，这也同时提示患者机体的正气较充足。

2. 辨分期　本病一般分初期、中期和后期分别辨证施治。初期脓未成，局部可红肿或皮色不变；中期多为排脓期；后期为生肌收口期。

三、辨证荐药

（一）热毒蕴结

【证候特点】常见于气实火盛的患者。多表现为局部红肿疼痛，或有脓疱，常兼见口臭、口渴、便秘、溲赤，舌红、苔黄腻，脉滑数。

【选药】常用药物有梅花点舌丸、连翘败毒丸、紫金锭等。

梅花点舌丸

【组成】牛黄、珍珠、人工麝香、蟾酥（制）、熊胆粉、雄黄、朱砂、硼砂、葶苈子、乳香（制）、没药（制）、血竭、沉香、冰片。

【功能主治】清热解毒，消肿止痛。用于火毒内盛引起的疔疮痈肿初起、咽喉牙龈肿痛、口舌生疮。

【临证要点】皮肤局部红赤、肿胀、微热、疼痛，或咽喉肿痛，或牙龈肿痛，或口舌生疮。

【现代应用】常用于体表化脓性感染、急性咽喉炎、急性扁桃体炎、口腔溃疡、牙周炎等属火毒内盛者。

【规格】每10丸重1g。

【用法用量】口服，一次3丸，一日1~2次；外用，用醋化开，敷于患处。

【使用注意】孕妇忌服。

【其他剂型】片剂、胶囊。

连翘败毒丸

【组成】连翘、金银花、蒲公英、紫花地丁、天花粉、黄芩、黄连、黄柏、大黄、栀子、苦参、白鲜皮、木通、荆芥穗、防风、白芷、蝉蜕、羌活、麻黄、薄荷、柴胡、玄参、浙贝母、桔梗、当归、赤芍、甘草。

【功能主治】清热解毒,消肿止痛。用于热毒蕴结肌肤所致的疮疡。

【临证要点】疮疡见局部红肿热痛、未见溃破。

【现代应用】常用于体表急性感染性疾病属热毒蕴结肌肤者。

【规格】每100粒重6g。

【用法用量】口服。一次1袋(6g),一日2次。

【使用注意】高血压、心脏病患者慎服。

【其他剂型】片剂、煎膏剂。

紫 金 锭

【组成】山慈菇、红大戟、千金子霜、五倍子、人工麝香、朱砂、雄黄。

【功能主治】辟瘟解毒,消肿止痛。内服用于治疗中暑,脘腹胀痛,恶心呕吐,痢疾泄泻,小儿痰厥;外用治疗疔疮疖肿、痄腮、丹毒、喉风。

【临证要点】疮疡见局部肿胀,或发红,或疼痛;或见脘腹胀痛、恶心呕吐、痢疾泄泻、小儿痰厥。

【现代应用】常用于痈疽疮毒,虫咬损伤,无名肿毒,中暑属热毒、湿毒内侵者。

【规格】每锭重:①0.3g;②3g。

【用法用量】口服,一次0.6～1.5g,一日2次;外用,醋磨调敷患处。

【使用注意】孕妇忌服。

【其他剂型】散剂。

(二) 余毒未清

【证候特点】体质虚弱者易发为本证。表现为疮面晦暗、脓少而薄、闷胀疼痛或微痛,兼见气虚、阴虚等正虚见症,病程日久,经常反复发作。

【选药】常用药物有生肌玉红膏等。

生肌玉红膏

【组成】白芷、虫白蜡、当归、甘草、轻粉、血竭、紫草。

【功能主治】解毒,祛腐,生肌。用于热毒壅盛所致的疮疡。亦可用于乳痈。

【临证要点】疮面脓液渗出,脓腐将尽或久不收口。

【现代应用】常用于体表急性化脓性疾病溃后、急性化脓性乳腺炎溃后属热毒壅盛者。

【规格】每盒装12g。

【用法用量】疮面洗清后外涂本膏，一日1次。

【使用注意】孕妇慎用；不可内服；不可久用。

附表：其他常用中成药

药名	组成	功能主治	用法用量
如意金黄散	姜黄、大黄、黄柏、苍术、厚朴、陈皮、甘草、生天南星、白芷、天花粉	清热解毒，消肿止痛。用于热毒瘀滞肌肤所致的疮疡肿痛、丹毒流注，症见肌肤红、肿、热、痛，亦可用于跌扑损伤	外用。红肿、烦热、疼痛，用清茶调敷；漫肿无头，用醋或葱酒调敷，亦可用植物油或蜂蜜调敷；一日数次
片仔癀	牛黄、麝香、三七、蛇胆等	清热解毒，凉血化瘀，消肿止痛。用于热毒血瘀所致的急慢性病毒性肝炎、痈疽疔疮、无名肿毒、跌打损伤及各种炎症	口服，每次0.6g，8岁以下儿童每次0.15~0.3g，每日2~3次；外用，研末用冷开水或食醋少许调匀涂在患处（溃疡者可在患处周围涂敷之），每日数次，常保持湿润，或遵医嘱
九一散	石膏（煅）、红粉	提脓拔毒，去腐生肌。用于热毒壅盛所致的溃疡，症见疮面鲜活、脓腐将尽	外用。取本品适量，均匀地撒于患处，对深部疮口及瘘管，可用含本品的纸捻条插入，疮口表面均用油膏或敷料盖贴。每日换药一次或遵医嘱

思考与练习

一、单项选择题

1. 如意金黄散治疗红肿、烦热疼痛时，需要用（　　　）

    A. 醋调敷　　　　　　　B. 葱酒调敷　　　　　　C. 蜂蜜调敷

    D. 清茶调敷　　　　　　E. 植物油调敷

2. 治疗火毒内盛引起的疔疮痈肿初起、咽喉牙龈肿痛、口舌生疮，宜选用（　　　）

    A. 连翘败毒丸　　　　　B. 九一散　　　　　　　C. 梅花点舌丸

    D. 紫金锭　　　　　　　E. 如意金黄散

3. 生肌玉红膏的功能是（　　　）

    A. 解毒，祛腐，生肌　　　　　B. 辟瘟解毒，消肿止痛

    C. 清热解毒，消肿止痛　　　　D. 清热解毒，凉血化瘀

    E. 清热解毒，散风消肿

二、案例分析

周某，男，62岁，退休干部。初诊：3天前饮酒后出现咽部红肿疼痛，兼见口臭、口渴、便秘、尿黄，舌红、苔黄腻，脉滑数。

请根据患者病情，推荐合适的中成药，并说明理由。

三、问答题

通过市场调查介绍3~4种当地常用治疗疮疡的中成药，并说出其功效与主治。

第二节　烧　烫　伤

学习目标

知识目标：掌握烧烫伤的中医分类与临床表现及相应的治疗方法；熟悉常用中成药的功能主治；了解烧烫伤的病因病机及注意事项。

能力目标：能根据烧烫伤病例的临床特点推荐相应的中成药。

一、概述

烧烫伤是指由高温液体（沸水、热油等）、高温固体（烧热的金属等）或高温蒸气等所导致的损伤。

根据烧烫伤的程度，一般分为三度，分别采用不同的救护措施。

Ⅰ度烧烫伤只损伤皮肤表层，皮肤变红，并有火辣辣的刺痛感，局部轻度红肿，无水泡，疼痛明显，应立即脱去衣物，将创面放入冷水中浸洗半小时，再用麻油、菜油涂擦创面。

Ⅱ度烧烫伤是真皮损伤，局部红肿疼痛，有大小不等的水泡，大水泡可用消毒针刺破边缘放水，涂上烫伤膏后包扎，松紧要适度。

Ⅲ度烧烫伤是皮下、脂肪、肌肉、骨骼都有损伤，并呈灰或红褐色，此时应用干净敷料包住创面，及时送医院治疗。

中医认为本病是由于热毒灼肤所致，应治以清热解毒凉血、消肿止痛，以外治为主。

注意事项：治疗过程中忌食辛辣刺激性和生冷、油腻食物，并须加强营养，补充新鲜蔬菜和水果等。

西医学的高温液体、高温固体、高温蒸气烧烫伤及化学性腐蚀伤可参考本病辨证选药。

知识链接

　　日常生活中，火焰烧伤和热水、热油等液体烫伤最为常见。急诊室医生发现，人们会错误地在烧烫伤的伤口涂牙膏、鸡蛋清乃至食盐、酱油、红药水等，不仅没有起到治疗烧烫伤的作用，有时还会掩盖创面，使医生无法立即确定创面的大小和深度，必须要先清洗再施救，这一过程费时费力，并且会增加患者的痛苦。

二、辨病要点

　　1. 辨病因　通常发生烧烫伤后，要及时用大量清水冲洗，冲洗越早越好，冲洗时间可持续 10～20 分钟。但对于生石灰引起的灼伤，要先清扫掉沾在皮肤上的生石灰，再用大量的清水冲洗，千万不要将沾有大量石灰粉的伤部直接泡在水中，以免石灰遇水生热加重伤势。

　　2. 辨分度　临床上常把烧烫伤分为三度：局部皮肤仅仅出现红肿者为Ⅰ度；红肿起水泡者为Ⅱ度；皮肤焦黑碳化或苍白僵硬者为深Ⅱ度或Ⅲ度。

三、辨证荐药

热毒灼肤

　　【证候特点】根据烧烫伤程度不同，可表现为受伤的皮肤发红、肿胀，或局部红肿、发热，疼痛难忍，有明显水泡，甚至局部皮肤焦黑、坏死。全身常无明显表现，但严重者可出现休克或呼吸、心跳停止。

　　【选药】常用药物有烫伤油、烧伤灵酊、京万红软膏等。

烫 伤 油

　　【组成】马尾连、紫草、黄芩、冰片、地榆、大黄。

　　【功能主治】清热解毒，凉血祛腐止痛。用于Ⅰ、Ⅱ度烧烫伤和酸碱灼伤。

　　【临证要点】烫伤后局部皮肤发红或起水泡，基底部皮色鲜红，或局部红肿、发热，疼痛难忍。

　　【现代应用】常用于高温液体、高温固体、高温蒸气导致的Ⅰ、Ⅱ度烧烫伤或酸碱灼伤。

　　【规格】每瓶装 30g。

　　【用法用量】外用。创面经消毒清洗后，用棉球将药涂于患处，盖于创面，必要时可用纱布浸药盖于创面。

　　【使用注意】孕妇慎用；忌食辛辣食物。

烧 伤 灵 酊

　　【组成】虎杖、黄柏、冰片。

【功能主治】清热燥湿，解毒消肿，收敛止痛。用于各种原因引起的Ⅰ、Ⅱ度烧烫伤。

【临证要点】烫伤后局部皮肤发红或起水泡，疼痛难忍，或局部红肿、发热。

【现代应用】常用于高温液体、高温固体、高温蒸气导致的Ⅰ、Ⅱ度烧烫伤。

【规格】每瓶装：①50mL；②100mL。

【用法用量】外用。喷洒于洁净的创面，不需包扎。一日3～4次。

京万红软膏

【组成】地榆、当归、桃仁、紫草、金银花、五倍子、白芷、血竭、木鳖子、冰片、罂粟壳、地黄、黄连、血余炭、棕榈、半边莲、土鳖虫、白蔹、黄柏、红花、大黄、苦参、槐米、木瓜、苍术、赤芍、黄芩、胡黄连、川芎、栀子、乌梅、乳香、没药等。

【功能主治】活血解毒，消肿止痛，去腐生肌。用于轻度水、火烫伤，疮疡肿痛，创面溃烂。

【临证要点】烧烫伤后局部皮肤发红或起水泡，基底部皮色鲜红或苍白，或局部红肿、发热，疼痛难忍。

【现代应用】常用于高温液体、高温固体、高温蒸气导致的Ⅰ、Ⅱ度烧烫伤。

【规格】每支装20g。

【用法用量】用生理盐水清理创面，涂敷本品，或将本品涂于消毒纱布上，敷盖创面，消毒纱布包扎，每日换药一次。

思考与练习

一、单项选择题

1. 烫伤油的功能是（　　）
   A. 清热燥湿，解毒消肿，收敛止痛
   B. 活血解毒，消肿止痛，去腐生肌
   C. 清热解毒，消肿止痛
   D. 清热解毒，凉血化瘀
   E. 清热解毒，凉血祛腐止痛

2. 可用于用于Ⅰ、Ⅱ度烧烫伤和酸碱灼伤的是（　　）
   A. 烫伤油　　　　　　B. 京万红软膏　　　　　　C. 烧伤灵酊
   D. 如意金黄散　　　　E. 生肌玉红膏

二、案例分析

刘某，男，17岁，学生。初诊：昨天下午因被开水烫伤右手，局部出现皮肤发肿，发热，疼痛难忍，并有明显水泡。舌红、苔薄黄，脉弦数。

请根据患者病情，推荐合适的中成药，并说明理由。

三、问答题

通过市场调查介绍2～3种当地常用治疗烧烫伤的中成药，并说出其功效与主治。

第三节 痔 疮

▊ 学习目标

知识目标：掌握痔疮的中医分类与临床表现及相应的治疗方法；熟悉常用中成药的功能主治；了解痔疮的病因病机及注意事项。

能力目标：能根据痔疮病例的临床特点推荐相应的中成药。

一、概述

痔疮又称痔病，是肛门直肠底部及肛门黏膜的静脉丛发生曲张而形成的一个或多个柔软静脉团（痔核）的一种慢性疾病。临床表现主要为便血，便血的性质可为无痛、间歇性，便后鲜血、便时滴血或手纸上带血；便秘、饮酒或进食刺激性食物后症状加重。

本病发病率较高，男女老幼均可发病，以成年人占绝大多数。脏腑体虚、静脉管壁薄弱，兼因久坐久立、长期便秘、饮食不节、过食辛辣刺激性食物，或妇女妊娠以及患腹压增高性疾病均可导致痔疮的发生。根据发病部位的不同，痔疮可分为内痔、外痔、混合痔，其治疗方法有保守治疗和手术治疗。保守治疗适用于痔疮初起，或年龄较高，或患有高血压及其他重要脏器的严重器质性病变者；常用的治疗方法有口服药物、肛内塞药和局部熏洗等。中医临床常见的证候类型有风伤肠络、湿热下注。

注意事项：①培养良好的排便习惯；②禁食辛辣刺激性食物，忌烟酒；③多食含高纤维的蔬菜；④加强体育锻炼。

二、辨病要点

辨分期 Ⅰ期主要以便血、分泌物增多，肛门瘙痒为主；Ⅱ期有便血，痔随排便脱垂，但能自行还纳；Ⅲ期内痔脱垂于肛门口外，或每次排便脱出肛门口外，不能自行还纳，必须用手托回。

三、辨证荐药

（一）风伤肠络

【证候特点】大便带血、滴血或喷射状出血，血色鲜红，或有肛门瘙痒。舌红、苔薄白或薄黄，脉浮数。

　　【选药】常用药物有槐角丸等。

<h2 style="text-align:center">槐　角　丸</h2>

　　【组成】槐角（炒）、地榆炭、黄芩、枳壳（炒）、当归、防风。

　　【功能主治】清肠疏风，凉血止血。用于血热所致的肠风便血、痔疮肿痛。

　　【临证要点】大便带血、滴血或喷射状出血，血色鲜红，或有肛门瘙痒。

　　【现代应用】常用于痔疮、肛裂、慢性结肠炎出血等属风邪热毒或湿热者。

　　【规格】每100丸重60g。

　　【用法用量】口服。一次6g，一日2次。

（二）湿热下注

　　【证候特点】便血色鲜，量较多，肛内肿物外脱，肛门灼热、坠胀。苔薄黄腻，脉弦数。

　　【选药】常用药物有痔炎消颗粒、马应龙麝香痔疮膏等。

<h3 style="text-align:center">痔炎消颗粒</h3>

　　【组成】火麻仁、紫珠叶、槐花、山银花、地榆、白芍、三七、白茅根、茵陈、枳壳。

　　【功能主治】清热解毒，润肠通便，止血、止痛、消肿。用于血热毒盛所致的痔疮肿痛、肛裂疼痛及痔疮手术后大便困难、便血及老年人便秘。

　　【临证要点】肛缘肿物，大便带血，便时或便后肛门疼痛。

　　【现代应用】常用于各类痔疮、肛裂、便秘属血热毒盛者。

　　【规格】每袋装：①10g；②3g（无蔗糖）。

　　【用法用量】口服。一次10～20g或一次3～6g（无蔗糖），一日3次。

　　【使用注意】孕妇及3岁以下婴幼儿禁用。

　　【其他剂型】片剂、胶囊。

<h3 style="text-align:center">马应龙麝香痔疮膏</h3>

　　【组成】人工麝香、人工牛黄、珍珠、煅炉甘石粉、硼砂、冰片、琥珀。

　　【功能主治】清热燥湿，活血消肿，去腐生肌。用于湿热瘀阻所致的各类痔疮、肛裂，症见大便出血，或疼痛、有下坠感；亦用于肛周湿疹。

　　【临证要点】大便时出血，有时痔核脱出，可自行回纳或不可自行回纳，肛门灼热、坠胀。

　　【现代应用】常用于各类痔疮、肛裂、肛周湿疹属湿热瘀阻者。

　　【规格】10g/支。

　　【用法用量】外用，涂擦患处。

【使用注意】本品为外用药，禁止内服；孕妇慎用或遵医嘱。

附表：其他常用中成药

药名	组成	功能主治	用法用量
地榆槐角丸	地榆炭、蜜槐角、炒槐花、大黄、黄芩、地黄、当归、赤芍、红花、防风、荆芥穗、枳壳（麸炒）	疏风凉血，泻热润燥。用于脏腑实热、大肠火盛所致的肠风便血、痔疮肛瘘、湿热便秘、肛门肿痛	口服。大蜜丸一次1丸，水蜜丸一次5g；一日2次
脏连丸	黄连、黄芩、地黄、赤芍、当归、槐角、槐花、荆芥穗、地榆炭、阿胶	清热燥湿，收涩止血。用于大肠湿热所致的内外痔、混合痔	患者取侧卧位，将药物置入肛门2~2.5cm深处。一次1粒，一日1~2次
痔宁片	地榆炭、侧柏叶炭、地黄、槐米、酒白芍、荆芥炭、当归、黄芩、枳壳、刺猬皮（制）、乌梅、甘草	清热凉血，润燥疏风。用于实热内结或湿热瘀滞所致的痔疮出血、肿痛	口服。一次3~4片，一日3次
痔康片	豨莶草、金银花、槐花、地榆炭、黄芩、大黄	清热凉血，泻热通便。用于热毒风盛或湿热下注所致的便血、肛门肿痛、有下坠感；Ⅰ、Ⅱ期内痔见上述证候者	口服。一次3片，一日3次。7天为一疗程，或遵医嘱
痔疮片	大黄、蒺藜、功劳木、白芷、冰片、猪胆粉	清热解毒，凉血止痛，祛风消肿。用于各种痔疮、肛裂、大便秘结	口服。一次4~5片，一日3次

思考与练习

一、单项选择题

1. 槐角丸的功效是（   ）

　　A. 清热燥湿，收涩止血

　　B. 清肠疏风，凉血止血

　　C. 清热凉血，泻热通便

　　D. 清热解毒，润肠通便

　　E. 清热燥湿、活血消肿，去腐生肌

2. 痔炎消颗粒组成中不含下列哪组药物（   ）

　　A. 火麻仁、紫珠叶　　　　B. 槐花、山银花　　　　C. 地榆、三七

　　D. 白茅根、枳壳　　　　　E. 大黄、茵陈

3. 便血色鲜，量较多，肛内肿物外脱，肛门灼热坠胀最宜选用哪个中成药治疗（   ）

　　A. 槐角丸　　　　　　　B. 马应龙麝香痔疮膏　　C. 痔炎消颗粒

　　D. 地榆槐角丸　　　　　E. 痔疮片

二、案例分析

谭某，男，34 岁，干部。初诊：大便带血、滴血或喷射状出血，血色鲜红，或有肛门瘙痒。舌红、苔薄白或薄黄，脉浮数。

请根据患者病情，推荐合适的中成药，并说明理由。

三、问答题

通过市场调查介绍 2 ~ 3 种当地常用治疗痔疮的中成药，并说出其功效与主治。

第四节　乳　　癖

学习目标

知识目标：掌握乳癖的中医分类与临床表现及相应的治疗方法；熟悉常用中成药的功能主治；了解乳癖的病因病机及注意事项。

能力目标：能根据乳癖病例的临床特点推荐相应的中成药。

一、概述

乳癖是指乳房出现形状、大小、数量不等的硬结肿块，又名"乳栗""奶癖"，为乳中结核之一。本病是女性常见病，多见于 20 ~ 45 岁女性。表现为单侧或双侧乳房发生单个或多个大小不等的肿块，胀痛或压痛，表面光滑，边界清楚，推之可动，增长缓慢，质地坚韧或呈囊性感。乳房可有胀痛或刺痛，每随喜怒而消长，月经前加重，月经后缓解。

本病多因情志内伤、忧思恼怒所致，多与月经周期相关。基本病机为气滞痰凝、冲任失调，病在胃、肝、脾三经。足阳明胃经过乳房，足厥阴肝经至乳下，足太阴脾经行乳外，若情志内伤、忧思恼怒，则肝脾郁结、气血逆乱，气不行津，津液凝聚成痰；复因肝木克土，致脾不能运湿，胃不能降浊，则痰浊内生；气滞痰浊阻于乳络，则发为肿块疼痛。中医对本病的治疗以疏肝解郁、理气化痰为主，并常于经后期、经前期补肾及调理冲任。

注意事项：①保持精神舒畅，避免情绪波动；②适当控制脂肪类食物的摄入；③及时治疗月经失调等妇科疾病和其他内分泌疾病。

西医学的乳房纤维瘤、乳房囊性增生病、乳腺炎等参考本病辨证选药。

知识链接

　　明代医家陈实功指出："忧郁伤肝，思虑伤脾，积想在心，所愿不得者，致经络痞涩，聚结成核。"现代医学认为，精神因素对内分泌功能有一定影响，乳腺增生症主要是由于卵巢孕激素水平低下，雌激素水平过高，而引起乳腺主质和间质不同程度的增生所致。

二、辨病要点

　　与乳岩鉴别　本病肿块质地中等或质硬不坚，表面光滑或颗粒状，活动度好，大多伴有压痛。如见肿块质地坚硬如石，表面高低不平，边缘不整齐，常与皮肤粘连，活动度差，后期溃破呈菜花样，患侧淋巴结可肿大，多为乳岩。

三、辨证荐药

（一）肝气郁结

　　【证候特点】单侧或双侧乳房疼痛、肿块，肿块边界欠清，与周围组织不粘连，疼痛每随喜怒消长，月经前常加重，月经后常缓解。舌淡苔白，脉弦。
　　【选药】常用药物有乳宁颗粒、乳块消片等。

乳 宁 颗 粒

　　【组成】柴胡、当归、醋香附、丹参、炒白芍、王不留行、赤芍、炒白术、茯苓、青皮、陈皮、薄荷。
　　【功能主治】疏肝养血，理气解郁。用于肝气郁结所致的乳癖。
　　【临证要点】乳房胀痛、两胁胀痛、乳房结节，经前疼痛加重。
　　【现代应用】常用于乳房纤维瘤、乳房囊性增生病等属肝气郁结者。
　　【规格】每袋装15g。
　　【用法用量】开水冲服。一次1袋，一日3次；20天为一疗程，或遵医嘱。
　　【使用注意】孕妇慎用。
　　【其他剂型】丸剂、片剂、胶囊。

乳 块 消 片

　　【组成】橘叶、丹参、皂角刺、王不留行、川楝子、地龙。
　　【功能主治】疏肝理气，活血化瘀，消散乳块。用于肝气郁结、气滞血瘀所致的乳癖。
　　【临证要点】单侧或双侧乳房疼痛、肿块，肿块边界欠清，与周围组织不粘连，疼痛每随喜怒增减，月经前常加重，月经后常缓解。

【现代应用】常用于乳房纤维瘤、乳房囊性增生病等属气郁血瘀者。

【规格】糖衣片，每片片芯重0.35g。

【用法用量】口服。一次4~6片，一日3次。

【使用注意】孕妇忌服。

【其他剂型】丸剂、胶囊剂、颗粒剂、口服液。

（二）痰瘀互结

【证候特点】乳房肿块或结节数目不等、大小不一、质软或中等硬度，肿块边界欠清，与周围组织不粘连，或经前胀痛明显，或见局部微热红肿。舌质偏暗、苔腻，脉弦滑。

【选药】常用药物有乳疾灵颗粒、乳癖消片等。

乳疾灵颗粒

【组成】柴胡、醋香附、青皮、赤芍、丹参、炒王不留行、鸡血藤、牡蛎、海藻、昆布、淫羊藿、菟丝子。

【功能主治】疏肝活血，祛痰软坚。用于肝郁气滞、痰瘀互结所致的乳癖。

【临证要点】乳房肿块或结节数目不等、大小不一、质软或中等硬度，或经前疼痛。

【现代应用】常用于乳腺增生病等属肝气郁滞、痰瘀互结者。

【规格】每袋装14g。

【用法用量】开水冲服。一次1~2袋，一日3次。

【使用注意】孕妇忌服。

【其他剂型】胶囊剂。

乳 癖 消 片

【组成】鹿角、蒲公英、昆布、天花粉、鸡血藤、三七、赤芍、海藻、漏芦、木香、玄参、牡丹皮、夏枯草、连翘、红花。

【功能主治】软坚散结，活血消痈，清热解毒。用于痰热互结所致的乳癖、乳痈。

【临证要点】乳房结节数目不等、大小形态不一、质地柔软，或产后乳房结块、红热疼痛。

【现代应用】常用于乳腺增生病、急性乳腺炎、甲状腺囊肿等属痰热互结者。

【规格】①薄膜衣片（小片），每片重0.34g；②薄膜衣片（大片），每片重0.67g；③糖衣片（小片），片芯重0.34g。

【用法用量】口服。小片一次5~6片，大片一次3片；一日3次。

【使用注意】孕妇慎用。

【其他剂型】丸剂、胶囊剂、颗粒剂。

附表：其他常用中成药

药名	组成	功能主治	用法用量
乳癖散结片	夏枯草、川芎、僵蚕、鳖甲、柴胡、赤芍、玫瑰花、莪术、当归、延胡索、牡蛎	行气活血，软坚散结。用于气滞血瘀所致的乳腺增生病，症见乳房疼痛、乳房肿块、烦躁易怒、胸胁胀满等	口服。一次4粒，一日3次，45天为一疗程；或遵医嘱
小金丸	麝香、木鳖子、制草乌、枫香脂、乳香、没药、五灵脂、当归、地龙、香墨	散结消肿，化瘀止痛。用于痰气凝滞所致的瘰疬、瘿瘤、乳岩、乳癖，症见肌肤或肌肤下肿块一处或数处，推之能动，或骨及骨关节肿大、皮色不变、肿硬作痛	打碎后口服。一次1.2~3g，一日2次；小儿酌减
乳增宁胶囊	艾叶、淫羊藿、柴胡、川楝子、天门冬、土贝母	疏肝解郁，调理冲任。用于冲任失调、气郁痰凝所致的乳癖，症见乳房结节一个或多个，大小形状不一，质柔软，或经前乳房胀痛，或腰酸乏力、经少色淡；乳腺增生病见上述证候者	口服。一次4粒，一日3次
乳核散结片	当归、黄芪、光慈姑、漏芦、柴胡、郁金、昆布、海藻、淫羊藿、鹿衔草	疏肝活血，祛痰软坚。用于肝郁气滞、痰瘀互结所致的乳癖，症见乳房肿块或结节，数目不等、大小不一，质软或中等硬度，或乳房胀痛、经前疼痛加剧；乳腺增生病见上述证候者	口服。一次4片，一日3次

思考与练习

一、单项选择题

1. 乳宁颗粒的功效是（   ）
   A. 疏肝活血，祛痰软坚
   B. 疏肝养血，理气解郁
   C. 软坚散结，活血消痈
   D. 散结消肿，化瘀止痛
   E. 疏肝解郁，调理冲任
2. 乳癖消片的组成中不含（   ）
   A. 鹿角、蒲公英、昆布
   B. 天花粉、鸡血藤、三七
   C. 夏枯草、连翘、红花
   D. 木香、玄参、丹参
   E. 赤芍、海藻、漏芦

二、案例分析

谭某，女，32岁。双侧乳房疼痛、肿块，肿块边界欠清，与周围组织不粘连，疼痛每随喜怒增减，月经前常加重，月经后常缓解。舌淡、苔白，脉弦。

请根据患者病情，推荐合适的中成药，并说明理由。

三、问答题

通过市场调查介绍 2~3 种当地常用治疗乳癖的中成药，并说出其功效与主治。

第五节 跌 打 损 伤

学习目标

知识目标：掌握跌打损伤的临床表现及相应的治疗方法；熟悉常用中成药的功能主治。

能力目标：能根据跌打损伤病例的临床特点推荐相应的中成药。

一、概述

跌打损伤是指因跌仆、击打等造成的软组织损伤、皮肉破损出血，也包括摔伤、金刃伤等。伤处多有疼痛、肿胀、出血或骨折、脱臼等，也包括一些内脏损伤。

中医治疗跌打损伤有着几千年的历史，古称"跌打损伤"为诸伤之总论，多因外力作用，或自身姿势不正确的情况下用力过猛而造成的。中医把凡因外力作用于人体而引起的筋骨伤损、瘀血肿痛、气血不和、经络不通以至脏器受损等，统称为跌打损伤，认为本病病机主要为瘀血阻络、不通则痛，治宜舒筋活血、散瘀止痛。

注意事项：①充分休息，让损伤的组织得到充分愈合；②损伤早期，若属开放性损伤则应及时处理伤口，尽量做到一期缝合，以免感染；皮肤无破损者则应及时用冰袋或湿冷毛巾冷敷，24 小时内无需其他药物治疗，24 小时后可适当应用内服或外治药，必要时可热敷患处。

西医的急慢性软组织损伤、急性腰扭伤、骨性关节炎、骨折、颈椎病等均可参照本病辨证选药。

知识链接

三七是跌打损伤第一圣药，止血活血化瘀奇药，自古就有"金不换"之说。用三七泡酒作为常备药酒可以内服外用，但需要泡三月以上；如果急用就直接吞服三七粉，一般瘀血两三天即可化去；外伤出血用三七粉敷上即止；三七粉还有镇痛之功效，著名的云南白药的主要成分就是三七。

二、辨病要点

辨有无出血　凡有内外出血者，宜先止血，再用活血散瘀舒筋之法活血消肿止痛，促进损伤愈合。

三、辨证荐药

瘀血阻络

【证候特点】伤处疼痛、肿胀、青紫，活动受限；或伤处出血、疼痛、畸形、活动受限，舌质紫暗，脉弦涩。

【选药】常用药物有三七伤药片、七厘散、云南白药、克伤痛搽剂等。

三七伤药片

【组成】三七、制草乌、雪上一枝蒿、冰片、骨碎补、红花、接骨木、赤芍。

【功能主治】舒筋活血，散瘀止痛。用于瘀血阻络之跌打损伤与瘀血肿痛。

【临证要点】局部疼痛、肿胀；或见皮肤青紫，肢节屈伸不利，活动受限而未见皮肤破损；或关节疼痛、刺痛或疼痛较甚，痛有定处，遇寒加剧，屈伸不利。

【现代应用】常用于急慢性扭挫伤、关节炎、神经痛属瘀血阻络者。

【规格】每片重：①5mg；②10mg。

【用法用量】口服。一次 3 片，一日 3 次；或遵医嘱。

【使用注意】本品药性强烈，应按规定量服用；孕妇忌用；有心血管疾病患者慎用。

【其他剂型】胶囊剂、颗粒剂。

七　厘　散

【组成】血竭、乳香（制）、没药（制）、红花、儿茶、冰片、人工麝香、朱砂。

【功能主治】化瘀消肿，止痛止血。用于瘀血阻络之跌扑损伤、外伤瘀血肿痛与出血。

【临证要点】伤处疼痛、肿胀、青紫，活动受限；或伤处出血、疼痛、畸形，活动受限。

【现代应用】常用于软组织损伤、脱臼、骨折、切割伤等外伤属瘀血阻络者。

【规格】每瓶装：①1.5g；②3g。

【用法用量】口服，一次 1～1.5g，一日 1～3 次；外用，调敷患处。

【使用注意】孕妇禁用。

【其他剂型】胶囊剂。

云　南　白　药

【组成】白鹤灵芝、重楼、三七等。

【功能主治】化瘀止血，活血止痛，解毒消肿。用于瘀血阻滞之跌打损伤、瘀血肿痛，各种出血证及疮疡肿毒等。

【临证要点】外伤局部青紫、痛如针刺，焮肿闷胀，不敢接触，活动受限；吐血、咳血、便血、痔血、崩漏下血、手术出血等见血色鲜红者；疮疡见肌肤红赤、肿胀疼痛者。

【现代应用】常用于软组织损伤，胃及十二指肠出血、食管炎出血、痔疮肛裂出血、功能性子宫出血、人流后出血、支气管扩张及肺结核咳血等多种出血证，体表急性感染性疾病等属瘀血阻滞者；也可用于闭合性骨折的辅助治疗。

【规格】每瓶装4g，保险子1粒。

【用法用量】治疗刀、枪、跌打诸伤，无论轻重，出血者用温开水送服，瘀血肿痛与未出血者用酒送服；治疗妇科各症，用酒送服，但用于月经过多、崩漏时，用温水送服。毒疮初起，服0.25g，另取药粉用酒调匀，敷患处；如已化脓，只需内服。治疗其他内出血各症均可内服。口服，一次0.25~0.5g，一日4次（2~5岁儿童按四分之一剂量服用；6~12岁按二分之一剂量服用）。

凡遇较重的跌打损伤可先服保险子1粒，轻伤及其他损伤不必服。

【使用注意】孕妇忌用；服药一日内，忌食蚕豆、鱼类及酸冷食物。

【其他剂型】胶囊、片剂、酊剂、气雾剂、膏药。

克伤痛搽剂

【组成】当归、川芎、红花、丁香、生姜、樟脑、松节油。

【功能主治】活血化瘀，消肿止痛。用于瘀血阻络之跌打损伤肿痛。

【临证要点】外伤局部青紫肿胀疼痛，活动受限而未见局部皮肤破损者。

【现代应用】常用于急性闭合性软组织损伤属瘀血阻络者。

【规格】每瓶装：①30mL；②40mL；③100mL。

【用法用量】外用适量，涂擦患处并按摩至局部发热，一日2~3次。

附表：其他常用中成药

药名	组成	功能主治	用法用量
跌打丸	三七、当归、白芍、赤芍、桃仁、红花、血竭、北刘寄奴、骨碎补、续断、苏木、牡丹皮、乳香、没药、姜黄、三棱、防风、甜瓜子、枳实、桔梗、甘草、木通、自然铜、土鳖虫	活血散瘀，消肿止痛。用于跌打损伤、筋断骨折、瘀血肿痛、闪腰岔气	口服。一次1丸，一日2次
跌打活血散	红花、当归、血竭、三七、骨碎补、续断、乳香、没药、儿茶、大黄、冰片、土鳖虫	舒筋活血，散瘀止痛。用于跌打损伤、瘀血疼痛、闪腰岔气	口服，温开水或黄酒送服，一次3g，一日2次；外用，以黄酒或醋调敷患处

续表

药名	组成	功能主治	用法用量
跌打镇痛膏	土鳖虫、生草乌、马钱子、大黄、降香、两面针、黄芩、黄柏、虎杖、冰片、薄荷素油、樟脑、水杨酸甲酯、薄荷脑	活血止痛，散瘀消肿，祛风胜湿。用于急、慢性扭挫伤，慢性腰腿痛，风湿关节痛	外用，贴患处
正骨水	九龙川、木香、海风藤、土鳖虫、豆豉、姜、猪牙皂、香加皮、莪术、买麻藤、过江龙、香樟、徐长卿、降香、两面针、碎骨木、羊耳菊、虎杖、五位藤、千斤拔、朱砂根、横经席、穿壁风、鹰不扑、草乌、薄荷脑、樟脑	活血祛瘀，舒筋活络，消肿止痛。用于跌打扭伤以及体育运动前后消除疲劳	用药液轻搽患处；重症者用药液湿透药棉敷患处1小时，每日2~3次

思考与练习

一、单项选择题

1. 云南白药的功效是（　　）
   A. 活血化瘀，消肿止痛
   B. 化瘀消肿，止痛止血
   C. 化瘀止血，活血止痛，解毒消肿
   D. 舒筋活血，散瘀止痛
   E. 活血消肿，去腐生肌
2. 七厘散的组成中不含（　　）
   A. 血竭、红花　　　　　B. 乳香、没药　　　　　C. 牛黄、冰片
   D. 儿茶、冰片　　　　　E. 麝香、朱砂

二、案例分析

李某，男，16岁，学生。初诊：昨天下午因外伤出现右足踝局部青紫、痛如针刺，焮肿闷胀，不敢接触，活动受限。舌质红、苔薄黄，脉弦涩。

请根据患者病情，推荐合适的中成药，并说明理由。

三、问答题

通过市场调查介绍2~3种当地常用治疗跌打损伤的中成药，并说出其功效与主治。

第五章 五官科用药

第一节 圆翳内障

学习目标

知识目标：掌握圆翳内障的中医分类与临床表现及相应的治疗方法；熟悉常用中成药的功能主治；了解圆翳内障的病因病机及注意事项。

能力目标：能根据圆翳内障病例的临床特点推荐相应的中成药。

一、概述

圆翳内障，是指眼内瞳仁后晶珠浑浊，视力下降，渐至失明的一种慢性眼病。因本病最终会在瞳仁之中出现圆形银白色或棕褐色的翳障，故称为圆翳内障。本病的特点是，眼不红、不肿、不痛，视力逐渐下降，在瞳仁内形成翳障，多发生于 50 岁以上的老年人，双眼可同时或先后发病。

本病多因年老体弱、精气日衰、目失涵养所致，以虚证为多见，如肝肾阴虚证、气血两虚证等。在治疗上，肝肾阴虚者当滋养肝肾明目；气血两虚者应当益气血明目。

注意事项：①实证眼疾慎用；②忌食辛辣；③膳食中要多吃些含维生素丰富的食物，尤其是维生素 C、E；④不要使眼睛过累；⑤防止脱水。

西医学的老年性白内障可参考本病辨证选药。

二、辨病要点

辨肝肾阴虚与气血两虚 本病以虚证为多见，首先要分清肝肾阴虚与气血两虚。二者均有视物模糊、视力缓降等症，但肝肾阴虚以头眩耳鸣、腰膝酸软为特征；气血两虚者以面色萎黄、少气懒言、肢体倦怠为特征。

三、辨证荐药

（一）肝肾阴虚

【证候特点】视物昏蒙，头眩耳鸣，腰膝酸软。舌红、苔薄，脉细。

【选药】常用药物有石斛夜光丸、障眼明片、明目地黄丸、杞菊地黄丸（见眩晕）等。

石斛夜光丸

【组成】石斛、人参、山药、茯苓、甘草、肉苁蓉、枸杞子、菟丝子、生地黄、熟地黄、五味子、天冬、麦冬、苦杏仁、防风、川芎、麸炒枳壳、黄连、牛膝、菊花、盐蒺藜、青葙子、决明子、水牛角浓缩粉、羚羊角。

【功能主治】滋阴补肾，清肝明目。用于肝肾两亏，阴虚火旺之目疾。

【临证要点】内障目暗，视物昏花。

【现代应用】常用于老年性白内障、视神经萎缩、青光眼等属肝肾阴虚者。

【规格】大蜜丸，每丸重9g。

【用法用量】口服。一次1丸，一日2次。

【其他剂型】颗粒剂。

知识链接

石斛水煎剂对半乳糖所致的白内障晶体中醛糖还原酶、多元醇脱氢酶的活性异常变化有阻止和治疗的作用。

障 眼 明 片

【组成】石菖蒲、决明子、肉苁蓉、葛根、青葙子、党参、蔓荆子、枸杞子、车前子、白芍、山茱萸、甘草、菟丝子、升麻、薏仁（去内果皮）、菊花、密蒙花、川芎、黄精、熟地黄、关黄柏、黄芪。

【功能主治】补益肝肾，退翳明目。用于肝肾不足之目疾。

【临证要点】眼睛干涩不舒，单眼复视，腰膝酸软，轻度视力下降。

【现代应用】常用于早、中期老年性白内障属肝肾不足者。

【规格】①薄膜衣片，每片重0.21g；②薄膜衣片，每片重0.42g；③糖衣片，片芯重0.21g。

【用法用量】口服。规格①、③一次4片，规格②一次2片；一日3次。

【使用注意】忌食辛辣食物。

【其他剂型】胶囊剂。

明目地黄丸

【组成】熟地黄、酒萸肉、牡丹皮、山药、茯苓、泽泻、枸杞子、菊花、当归、白芍、蒺藜、煅石决明

【功能主治】滋肾，养肝，明目。用于肝肾阴虚之目疾。

【临证要点】目涩畏光，视物模糊，迎风流泪。

【现代应用】常用于老年性白内障、视神经萎缩、青光眼、角膜结膜干燥症等属肝肾阴虚者。

【规格】大蜜丸，每丸重9g。

【用法用量】口服。水蜜丸一次6g，小蜜丸一次9g，大蜜丸一次1丸；一日2次。

【其他剂型】胶囊剂。

（二）气血两虚

【证候特点】晶珠混浊，视物昏花，不耐久视，眉棱骨酸痛，面色萎黄，少气懒言，肢体倦怠。舌淡、苔白，脉细弱。

【选药】常用药物有补益蒺藜丸等。

补益蒺藜丸

【组成】炙黄芪、炒白术、山药、茯苓、白扁豆、麸炒芡实、当归、沙苑子、菟丝子、陈皮。

【功能主治】健脾补肾，益气明目。用于脾肾不足之目疾。

【临证要点】眼目昏花，视物不清，腰酸气短。

【现代应用】常用于老年性白内障、视神经萎缩等属脾肾不足者。

【规格】每丸重6g。

【用法用量】口服。一次2丸，一日2次。

【使用注意】忌食辛辣食物。

附表：其他常用中成药

药名	组成	功能主治	用法用量
明目上清片	桔梗、熟大黄、天花粉、石膏、麦冬、玄参、栀子、蒺藜、蝉蜕、甘草、陈皮、菊花、车前子、当归、黄芩、赤芍、黄连、枳壳、薄荷脑、连翘、荆芥油	清热散风，明目止痛。用于外感风热所致的暴发火眼、红肿作痛、头晕目眩、眼边刺痒、大便燥结、小便赤黄	口服。一次4片，一日2次
明目蒺藜丸	黄连、川芎、白芷、蒺藜（盐水炙）、地黄、荆芥、旋覆花、菊花、薄荷、蔓荆子（微炒）、黄柏、连翘、密蒙花、防风、赤芍、栀子（姜水炙）、当归、甘草、决明子（炒）、黄芩、蝉蜕、石决明、木贼	清热散风，明目退翳。用于上焦火盛引起的暴发火眼、云蒙障翳、羞明多眵、眼边赤烂、红肿痛痒、迎风流泪	口服。一次9g，一日2次

续表

药名	组成	功能主治	用法用量
黄连羊肝丸	黄连、胡黄连、黄芩、黄柏、龙胆、柴胡、醋青皮、木贼、密蒙花、茺蔚子、炒决明子、石决明（煅）、夜明砂、鲜羊肝	泻火明目。用于肝火旺盛、目赤肿痛、视物昏暗、羞明流泪、胬肉攀睛	口服。一次1丸，一日1~2次
珍珠明目滴眼液	珍珠液、冰片	清热泻火，养肝明目。用于视力疲劳症	滴入眼睑内，一次1~2滴，一日3~5次

思考与练习

一、单项选择题

1. 既滋阴补肾，又清肝明目的中成药是（　　）
   - A. 黄连羊肝丸
   - B. 补益蒺藜丸
   - C. 知柏地黄丸
   - D. 明目蒺藜丸
   - E. 石斛夜光丸

2. 有健脾补肾、益气明目功效的中成药是（　　）
   - A. 补益蒺藜丸
   - B. 障眼明片
   - C. 知柏地黄丸
   - D. 明目蒺藜丸
   - E. 石斛夜光丸

二、案例分析

杨某，男，75岁，右眼视力差一年，晶体皮质楔状混浊明显。伴肢体倦怠，腰酸，气短，舌淡、苔白，脉细弱。

请根据患者病情，推荐合适的中成药，并说明理由。

三、问答题

通过市场调查介绍3~4种当地常用治疗圆翳内障的中成药，并说出其功效与主治。

第二节 耳鸣耳聋

学习目标

知识目标：掌握耳鸣耳聋的中医分类与临床表现及相应的治疗方法；熟悉常用中成药的功能主治；了解耳鸣耳聋的病因病机及注意事项。

能力目标：能根据耳鸣耳聋病例的临床特点推荐相应的中成药。

一、概述

耳鸣是指患者自觉耳中鸣响而周围环境中并无相应的声源。耳聋，古称暴聋，是指不同程度的听力减退。耳鸣与耳聋在临床上常常同时或先后出现，二者的病因病理及中医辨证施治原则也基本相似，故本节将耳鸣与耳聋合并讨论。

耳鸣耳聋有虚实之分。实性耳聋常由肝火上炎所致，宜清泻肝火；虚性耳聋常由肾精亏损所致，宜补肾益精。

注意事项：必须在医师指导下用药，同时应忌烟、酒及辛辣、鱼腥食物，避免劳累，保持心情愉快。

西医学的突发性耳聋可参考肝火上炎证选药；慢性耳聋可参考肾精亏损证选药。

二、辨病要点

分清肝火上炎与肾精亏损 耳鸣耳聋可分为实证和虚证两大类，一般来说，起病急、病程短者以实证多见，多由肝炎上炎引起；起病缓慢、病程较长者以虚证多见，多由肾精亏损引起，因此首先要分清实证与虚证。肝炎上炎者，耳鸣如闻潮声或风雷声，多在情志抑郁或恼怒后加重，或出现突发耳聋，伴口苦咽干，面红目赤，胁痛，便秘，尿黄，舌红、苔黄，脉弦数为特征；肾精亏损者，以耳鸣如蝉、昼夜不息、安静时尤甚，听力逐渐下降，兼见头晕目眩、腰膝酸软、夜尿频多，舌质红而少苔，脉细弱或细数为特征。

三、辨证荐药

（一）肝火上炎

【证候特点】耳鸣如闻潮声或风雷声，多在情志抑郁或恼怒后加重，或出现突发耳聋，伴口苦咽干，面红目赤，胁痛，便秘，尿黄。舌红、苔黄，脉弦数。

【选药】常用药物有龙胆泻肝丸、耳聋丸、通窍耳聋丸等。

龙胆泻肝丸

【组成】龙胆、柴胡、黄芩、栀子（炒）、泽泻、木通、盐车前子、酒当归、地黄、炙甘草。

【功能主治】清肝胆，利湿热。用于肝经实火上炎及肝胆湿热下注诸证。

【临证要点】头晕目赤，耳鸣耳聋，耳肿疼痛，胁痛口苦，尿赤涩痛，湿热带下。

【现代应用】常用于神经性耳聋、化脓性中耳炎、外耳道疖肿、原发性高血压、神经性头痛、偏头痛、急性黄疸型肝炎、急性胆囊炎、急性膀胱炎、阴道炎、盆腔炎等属肝胆湿热者。

【规格】每丸重6g。

【用法用量】口服。一次3~6g，一日2次。

【使用注意】孕妇慎用。

【其他剂型】颗粒剂、胶囊剂、片剂、口服液。

耳聋丸

【组成】龙胆、黄芩、地黄、泽泻、木通、栀子、当归、九节菖蒲、甘草、羚羊角。

【功能主治】清肝泻火，利湿通窍。用于肝火上炎之耳聋。

【临证要点】头晕头痛，耳聋耳鸣，耳内流脓。

【现代应用】常用于神经性耳聋、化脓性中耳炎属肝经实火、湿热者。

【规格】①小蜜丸，每45丸重7g；②大蜜丸，每丸重7g。

【用法用量】口服。小蜜丸一次7g，大蜜丸一次1丸；一日2次。

【使用注意】忌食辛辣食物。

【其他剂型】胶囊剂、片剂。

通窍耳聋丸

【组成】柴胡、龙胆、芦荟、熟大黄、黄芩、青黛、天南星（矾炙）、木香、青皮（醋炙）、陈皮、当归、栀子（姜炙）。

【功能主治】清热泻火，通窍润便。用于肝经热盛之耳聋。

【临证要点】头目晕眩，耳聋耳鸣，耳内流脓，大便干燥，目赤，口苦。

【现代应用】常用于神经性耳聋、外耳道疖肿等属肝经热盛者。

【规格】每100粒重6g。

【用法用量】口服。一次6g，一日2次。

【使用注意】脾肾虚寒者忌服；年老体弱、大便溏软者慎用；孕妇忌服。

（二）肾精亏损

【证候特点】耳鸣如蝉，昼夜不息，安静时尤甚，听力逐渐下降，兼见头晕目眩、腰膝酸软、夜尿频多，舌质红而少苔，脉细弱或细数。

【选药】常用药物有耳聋左慈丸等。

耳聋左慈丸

【组成】磁石（煅）、熟地黄、山茱萸（制）、牡丹皮、山药、茯苓、泽泻、竹叶柴胡。

【功能主治】滋肾平肝。用于肝肾阴虚之耳鸣耳聋。

【临证要点】耳鸣耳聋，头晕目眩。

【现代应用】常用于神经性耳聋、老年性耳聋、药物中毒性耳聋等属肾阴不足、肝阳上亢者。

【规格】①水蜜丸，每 10 丸重 1g；②水蜜丸，每 15 丸重 3g；③大蜜丸，每丸重 9g。

【用法用量】口服。水蜜丸一次 6g，大蜜丸一次 1 丸；一日 2 次。

【使用注意】忌烟酒、辛辣刺激性食物。

思考与练习

一、单项选择题

耳聋左慈丸的功能是（　　　）

    A. 滋肾平肝　　　　　　　　B. 清热泻火，通窍润便

    C. 清肝泻火，利湿通窍　　　D. 清肝胆，利湿热

    E. 健脾补肾，益气明目

二、案例分析

郭老，57 岁。耳鸣、听力减弱，乃至耳聋，且伴有头晕眼花、失眠健忘、浮躁易怒、五心烦热、咽干颧红、腰膝酸软、便秘，舌红、苔少，脉细数。

请根据患者病情，推荐合适的中成药，并说明理由。

三、问答题

通过市场调查介绍 3 ~ 4 种当地常用治疗耳鸣耳聋的中成药，并说出其功效与主治。

第三节　鼻　　渊

学习目标

    知识目标：掌握鼻渊的中医分类与临床表现及相应的治疗方法；熟悉常用中成药的功能主治；了解鼻渊的病因病机及注意事项。

    能力目标：能根据鼻渊病例的临床特点推荐相应的中成药。

一、概述

鼻渊，为鼻科常见病证，以鼻塞、流黄涕或浊涕、量多，伴头痛、头昏、嗅觉减退或眉棱骨痛为主要特征。多因邪犯鼻窍，窦内湿热蕴蒸，酿成痰浊所致。

鼻渊病机有虚实之分，实证多起病急、病程短，虚证则起病缓慢、病程较长，日久难愈。实证以肺经风热证、胆经郁热证多见。在治疗上，肺经风热证多以疏风清热、宣肺通窍为主；胆经郁热证多以清泻胆热、利湿通窍为主。

注意事项：①加强锻炼，增强体质，避免感受外邪；②积极防治鼻及咽喉的各种慢性疾病；③忌烟、酒及辛辣、油腻、鱼腥食物；④避免粉尘长期刺激。

西医学的鼻窦炎、过敏性鼻炎等可参考本病辨证选药。

二、辨病要点

辨肺经风热与胆经郁热 鼻渊因邪犯鼻窍、窦内湿热蕴蒸而发病，对于鼻渊实证，要分清肺经风热与胆经郁热。二者均有鼻塞，流黄涕或浊涕，量多，伴头痛、头昏、嗅觉减退或眉棱骨痛等症，但肺经风热以鼻涕白黏或黄稠，兼见发热、恶风，舌红、苔薄白或薄黄，脉浮数为特征；胆经郁热以鼻涕浓浊，色黄或黄绿，有腥臭味，可兼见烦躁易怒，口苦、咽干，大便干燥，舌红、苔黄腻，脉弦数为特征。

三、辨证荐药

（一）肺经风热证

【证候特点】鼻涕白黏或黄稠、量多，鼻塞，头痛，嗅觉减退。可兼见发热、恶风，舌红、苔薄白或薄黄，脉浮数或滑数。本证多见于发病初期，或慢性鼻渊因外感后急性发作者。

【选药】常用药物有鼻窦炎口服液、鼻炎片等。

鼻窦炎口服液

【组成】辛夷、荆芥、薄荷、桔梗、竹叶柴胡、苍耳子、白芷、川芎、黄芩、栀子、茯苓、川木通、黄芪、龙胆草。

【功能主治】疏散风热，清热利湿，宣通鼻窍。用于风热犯肺、湿热内蕴之鼻渊。

【临证要点】鼻塞不通，流黄稠涕。

【现代应用】常用于急慢性鼻炎、鼻窦炎属风热犯肺、湿热内蕴者。

【规格】每支装 10mL。

【用法用量】口服。一次 10mL，一日 3 次，20 日为一疗程。

【使用注意】鼻涕清稀的虚证患者忌服；用药后如感觉唇部麻木者，应停服。

鼻 炎 片

【组成】苍耳子、辛夷、防风、连翘、野菊花、五味子、桔梗、白芷、知母、荆芥、甘草、黄柏、麻黄、细辛。

【功能主治】祛风宣肺，清热解毒。用于风热蕴肺之鼻渊。

【临证要点】鼻塞，流涕，发热，头痛。

【现代应用】常用于急慢性鼻炎、鼻窦炎、过敏性鼻炎属风热蕴肺者。

【规格】薄膜衣片，每片重0.5g。

【用法用量】口服。每次2片，一日3次。

【其他剂型】糖浆剂。

（二）胆经郁热证

【证候特点】鼻涕浓浊，量多，色黄或黄绿，有腥臭味；鼻塞，嗅觉减退，头痛剧烈，可兼见烦躁易怒，口苦，咽干，大便干燥；舌红、苔黄腻，脉弦数。相当于急性鼻渊或慢性鼻渊的急性发作阶段。

【选药】常用药物有藿胆片、鼻渊舒口服液等。

藿 胆 片

【组成】广藿香叶提取物、猪胆粉。

【功能主治】芳香化浊，清热通窍。用于湿浊内蕴、胆经郁火之鼻渊。

【临证要点】鼻塞，流清涕或浊涕，前额头痛。

【现代应用】常用于急慢性鼻炎、鼻窦炎属湿浊内蕴、胆经郁火者。

【规格】片芯重0.2g。

【用法用量】口服。一次3～5片，一日2～3次；儿童酌减或饭后服用，遵医嘱。

【使用注意】忌辛辣、鱼腥食物。

【其他剂型】丸剂。

鼻渊舒口服液

【组成】苍耳子、辛夷、薄荷、白芷、黄芩、栀子、柴胡、细辛、川芎、黄芪、川木通、桔梗、茯苓。

【功能主治】疏风清热，祛湿通窍。用于肺经风热及胆腑郁热之鼻渊。

【临证要点】鼻塞，流浊涕，前额头痛。

【现代应用】常用于急慢性鼻炎、鼻窦炎属肺经风热及胆腑郁热者。

【规格】每支装10mL。

【用法用量】口服。一次10mL，一日2～3次，7日为一疗程。

【其他剂型】胶囊剂。

附表：其他常用中成药

药名	组成	功能主治	用法用量
辛芩颗粒	细辛、黄芩、荆芥、防风、白芷、苍耳子、黄芪、白术、桂枝、石菖蒲	益气固表，祛风通窍。用于肺气不足、风邪外袭所致的鼻痒、喷嚏、流清涕，易感冒	开水冲服。一次1袋，一日3次。20日为一疗程

续表

药名	组成	功能主治	用法用量
辛夷鼻炎丸	辛夷、薄荷、紫苏叶、甘草、广藿香、苍耳子、鹅不食草、板蓝根、山白芷、防风、鱼腥草、菊花、三叉苦	祛风清热，消炎解毒。用于治疗鼻炎（包括过敏性鼻炎、慢性鼻炎等）、神经性头痛、感冒流涕、鼻塞不通	口服。一次3g，一日3次
香菊胶囊	化香树果序、黄芪、夏枯草、野菊花、防风、辛夷、白芷、甘草、川芎	辛散祛风，清热通窍。用于急、慢性鼻窦炎，鼻炎	口服。一次2～4粒，一日3次
鼻炎康片	广藿香、苍耳子、鹅不食草、麻黄、野菊花、当归、黄芩、猪胆粉、薄荷油、马来酸氯苯那敏	清热解毒，宣肺通窍，消肿止痛。用于风热蕴肺所致的急、慢性鼻炎，过敏性鼻炎	口服。一次4片，一日3次
千柏鼻炎片	千里光、卷柏、羌活、决明子、麻黄、川芎、白芷	清热解毒，活血祛风，宣肺通窍。用于风热犯肺、内郁化火、凝滞气血所致的鼻塞、鼻痒气热、流涕黄稠，或持续鼻塞、嗅觉迟钝	口服。一次3～4片，一日3次
鼻渊丸	苍耳子、辛夷、金银花、茜草、野菊花	祛风宣肺，清热解毒，通窍止痛。用于鼻塞、鼻渊、通气不畅、流涕浊浊、嗅觉不灵、头痛、眉棱骨痛	口服。一次12丸，一日3次
利鼻片	黄芩、苍耳子、辛夷、薄荷、白芷、细辛、蒲公英	清热解毒，祛风开窍。用于风热蕴肺所致的伤风鼻塞、鼻渊、鼻流清涕或浊涕	口服。一次4片，一日2次

思 考 与 练 习

一、单项选择题

既能清热解毒，又能祛风宣肺的中成药是（　　）

    A. 鼻炎片   B. 清音丸   C. 口炎清颗粒

    D. 复方鱼腥草片   E. 黄氏响声丸

二、案例分析

齐某，男，49岁。鼻流浊涕，量多不止，常伴头痛、鼻塞、嗅觉减退，鼻窦区疼痛，久则头晕不已，兼见烦躁易怒、口苦、咽干，大便干燥。舌红、苔黄腻，脉弦数。请根据患者病情，推荐合适的中成药，并说明理由。

三、问答题

通过市场调查介绍3～4种当地常用治疗鼻渊的中成药，并说出其功效与主治。

第四节 喉 痹

　　知识目标：掌握喉痹的中医分类与临床表现及相应的治疗方法；熟悉常用中成药的功能主治；了解喉痹的病因病机及注意事项。
　　能力目标：能根据喉痹病例的临床特点推荐相应的中成药。

一、概述

　　喉痹，是以咽痛或咽部异物感不适，咽部红肿，或喉底有颗粒状突起为主要特征的咽部疾病，重者可出现声音嘶哑甚至呼吸困难，是咽喉病的常见病证。喉痹可因外感风寒或风热之邪引起，也可因内有火热、外受风邪引动所致。

　　本病一年四季均可发病，以冬、春两季多见，常与上呼吸道感染同时发作。根据其证候表现，常分为风热外侵、肺胃热盛、虚火上炎等证型。风寒喉痹临床较为少见，往往短时间内寒从热化。在治疗上，风热外侵者以疏散风热，宣肺利咽为主；肺胃热盛者以清热解毒，消肿利咽为主；虚火上炎者以滋养阴液，降火利咽为主。

　　注意事项：①凡疼痛较剧、吞咽困难者，或声哑、呼吸困难者，或发热、热度较高者，以及小儿、老年人、孕妇、哺乳期妇女及体质虚弱者，应请医师诊治，不宜自己选药；②忌烟、酒及辛辣、油腻、鱼腥、过咸食物，多饮开水；③充分休息，避免劳累。

　　西医学的咽喉炎可参考本病辨证选药。

二、辨病要点

　　辨风热外侵、肺胃热盛与虚火上炎　喉痹因外感风寒或风热及内有火热之邪而发病，因此首先要分清风热外侵、肺胃热盛与虚火上炎。三者均有咽痛、咽干、咽痒及声哑等症，但风热外侵者以兼有发热、恶寒，口微渴，舌质略红、苔薄黄，脉浮数为特征；肺胃热盛者以咽喉疼痛较剧，吞咽困难，兼见口渴多饮，口气臭秽，发热，大便秘结，小便短黄，舌红、苔黄，脉洪数为特征；虚火上炎者以咽部疼痛、午后较重，兼见手足心热，舌红少津，脉细数为特征。

三、辨证荐药

（一）风热外侵

　　【证候特点】咽痛，咽部轻度红肿，口微渴，发热，恶寒，舌质略红、苔薄黄，脉浮数。

　　【选药】常用药物有复方草珊瑚含片、利咽解毒颗粒等。

复方草珊瑚含片

【组成】肿节风浸膏、薄荷脑、薄荷素油。

【功能主治】疏风清热，消肿止痛，清利咽喉。用于外感风热所致的喉痹。

【临证要点】咽喉肿痛，声哑失音。

【现代应用】常用于急性咽喉炎属风热外侵者。

【规格】每片重：①0.44g（小片）；②1.0g（大片）。

【用法用量】含服。一次2片（小片），或一次1片（大片）；每隔2小时一次，一日6次。

【使用注意】外感风寒之咽痛者应在医师指导下使用。

知识链接

甘草的药理作用：甘草浸膏和甘草合剂口服后能覆盖发炎的咽部黏膜，缓和炎症对咽部黏膜的刺激，从而发挥镇咳作用。甘草次酸有明显的中枢性镇咳作用，甘草次酸的氢琥珀酸双胆盐口服，其镇咳作用与可待因相似。

利咽解毒颗粒

【组成】板蓝根、金银花、连翘、薄荷、牛蒡子（炒）、山楂（焦）、桔梗、大青叶、僵蚕、玄参、黄芩、地黄、天花粉、大黄、浙贝母、麦冬。

【功能主治】清肺利咽，解毒退热。用于外感风热所致的咽痛。

【临证要点】咽痛，咽干，喉核红肿，两腮肿痛，发热恶寒。

【现代应用】常用于急性扁桃体炎、急性咽炎、腮腺炎属风热外侵者。

【规格】每袋装：①20g（相当于饮片19g）；②6g（无蔗糖，相当于饮片19g）。

【用法用量】开水冲服。一次1袋，一日3~4次。

【使用注意】忌食辛辣过咸食物。

（二）肺胃热盛

【证候特点】咽喉红肿，疼痛较剧，吞咽困难，口渴多饮，口气臭秽，发热，大便秘结，小便短黄。舌红、苔黄，脉洪数。

【选药】常用药物有清咽丸、六应丸、桂林西瓜霜、牛黄解毒片、北豆根片等。

清 咽 丸

【组成】桔梗、北寒水石、薄荷、诃子肉、甘草、乌梅肉、青黛、硼砂（煅）、冰片。

【功能主治】清热利咽，生津止渴。用于肺胃热盛所致的喉痹。

【临证要点】咽喉肿痛，声音嘶哑，口舌干燥，咽下不利。

【现代应用】常用于急性咽炎、扁桃体炎见肺胃热盛者。

【规格】①小蜜丸，每30丸重6g；②大蜜丸，每丸重6g。

【用法用量】口服或含化。小蜜丸一次6g，大蜜丸一次1丸；一日2~3次。

【使用注意】忌食烟、酒、辛辣之物。

【其他剂型】片剂。

六 应 丸

【组成】丁香、蟾酥、雄黄、牛黄、珍珠、冰片。

【功能主治】清热解毒，消肿止痛。用于火毒内盛所致的喉痹、乳蛾。

【临证要点】咽喉肿痛，口苦咽干，喉核红肿；亦用于疔痈疮疡及虫咬肿痛等。

【现代应用】常用于咽喉炎、扁桃体炎及化脓性皮肤病见火毒内盛者。

【规格】每5丸重19mg。

【用法用量】饭后服，成人一次10丸，儿童一次5丸，婴儿一次2丸，一日3次；外用，以冷开水或醋调敷患处。

桂林西瓜霜

【组成】西瓜霜、煅硼砂、黄柏、黄连、山豆根、射干、浙贝母、青黛、冰片、无患子果（炭）、大黄、黄芩、甘草、薄荷脑。

【功能主治】清热解毒，消肿止痛。用于风热上攻、肺胃热盛所致的乳蛾、喉痹、口糜。

【临证要点】咽喉肿痛，喉核肿大，口舌生疮，牙龈肿痛或出血及轻度烫伤（表皮未破）者。

【现代应用】常用于急、慢性咽炎，扁桃体炎，口腔炎，口腔溃疡，牙龈炎属风热上攻、肺胃热盛者。

【规格】每瓶装：①1g；②2g；③2.5g；④3g。

【用法用量】外用，喷、吹或敷于患处，一次适量，一日数次；重症者兼口服，一次1~2g，一日3次。

【其他剂型】含片、胶囊剂。

牛黄解毒片

【组成】人工牛黄、雄黄、石膏、大黄、黄芩、桔梗、冰片、甘草。

【功能主治】清热解毒。用于火热内盛诸证。

【临证要点】咽喉肿痛，牙龈肿痛，口舌生疮，目赤肿痛。

【现代应用】常用于急、慢性咽炎，扁桃体炎，口腔炎，口腔溃疡，牙龈炎属火热内盛者。

【规格】①大片，每片重0.62g；②小片，片芯重0.4g。

【用法用量】口服。大片一次2片，小片一次3片；一日2~3次。

【使用注意】孕妇禁用。

【其他剂型】丸剂、胶囊剂。

北 豆 根 片

【组成】北豆根提取物。

【功能主治】清热解毒，止咳，祛痰。用于火毒内结之喉痹。

【临证要点】咽喉肿痛。

【现代应用】常用于急性咽炎、扁桃体炎及慢性支气管炎属火热内盛者。

【规格】①每片含北豆根总生物碱 15mg；②每片含北豆根总生物碱 30mg。

【用法用量】口服。一次 60mg，一日 3 次。

【其他剂型】胶囊剂。

（三）虚火上炎

【证候特点】咽部干燥，灼热疼痛不适，午后较重，或干咳痰少而稠，或痰中带血，手足心热，舌红少津，脉细数。

【选药】常用药物有健民咽喉片、铁笛丸、金果含片等。

健民咽喉片

【组成】玄参、麦冬、蝉蜕、诃子、桔梗、板蓝根、胖大海、地黄、西青果、甘草、薄荷素油、薄荷脑。

【功能主治】清利咽喉，养阴生津，解毒泻火。用于热盛津伤、热毒内盛之喉痹。

【临证要点】咽喉肿痛，失音。

【现代应用】常用于急、慢性咽炎，扁桃体炎及上呼吸道炎症见热盛津伤、热毒内盛者。

【规格】①每片相当于饮片 0.195g；②每片相当于饮片 0.292g。

【用法用量】含服。一次 2～4 片（规格①）或 2 片（规格②），每隔 1 小时一次。

铁 笛 丸

【组成】麦冬、玄参、瓜蒌皮、诃子肉、青果、凤凰衣、桔梗、浙贝母、茯苓、甘草。

【功能主治】润肺利咽，生津止渴。用于阴虚肺热津亏之喉痹。

【临证要点】咽干声哑，咽喉疼痛，口渴烦躁。

【现代应用】常用于慢性咽喉炎属阴虚肺热津亏者。

【规格】每丸含甘草以甘草酸计，不得少于 4.2mg。

【用法用量】口服或含化。一次 2 丸，一日 2 次。

【使用注意】忌烟、酒及辛辣食物。

【其他剂型】口服液。

金 果 含 片

【组成】地黄、玄参、西青果、蝉蜕、胖大海、麦冬、南沙参、太子参、陈皮。

【功能主治】养阴生津，清热利咽。用于肺热阴伤之喉痹。

【临证要点】咽部红肿，咽痛，口干咽燥。

【现代应用】常用于急、慢性咽炎属肺热阴伤者。

【规格】每片重0.55g。

【用法用量】含服。一小时2～4片，一日10～20片。

【使用注意】少数患者用药后偶有恶心、上腹不适感。

【其他剂型】口服液。

附表：其他常用中成药

药名	组成	功能主治	用法用量
复方瓜子金颗粒	瓜子金、大青叶、野菊花、海金沙、白花蛇舌草、紫花地丁	清热利咽，散结止痛，祛痰止咳。用于风热袭肺或痰热壅肺所致的咽部红肿、咽痛、发热、咳嗽	开水冲服。一次20g（20g/袋或10g/袋），或一次14g（7g/袋），或一次5g（5g/袋）；一日3次。儿童酌减
清咽润喉丸	射干、山豆根、桔梗、炒僵蚕、栀子（姜炙）、牡丹皮、青果、金果榄、麦冬、玄参、知母、地黄、白芍、浙贝母、甘草、冰片、水牛角浓缩粉	清热利咽，消肿止痛。用于风热外袭、肺胃热盛所致的胸膈不利、口渴心烦、咳嗽痰多、咽部红肿、咽痛、失音声哑。	温开水送服或含化。水蜜丸一次4.5g，大蜜丸一次2丸；一日2次
青果丸	青果、金银花、黄芩、北豆根、麦冬、玄参、白芍、桔梗	清热利咽，消肿止痛。用于肺胃蕴热所致的咽部红肿、咽痛、失音声哑、口干舌燥、干咳少痰	口服。水蜜丸一次8g，大蜜丸一次2丸；一日2次
清喉利咽颗粒	黄芩、西青果、桔梗、竹茹、胖大海、橘红、枳壳、桑叶、醋香附、紫苏子、紫苏梗、沉香、薄荷脑	清热利咽，宽胸润喉。用于外感风热所致的咽喉发干、声音嘶哑	开水冲服。一次1袋，一日2～3次
玄麦甘桔含片	玄参、麦冬、甘草、桔梗	清热滋阴，祛痰利咽。用于阴虚火旺、虚火上浮、口鼻干燥、咽喉肿痛	含服。一次1～2片，一日12片；随时服用
藏青果颗粒	西青果	清热，利咽，生津。用于阴虚内热伤津所致咽干、咽痛、咽部充血	开水冲服。一次1袋，一日3次
三黄片	大黄、盐酸小檗碱、黄芩浸膏	清热解毒，泻火通便。用于三焦热盛所致的目赤肿痛、口鼻生疮、咽喉肿痛、牙龈肿痛、心烦口渴、尿黄、便秘	口服。小片一次4片，大片一次2片；一日2次；小儿酌减
西黄清醒丸	藏青果、黄芩、金果榄、栀子、防己、槟榔、木香、甘草、薄荷冰、冰片	清利咽喉，解热除烦。用于肺胃蕴热引起的口苦舌燥、咽喉肿痛、烦躁不安、气滞胸满、头晕耳鸣	口服。一次2丸，一日2次

思考与练习

一、单项选择题

1. 复方草珊瑚含片可以治疗（   ）
    A. 外感风寒所致的咽喉肿痛
    B. 外感风热所致的咽喉肿痛
    C. 风热上攻、肺胃热盛所致的咽喉肿痛
    D. 肺热伤阴所致的咽喉肿痛
    E. 风热外束、痰热内盛所致的咽喉肿痛

2. 利咽解毒颗粒的功能是（   ）
    A. 养阴生津，清热利咽   B. 清热滋阴，祛痰利咽
    C. 润肺利咽，生津止渴   D. 清音利咽，消肿止痛
    E. 清肺利咽，解毒退热

3. 清咽丸适用于（   ）
    A. 孕妇   B. 儿童
    C. 老年体弱者   D. 肺胃热盛者
    E. 肺脾气虚者

4. 治疗阴虚肺热津亏所致的咽喉疼痛、口渴烦躁时应选用（   ）
    A. 金果含片   B. 铁笛丸
    C. 西瓜霜润喉片   D. 桂林西瓜霜胶囊
    E. 青果丸

5. 治疗肺热阴伤所致的咽喉红肿、咽痛时应选用（   ）
    A. 金果含片   B. 铁笛丸
    C. 西瓜霜润喉片   D. 桂林西瓜霜胶囊
    E. 青果丸

二、案例分析

章某，男，39 岁。三天前迅速出现咽喉肿痛、胸闷气促、吞咽不利，痰涎壅盛、声如曳锯。伴发热，大便秘结，小便短黄。舌红、苔黄，脉洪数。

请根据患者病情，推荐合适的中成药，并说明理由。

三、问答题

通过市场调查介绍 3～4 种当地常用治疗喉痹的中成药，并说出其功效与主治。

第五节　乳　蛾

学习目标

知识目标：掌握乳蛾的中医分类与临床表现及相应的治疗方法；熟悉常用中成药的功能主治；了解乳蛾的病因病机及注意事项。

能力目标：能根据乳蛾病例的临床特点推荐相应的中成药。

一、概述

乳蛾，是以咽痛、喉核（扁桃体）红肿或化脓为主要特征的咽部疾患，是因邪客喉核、核内血肉腐败所致。

本病分为急乳蛾和慢乳蛾两类，其中急乳蛾又可分为风热外侵和肺胃热盛两种证型。治疗上，风热外侵者以疏风清热、利咽消肿为主；肺胃热盛者以泻热解毒、利咽消肿为主。

注意事项：乳蛾患者在治疗期间应忌烟、酒及辛辣、刺激、油腻食物。

西医学的急、慢性扁桃体炎可参考本病辨证选药。

二、辨病要点

辨风热外侵、肺胃热盛　乳蛾多因外感风热、火热邪毒搏结喉核而致，因此首先要分清风热外侵与肺胃热盛。二者均有咽痛、吞咽困难等症，但风热外侵者以咽黏膜及扁桃体充血、未成脓，伴发热、恶寒、咳嗽、咯痰，舌苔薄白，脉浮数为特征；肺胃热盛以咽部及扁桃体充血红肿，上有脓点或小脓肿，伴身热、口渴、大便秘结，舌红、苔黄，脉滑数为特征。

三、辨证荐药

（一）风热外侵

【证候特点】急乳蛾初起，咽痛，轻度吞咽困难，伴发热、恶寒、咳嗽、咯痰等症。咽黏膜及扁桃体充血，未成脓。舌苔薄白，脉浮数。

【选药】常用药物有冬凌草片、银黄颗粒、复方鱼腥草片等。

冬凌草片

【组成】冬凌草。

【功能主治】清热解毒，消肿散结，利咽止痛。用于外感风热、热毒壅盛之乳蛾。

【临证要点】咽喉肿痛，声音嘶哑。

【现代应用】常用于扁桃体炎、咽炎、口腔炎属热毒壅盛者。

【规格】①薄膜衣片，每片重0.26g；②糖衣片，片芯重0.25g。

【用法用量】口服。一次2~5片，一日3次。

【其他剂型】糖浆剂、胶囊剂。

银 黄 颗 粒

【组成】金银花提取物、黄芩提取物。

【功能主治】清热疏风，利咽解毒。用于外感风热、肺胃热盛证。

【临证要点】咽干，咽痛，喉核肿大，口渴，发热。

【现代应用】常用于急慢性扁桃体炎、急慢性咽喉炎、上呼吸道感染属外感风热、肺胃热盛者。

【规格】每袋装：①4g；②2g（无蔗糖）。

【用法用量】开水冲服。一次1~2袋，一日2次。

【其他剂型】丸剂、片剂、胶囊剂、口服液。

复方鱼腥草片

【组成】鱼腥草、黄芩、板蓝根、连翘、金银花。

【功能主治】清热解毒。用于外感风热所致的急喉痹、急乳蛾。

【临证要点】咽部红肿，咽痛。

【现代应用】常用于急性咽炎、急性扁桃体炎属风热外侵者。

【规格】每片重0.55g。

【用法用量】口服。一次4~6片，一日3次。

【其他剂型】口服液、颗粒剂、糖浆剂、合剂、软胶囊、滴丸。

（二）肺胃热盛

【证候特点】咽痛较甚，吞咽困难，咽部及扁桃体充血红肿，上有脓点或小脓肿，伴身热、口渴、大便秘结。舌红、苔黄，脉滑数。

【选药】常用药物有喉咽清口服液、新清宁片、小儿咽扁颗粒、六应丸（见喉痹）等。

喉咽清口服液

【组成】土牛膝、马兰草、车前草、天名精。

【功能主治】清热解毒，利咽止痛。用于肺胃实热之乳蛾。

【临证要点】喉咽部红肿，咽痛，发热，口渴，便秘。

【现代应用】常用于急性扁桃体炎、急性咽炎属肺胃实热者。

【规格】每支10mL。

【用法用量】口服。一次10~20mL，一日3次；小儿酌减或遵医嘱。

【使用注意】忌食辛辣、油腻、厚味食物。

【其他剂型】颗粒剂。

新 清 宁 片

【组成】熟大黄。

【功能主治】清热解毒，泻火通便。用于内结实热证。

【临证要点】喉肿，牙痛，目赤，便秘，下痢，发热。

【现代应用】常用于急性扁桃体炎、牙周炎、急性结膜炎、功能性便秘等属内结实热者。

【规格】片芯重0.3g。

【用法用量】口服。一次3~5片，一日3次；必要时可适当增量；学龄前儿童酌减或遵医嘱；用于便秘治疗，临睡前服5片。

【使用注意】忌烟、酒及辛辣、油腻食物；心脏病、肝病、糖尿病、肾病等慢性病患者应在医师指导下服用。

【其他剂型】胶囊剂。

小儿咽扁颗粒

【组成】金银花、射干、金果榄、桔梗、玄参、麦冬、人工牛黄、冰片。

【功能主治】清热利咽，解毒止痛。用于小儿肺卫热盛所致的喉痹、乳蛾。

【临证要点】咽喉肿痛，咳嗽痰盛，口舌糜烂。

【现代应用】常用于小儿急性咽炎、急性扁桃体炎属肺卫热盛者。

【规格】每袋装：①8g；②4g（无蔗糖）。

【用法用量】开水冲服。1~2岁患儿一次4g或2g（无蔗糖），一日2次；3~5岁一次4g或2g（无蔗糖），一日3次；6~14岁一次8g或4g（无蔗糖），一日2~3次。

思考与练习

一、单项选择题

由单味熟大黄制成的中成药称为（　　）

A. 新清宁片　　　　　　B. 清火片　　　　　　C. 一清胶囊

D. 芩连片　　　　　　　E. 上清丸

二、案例分析

患者，女，18岁。咽部疼痛剧烈，痛连耳根及颌下，喉核表面或有黄白色脓点，高热，口渴引饮，咳痰黄稠，口臭，尿赤，便秘，舌红、苔黄腻，脉洪数。

请根据患者病情，推荐合适的中成药，并说明理由。

三、问答题

通过市场调查介绍 3~4 种当地常用治疗乳蛾的中成药，并说出其功效与主治。

第六节 牙 痛

📊 学习目标

　　知识目标：掌握牙痛的中医分类与临床表现及相应的治疗方法；熟悉常用中成药的功能主治；了解牙痛的病因病机及注意事项。
　　能力目标：能根据牙痛病例的临床特点推荐相应的中成药。

一、概述

　　牙痛，主要由牙齿和牙周组织疾病引起，是多种牙齿疾病和牙周疾病的常见症状之一。龋齿和其他牙齿疾病、牙龈炎、牙周炎等是引起牙痛的常见原因；此外，脏腑疾病也可引起牙痛。

　　中医根据牙痛患者感邪之不同、体质的强弱，将其分为风火牙痛、胃火牙痛、虚火牙痛等证型，在治疗上，风火牙痛以疏风清热、凉血止痛为主；胃火牙痛以清泻胃火为主；虚火牙痛以滋阴降火为主。

　　注意事项：牙痛患者应忌烟、酒，牙龈肿胀时应忌食辛辣、油腻食物。

　　西医学的牙痛可参考本病辨证选药。

二、辨病要点

　　辨风火、胃火与虚火　牙痛因外感风寒或风热及内有火热之邪而发病，因此首先要分清风火、胃火与虚火。三者均可见牙痛剧烈、牙龈红肿等症，但风火牙痛者患处得冷则痛减，受热则痛增，可兼有发热、恶寒、口渴、舌红、苔白干，脉浮数等特征；胃火牙痛者兼有头痛，口渴喜冷饮，口臭、大便秘结、舌红、苔黄厚，脉滑数或洪数等特征；虚火牙痛者，久则龈肉萎缩，牙齿浮动，咬物无力，午后疼痛加剧，兼见腰酸痛、头晕眼花、口干、舌红嫩、苔少或无，脉细数等特征。

三、辨证荐药

（一）风火牙痛

　　【证候特点】发病迅速，牙痛剧烈，牙龈红肿，患处得冷则痛减，受热则痛增，可伴有发热、恶寒、口渴、舌红、苔白干、脉浮数。

　　【选药】常用药物有齿痛消炎灵颗粒、牙痛一粒丸等。

齿痛消炎灵颗粒

【组成】石膏、荆芥、防风、青皮、牡丹皮、地黄、青黛、细辛、白芷、甘草。

【功能主治】疏风清热，凉血止痛。用于脾胃积热、风热上攻之牙痛。

【临证要点】头痛身热，口干口臭，便秘燥结，牙龈肿痛。

【现代应用】常用于急性齿根尖周炎、智齿冠周炎、急性牙龈（周）炎、急性牙髓炎等属脾胃积热、风热上攻者。

【规格】每袋装：①20g；②10g（无蔗糖）。

【用法用量】开水冲服。一次1袋，一日3次，首次加倍。

【使用注意】虚火牙痛，症见牙齿隐痛、牙龈红肿不明显者忌服；高血压、心脏病、肝病、糖尿病、肾病等慢性病严重者应在医师指导下服用；服药的同时最好配合口腔科治疗。

知识链接

石膏的药理作用：石膏内服经胃酸作用，一部分变成可溶性钙盐，至肠吸收入血，能增加血清钙离子浓度，可抑制神经应激能（包括体温调节中枢神经），减低骨骼肌的兴奋性，缓解肌肉痉挛，又能降低血管通透性，故有解毒、镇痉、消炎的作用。

牙痛一粒丸

【组成】蟾酥、朱砂、雄黄、甘草。

【功能主治】解毒消肿，杀虫止痛。用于火毒内盛之牙痛。

【临证要点】牙龈肿痛，龋齿疼痛。

【现代应用】常用于急性牙龈（周）炎、急性牙髓炎属火毒内盛者。

【规格】每125丸重0.3g。

【用法用量】每次取1~2丸，填入龋齿洞内或肿痛的齿缝处，外塞一块消毒棉花，防止药丸滑脱。

【使用注意】将含药后渗出的唾液吐出，不可咽下。

（二）胃火牙痛

【证候特点】牙齿疼痛，牙龈红肿，甚或出脓渗血，肿连腮颊，伴头痛、口渴喜冷饮、口臭、大便秘结，舌红、苔黄厚，脉滑数或洪数。

【选药】常用药物有清胃黄连丸、黄连上清丸等。

清胃黄连丸

【组成】黄连、石膏、桔梗、甘草、知母、玄参、地黄、牡丹皮、天花粉、连翘、栀子、黄柏、黄芩、赤芍。

【功能主治】清胃泻火，解毒消肿。用于肺胃火盛证。

【临证要点】口舌生疮，齿龈、咽喉肿痛。

【现代应用】常用于口腔溃疡、急性牙龈（周）炎、急性牙髓炎属肺胃火盛者。

【规格】每袋重9g。

【用法用量】口服。一次1~2丸，一日2次。

【其他剂型】片剂。

黄连上清丸

【组成】黄连、栀子（姜制）、连翘、炒蔓荆子、防风、荆芥穗、白芷、黄芩、菊花、薄荷、酒大黄、黄柏（酒炒）、桔梗、川芎、石膏、旋覆花、甘草。

【功能主治】散风清热，泻火止痛。用于风热上攻、肺胃热盛诸证。

【临证要点】头晕目眩，暴发火眼，牙齿疼痛，口舌生疮，咽喉肿痛，耳痛耳鸣，大便秘结，小便短赤。

【现代应用】常用于急性口炎、复发性口疮、急性牙龈（周）炎、急性牙髓炎、急性咽炎、急性中耳炎、急性结膜炎、血管神经性头痛等属风热上攻、肺胃热盛者。

【规格】①水丸，每袋装6g；②水蜜丸，每40丸重3g；③大蜜丸，每丸重6g。

【用法用量】口服。水丸或水蜜丸一次3~6g，大蜜丸一次1~2丸；一日2次。

【使用注意】忌食辛辣食物；孕妇慎用；脾胃虚寒者禁用。

【其他剂型】片剂、颗粒剂、胶囊剂。

（三）虚火牙痛

【证候特点】牙齿隐隐作痛，牙龈微红微肿，久则龈肉萎缩，牙齿浮动，咬物无力，午后疼痛加剧，兼见腰酸痛、头晕眼花、口干，舌红嫩、苔少或无，脉细数。

【选药】常用药物有补肾固齿丸等。

补肾固齿丸

【组成】熟地黄、生地黄、鸡血藤、紫河车、盐骨碎补、漏芦、酒丹参、酒五味子、山药、醋郁金、炙黄芪、牛膝、野菊花、茯苓、枸杞子、牡丹皮、盐泽泻、肉桂。

【功能主治】补肾固齿，活血止痛。用于肾虚火旺之牙痛。

【临证要点】牙齿酸软，咀嚼无力，松动移位，龈肿齿衄。

【现代应用】常用于慢性牙周炎属肾虚火旺者。

【规格】每30丸重1g。

【用法用量】口服。一次4g，一日2次。

思考与练习

一、单项选择题

1. 具有补肾固齿、活血止痛作用的药物是（　　）
   A. 利咽解毒颗粒　　　　B. 补肾固齿丸　　　　C. 口腔溃疡散
   D. 耳聋左慈丸　　　　　E. 口炎清颗粒

2. 具有清胃泻火、解毒消肿作用的药物是（　　）
   A. 清胃黄连丸　　　　　B. 牙痛一粒丸　　　　C. 齿痛消炎灵颗粒
   D. 黄连上清丸　　　　　E. 补肾固齿丸

二、案例分析

赵某，女，27 岁。牙痛甚烈，兼有口臭、口渴、便秘、脉洪。

请根据患者病情，推荐合适的中成药，并说明理由。

三、问答题

通过市场调查介绍 3 ~ 4 种当地常用治疗牙痛的中成药，并说出其功效与主治。

第七节　口　　疮

学习目标

　　知识目标：掌握口疮的中医分类与临床表现及相应的治疗方法；熟悉常用中成药的功能主治；了解口疮的病因病机及注意事项。

　　能力目标：能根据口疮病例的临床特点推荐相应的中成药。

一、概述

口疮，是一种常见的口腔黏膜疾病，因口腔黏膜受邪热蒸灼，或失于气血荣养所致，以口腔黏膜局部发生浅表溃疡、灼热疼痛为特征。口疮可以单发，也可以多发。此病除幼儿较少发生外，任何年龄的各种人群均可发病。

口疮的证型很多，其中常见的有胃腑实火和阴虚火旺两种。在治疗上，胃腑实火者以清热敛疮为主；阴虚火旺者以滋阴降火敛疮为主。

注意事项：①忌食辛辣、油腻食物；②不要食用过硬的食物，避免擦伤和咬伤。

西医学的复发性口腔溃疡可参考本病辨证选药。

二、辨病要点

辨胃腑实火和阴虚火旺 二者均有口腔黏膜溃疡、灼热疼痛等症，但胃腑实火者疼痛剧烈，伴见口渴喜冷饮、口臭、大便秘结、小便黄少，舌红、苔黄，脉滑数；阴虚火旺者伴有口燥咽干、不思饮、头晕耳鸣、腰膝酸软，心烦失眠等特征。

三、辨证荐药

（一）胃腑实火

【证候特点】起病急，溃疡红肿明显，表面可有黄色假膜覆盖，疼痛剧烈，伴见口渴喜冷饮，口臭、大便秘结、小便黄少，舌红、苔黄，脉滑数。

【选药】常用于药物有冰硼散、栀子金花丸、清胃黄连丸（见牙痛）等。

冰 硼 散

【组成】冰片、硼砂（煅）、朱砂、玄明粉。

【功能主治】清热解毒，消肿止痛。用于热毒蕴结之口疮。

【临证要点】咽喉疼痛，牙龈肿痛，口舌生疮。

【现代应用】常用于复发性口腔溃疡、急性咽喉炎、急性牙周炎属热毒蕴结者。

【规格】每瓶装 0.6g。

【用法用量】吹敷患处，每次少量，一日数次。

【其他剂型】含片。

栀子金花丸

【组成】栀子、黄连、黄芩、黄柏、大黄、金银花、知母、天花粉。

【功能主治】清热泻火，凉血解毒。用于肺胃热盛证。

【临证要点】口舌生疮，牙龈肿痛，目赤眩晕，咽喉肿痛，吐血衄血，大便秘结。

【现代应用】常用于复发性口腔溃疡、急性咽喉炎、急性牙周炎属肺胃热盛者。

【规格】每袋装9g。

【用法用量】口服。一次9g，一日1次。

【其他剂型】片剂。

（二）阴虚火旺

【证候特点】口疮反复发作，但数量不多，溃疡面积也不大，有轻微充血，轻度烧伤样疼痛。因涉及的脏腑不同，故可出现不同的证候。如胃阴虚时，常出现口干舌燥，纳食不香，食后脘腹胀满，便秘等症状；肾阴虚时，常出现口燥咽干，不思饮，头晕耳鸣，腰膝酸软，心烦失眠等症状。

【选药】常用药物有口炎清颗粒、玄麦甘桔颗粒等。

口炎清颗粒

【组成】天冬、麦冬、玄参、山银花、甘草。

【功能主治】滋阴清热，解毒消肿。用于阴虚火旺所致的口腔炎症。

【临证要点】黏膜破溃，反复发作，口干口渴。

【现代应用】常用于复发性口腔溃疡属阴虚火旺者。

【规格】每袋装：①10g；②3g（无蔗糖）。

【用法用量】口服。一次2袋，一日1~2次。

【其他剂型】胶囊剂、颗粒剂、喷剂、片剂。

玄麦甘桔颗粒

【组成】玄参、麦冬、甘草、桔梗。

【功能主治】清热滋阴，祛痰利咽。用于阴虚火旺、虚火上浮之口腔炎症。

【临证要点】口鼻干燥，咽喉肿痛。

【现代应用】常用于复发性口腔溃疡、慢性咽炎、慢性扁桃体炎等属阴虚火旺者。

【规格】每袋装10g。

【用法用量】开水冲服。一次10g，一日3~4次。

【使用注意】忌烟酒、辛辣、鱼腥食物。

【其他剂型】胶囊剂、片剂。

思考与练习

一、单项选择题

1. 具有滋阴清热、解毒消肿作用的药物是（　　　）

    A. 利咽解毒颗粒　　　　　B. 补肾固齿丸　　　　　C. 口腔溃疡散

    D. 耳聋左慈丸　　　　　　E. 口炎清颗粒

2. 治疗阴虚火旺所致的口鼻干燥、咽喉肿痛，应选用（　　　）

    A. 黄芪响声丸　　　　　　B. 利咽解毒颗粒　　　　C. 玄麦甘桔颗粒

    D. 桂林西瓜霜　　　　　　E. 复方板蓝根颗粒

二、案例分析

患者，女，20岁，口疮反复发作，量少，有轻微充血，伴烧灼样疼痛。常出现口干舌燥，纳食不香，食后脘腹胀满，便秘等症状。

请根据患者病情，推荐合适的中成药，并说明理由。

三、问答题

通过市场调查介绍3~4种当地常用治疗口疮的中成药，并说出其功效与主治。

第六章 皮肤科用药

第一节 脚 湿 气

学习目标

知识目标：掌握脚湿气的中医分类与临床表现及相应的治疗方法；熟悉常用中成药的功能主治；了解脚湿气的病因病机及注意事项。

能力目标：能根据脚湿气病例的临床特点推荐相应的中成药。

一、概述

脚湿气，是一种发生于足部的皮肤病，以趾缝间瘙痒、水疱、浸渍、糜烂、脱屑等表现为特征，多因感染湿邪、湿热下注，或因久居湿地染毒而发病。本病多见于南方湿热之地，夏季潮湿闷热时尤多。病程较久，缠绵不愈，治愈后仍有复发可能。

根据皮疹的表现，临床可分为湿热下注及血虚风燥证两型论治。在治疗上，湿热下注证，宜清热除湿、杀虫止痒；血虚风燥证，宜养血祛风、杀虫止痒。临床以局部外用药治疗为主，并注意剂型的选择，若有继发感染者可服清热利湿解毒之剂。

注意事项：①保持患处清洁，防止化脓；②保持患处的干燥通风；③忌用热水烫洗患处；④忌滥用外涂药物，特别是激素类的外用药；⑤若病情严重或出现并发症应及时到医院就诊。

西医学的足癣可参考本病辨证选药。

二、辨病要点

1. 辨皮损情况 水疱型皮损，足跖、足缘出现散在或成群小水疱，干燥后脱屑；糜烂型皮损，趾间浸渍，覆以白皮，渗液较多，常伴恶臭；角化脱屑型皮损，足跟、足缘皮肤干燥、肥厚、脱屑、皲裂，角质层增厚显著。

2. 辨湿热下注与血虚风燥 脚湿气多因感染湿邪，湿热下注，或因久居湿地染毒而发病。湿热下注者多见足底或趾间密集水疱，糜烂流水，浸淫成片，瘙痒疼痛或发热，并伴有腥臭，夏日尤甚，舌红、苔腻，脉滑数；血虚风燥者足跖或趾间、侧缘皮肤增厚，粗糙干裂，瘙痒不流水，舌红、苔薄，脉细。

三、辨证荐药

(一) 湿热下注

【证候特点】足底或趾间密集水疱，糜烂流水，浸淫成片，瘙痒疼痛或发热，并伴有腥臭，夏日尤甚。舌红，苔腻，脉滑数。

【选药】常用药物有复方土槿皮酊、癣灵药水、癣湿药水等。

复方土槿皮酊

【组成】土槿皮、苯甲酸、水杨酸。

【功能主治】杀菌，止痒。适用于趾痒、皮肤瘙痒、一般癣疾。

【临证要点】趾痒、皮肤瘙痒疼痛或发热。

【现代应用】常用于脚癣（俗称脚气）、体癣、股癣等属湿热下注者。

【规格】每瓶装 15mL（每 1mL 的总酸量为 187.5mg）。

【用法用量】外用。涂患处，一日 1～2 次，用药持续 1～2 周。

【使用注意】外用药，勿内服及滴眼用；小儿勿用；皮肤局部如有继发性感染破裂或溃烂者，待愈后再用药。

癣灵药水

【组成】土槿皮、关黄柏、白鲜皮、徐长卿、苦参、石榴皮、洋金花、南天仙子、地肤子、樟脑。

【功能主治】清热除湿，杀虫止痒。适用于湿热下注所致的脚湿气。

【临证要点】水疱、糜烂流水、瘙痒疼痛或发热等症。

【现代应用】有较强的抗真菌作用。常用于脚癣、手癣、体癣、股癣、皮肤癣症。

【规格】每瓶装：①13mL；②50mL。

【用法用量】外用，涂擦或喷于患处。一日 2～3 次。

> **知识链接**
>
> 　　脚气病是指维生素 B_1（硫胺素）缺乏病，是常见的营养素缺乏病之一。以神经系统表现为主者称干性脚气病，以心力衰竭为主者则称湿性脚气病。脚气病与本节所论述的脚湿气是完全不同的两种疾病。

癣湿药水

【组成】土槿皮、蛇床子、大风子仁、百部、防风、当归、凤仙透骨草、侧柏叶、吴茱萸、花椒、蝉蜕、斑蝥。

【功能主治】祛风除湿，杀虫止痒。用于湿热下注所致的脚湿气。

【临证要点】皮肤丘疹、水疱、脱屑，伴有不同程度的瘙痒。

【现代应用】常用于风湿虫毒所致的鹅掌风、脚湿气。

【规格】每瓶装 20mL。

【用法用量】外用。擦于洗净的患处，一日 3~4 次。治疗灰指甲时应先除去空松部分，使药易渗入。

【使用注意】切忌入口，严防触及眼、鼻、口腔等黏膜处。

（二）血虚风燥

【证候特点】足跖或趾间、侧缘皮肤增厚，粗糙干裂，瘙痒，不流水。舌红，苔薄，脉细。

【选药】常用药物有愈裂贴膏等。

愈 裂 贴 膏

【组成】白及、尿囊素。

【功能主治】生肌止痛。用于血虚风燥引起的手、足皲裂。

【临证要点】手、足皲裂，瘙痒，不流水。

【现代应用】本品有软化角质层，止痛，促进手、足裂口愈合的作用。常用于手、足皲裂。

【规格】每卷 2.5cm×100cm，每 1cm^2 含尿囊素 77μg。

【用法用量】贴手、足患处。

思考与练习

一、单项选择题

1. 血虚风燥型脚湿气患者应使用（　　　）

　　A. 癣湿药水　　　　　　B. 愈裂贴膏　　　　　　C. 癣灵药水

　　D. 复方土槿皮酊　　　　E. 肤痒颗粒

2. 复方土槿皮酊的功能是（　　　）

　　A. 杀菌，止痒　　　　　B. 生肌，止痛　　　　　C. 清热，解毒

　　D. 解表，散热　　　　　E. 清热，燥湿

二、案例分析

患者，女，18 岁，足趾间密集水疱，糜烂流水，浸淫成片，瘙痒疼痛，并伴有腥臭。舌红、苔腻，脉滑数。

请根据患者病情，推荐合适的中成药，并说明理由。

三、问答题

说出脚湿气的常见证型及常用中成药。

第二节 湿 毒 疮

学习目标

　　知识目标：掌握湿毒疮的中医分类与临床表现及相应的治疗方法；熟悉常用中成药的功能主治；了解湿毒疮的病因病机及注意事项。

　　能力目标：能根据湿毒疮病例的临床特点推荐相应的中成药。

一、概述

　　湿毒疮，是一种皮损呈多种形态、发无定位、易于湿烂流津的瘙痒性、渗出性皮肤病，多由禀赋不耐或饮食不节、风湿热邪客于肌肤而引起。临床以皮损呈多种形态为特征，可有红斑、血疹、丘疱疹、水疱、渗液、糜烂、结痂、脱屑；病久皮肤变厚，并伴有不同程度的瘙痒，皮疹多呈对称性，可以局部发病，也可泛发全身；任何年龄、季节均可发病。本病极易复发，缠绵不愈，属过敏性疾病，过敏体质者易发病。

　　中医根据其证候表现常分为湿热浸淫证、脾虚湿蕴证及血虚风燥证三种证型。湿热浸淫证相当于西医的急性湿疹，以实邪为主，治疗当以清热除湿为主；脾虚湿蕴证相当于西医的亚急性湿疹，属本虚标实，治疗当以健脾利湿为主，并佐以清热之剂；血虚风燥证相当于西医的慢性湿疹，以虚为主，治疗当以养血润肤、祛风止痒为主。

　　注意事项：①患病期间皮肤破损处尽量不要接触水及碱性、刺激性物品，如肥皂、洗涤剂、染发液等；②忌烟、酒；③用药期间饮食宜清淡，避免食用辛辣及海产类食物；④已知对某些物品、食物、饮料等过敏者，应禁用。

　　西医学的湿疹，可参考本病辨证选药。

二、辨病要点

1. 辨皮损特点　急性湿疮起病较快，初起皮肤潮红、肿胀、瘙痒，面积大小不一，边界不清，继而出现丘疹、丘疱疹、水疱，群集或密集成片，常因搔抓导致水疱破裂，形成糜烂、流滋、结痂；慢性湿疮特征为患部皮肤增厚，触之较硬，呈暗红或紫褐色，表面粗糙，皮纹显著或出现苔藓样变，常伴有少量抓痕、血痂、鳞屑及色素沉着，间有糜烂和流滋。

2. 辨湿热浸淫与血虚风燥　湿热浸淫证多为急性湿疮，可伴有大便秘结、小便短赤、苔黄腻、脉滑数等；血虚风燥证多是慢性湿疮，多伴有头昏乏力、腰酸肢软、舌淡红、苔薄白、脉濡细无力等症。

三、辨证荐药

（一）湿热浸淫

【证候特点】发病急，病程短，初起皮肤潮红灼热，轻度肿胀，继而粟疹成片或水疱密集，破后糜烂流津，瘙痒无休，常伴有身热、心烦、口渴，大便秘结、小便短赤。舌质红，苔薄白或黄，脉滑数。

【选药】常用药物有二妙丸（见痹病）、皮肤康洗液等。

知识链接

通常将容易发生过敏反应和过敏性疾病而又找不到发病原因的人的体质称为过敏体质。具有过敏体质的人可发生各种不同的过敏反应及患过敏性疾病，如湿疹、荨麻疹、过敏性哮喘等，或对某些药物特别敏感，可发生药物性皮炎，甚至剥脱性皮炎。

皮肤康洗液

【组成】金银花、蒲公英、马齿苋、土茯苓、大黄、赤芍、蛇床子等。

【功能主治】清热解毒，除湿止痒。主治湿热蕴结所致的湿疮、阴痒。

【临证要点】皮肤红斑、丘疹、水疱、糜烂、瘙痒，或白带量多、阴部瘙痒。

【现代应用】常用于皮肤湿疹及各类阴道炎等属湿热浸淫者。

【规格】每瓶装 50mL。

【用法用量】皮肤湿疹：取适量药液直接涂抹于患处，有糜烂面者可稀释 5 倍量后湿敷，一日 2 次。妇科病：先用清水冲洗阴道，取适量药液用温开水稀释 5~10 倍，用阴道冲洗器将药液注入阴道内保留几分钟，或坐浴，每日 2 次。

（二）脾虚湿蕴

【证候特点】发病较缓慢，皮疹色暗，渗出较少，瘙痒不重，常伴纳呆、身倦等症，大便不干或稀溏，小便清长。苔白或白腻，脉濡缓。

【选药】常用药物有参苓白术散（见泄泻）

（三）血虚风燥

【证候特点】病程较长，反复发作，皮肤粗糙肥厚，瘙痒明显，可见抓痕、血痂、颜色暗或见色素沉着，伴口干不欲饮、纳差、腹胀。舌质淡胖、苔白，脉沉缓或滑。

【选药】常用药物有湿毒清胶囊等。

湿毒清胶囊

【组成】地黄、当归、丹参、蝉蜕、苦参、白鲜皮、甘草、黄芩、土茯苓。

【功能主治】养血润肤，祛风止痒。用于血虚风燥所致的风瘙痒、皮肤瘙痒。

【临证要点】症见皮肤干燥、脱屑、瘙痒，伴有抓痕、血痂、色素沉着。

【现代应用】常用于治疗湿疹、荨麻疹、老年人皮肤萎缩干燥引起的皮肤瘙痒等属血虚风燥者。

【规格】每粒装 0.5g。

【用法用量】口服。一次 3~4 粒，一日 3 次。

【使用注意】孕妇及过敏体质者慎服；忌食辛辣、海鲜之品。

【其他剂型】片剂。

思考与练习

一、单项选择题

1. 湿毒清胶囊用于治疗皮肤瘙痒属（　　　）

    A. 外感内热，表里俱实　　　B. 血虚风燥　　　　　　　C. 肺胃热盛

    D. 血虚湿蕴皮肤　　　　　　E. 风湿热蕴皮肤

2. 二妙丸的组成是（　　　）

    A. 苍术、黄连　　　　　　　B. 白术、黄连　　　　　　C. 苍术、黄柏

    D. 黄芩、连翘　　　　　　　E. 白术、大黄

3. 皮肤康洗液的功能是（　　　）

    A. 解表通里，清热解毒　　　B. 清热除湿，祛风止痒

    C. 清热泻火，解毒消肿　　　D. 清热解毒，凉血除湿，杀虫止痒

    E. 清热祛湿，凉血解毒

二、案例分析

徐某，女，23 岁，暑假突然发病，初起皮肤潮红灼热，轻度肿胀，继而粟疹成片，水疱密集，破后糜烂流津，瘙痒无休，常伴有身热、心烦、口渴。

请根据患者病情，推荐合适的中成药，并说明理由。

三、问答题

通过市场调查介绍 3~4 种当地常用治疗湿毒疮的中成药，并说出其功效与主治。

第三节 瘾 疹

学习目标

知识目标：掌握瘾疹的中医分类与临床表现及相应的治疗方法；熟悉常用中成药的功能主治；了解瘾疹的病因病机及注意事项。

能力目标：能根据瘾疹病例的临床特点推荐相应的中成药。

一、概述

瘾疹，是一种阵发性瘙痒性皮肤病，多由风邪所致。一般分为急性与慢性两类，其特征是皮肤突然出现红色或白色疹块，瘙痒无度，搔抓后疹块增多，形如豆瓣，堆累成片，发无定处，时隐时现，退后不留痕迹。严重时呼吸道黏膜及消化道黏膜也可发生，从而出现恶心、呕吐、腹泻、腹痛，甚至呼吸憋闷而窒息。本病属过敏性疾病，故过敏性体质的人群易发病，很多因素均可诱发，且极易反复发作。任何年龄、季节均可发病。

中医临床常根据病情的缓急、皮疹的颜色及患者的其他全身症状，将其分为风热犯表、风寒束表和血虚风燥三种证候类型。在治疗上，风热犯表证，宜辛凉透表、宣肺清热；风寒束表证，宜辛温解表、宣肺散寒；血虚风燥证，宜滋阴养血、疏散风邪。

注意事项：①饮食宜清淡，忌食辛辣、酒类及海鲜类食品，如已知或怀疑某种物品易引起发病，应严格禁用；②避免过冷或过热刺激，如游泳、桑拿、热水浴等。

西医学的荨麻疹，可参考本病辨证选药。

二、辨病要点

1. 辨病程长短 急性者约经1周左右即可痊愈；慢性者可反复发作数月，甚至数年。

2. 辨风寒、风热、血虚 风寒者皮疹白色，遇冷或风吹则加剧，得热则减轻，多冬季发病，苔薄白或薄白而腻，脉迟或濡缓；风热者皮疹色赤，遇热加剧，得冷则减轻，多夏季发病，苔薄黄，脉浮数；血虚者反复发作，延续数月或数年，劳累后发作加剧，神疲乏力，苔薄舌淡，脉濡细。

三、辨证荐药

（一）风热瘾疹

【证候特点】发病急骤，疹块色红，灼热剧痒，可伴见发热、恶寒、咽喉肿痛或呕吐腹痛，遇热则皮疹加重。舌质红，苔薄黄，脉浮数。

【选药】常用药物有防风通圣丸、荨麻疹丸、肤痒颗粒等。

防风通圣丸

【组成】防风、荆芥穗、薄荷、麻黄、大黄、芒硝、栀子、滑石、桔梗、石膏、川芎、当归、白芍、黄芩、连翘、甘草、白术（炒）。

【功能主治】解表通里，清热解毒。用于风热壅盛、表里俱实之瘰疬初起，风疹湿疮等。

【临证要点】恶寒壮热，头痛咽干，小便短赤，大便秘结。

【现代应用】常用于治疗感冒、风疹湿疮、瘰疬等属风热壅盛，表里俱实者。

【规格】每20丸重1g。

【用法用量】口服。一次6g，一日2次。

【使用注意】孕妇慎用。

【其他剂型】颗粒剂。

知识链接

防风通圣丸是金元时期医学家刘完素所创名方，具有发汗通便等作用。现代研究表明，防风通圣丸能促进和提高脂质代谢水平，抑制外源胆固醇的吸收，从而引起体重减轻，从而达到减肥的目的。

荨 麻 疹 丸

【组成】白芷、防风、白鲜皮、薄荷、川芎、三棵针、赤芍、威灵仙、土茯苓、荆芥、亚麻子、黄芩、升麻、苦参、红花、何首乌、蒺藜（炒）、菊花、当归。

【功能主治】清热祛风，除湿止痒。用于急性发病的瘾疹。

【临证要点】疹块色红，灼热剧痒，伴有恶寒发热、咽喉肿痛等症。

【现代应用】常用于风、湿、热所致的荨麻疹、湿疹、皮肤瘙痒等症。

【规格】每袋装10g。

【用法用量】口服。一次10g，一日2次。

【使用注意】忌食辛辣之物。

肤 痒 颗 粒

【组成】苍耳子（炒、去刺）、地肤子、川芎、红花、白英。

【功能主治】祛风活血，除湿止痒。用于风热犯表之瘾疹。

【临证要点】症见疹块色红，灼热剧痒，遇热则皮疹加重。

【现代应用】常用于皮肤瘙痒病、荨麻疹、湿疹等属风热犯表者。

【规格】每袋装6g。

【用法用量】开水冲服。一次3~6g，一日3次。

【其他剂型】胶囊剂。

（二）风寒瘾疹

【证候特点】皮疹色白，遇风遇冷加重，遇热则缓解或减轻，发病多在冬季。舌质淡，苔薄白，脉浮缓。

【选药】常用药物有荆防颗粒等。

荆 防 颗 粒

【组成】荆芥、防风、羌活、独活、柴胡、前胡、川芎、枳壳、茯苓、桔梗、甘草。

【功能主治】发汗解表，散风祛湿。用于风寒瘾疹，风寒夹湿感冒。

【临证要点】症见头痛身痛，恶寒无汗，鼻塞清涕，咳嗽白痰。

【现代应用】常用于感冒、荨麻疹等属气虚外感风寒表证者。

【规格】每袋装15g。

【用法用量】开水冲服。一次15g，一日3次。

【其他剂型】合剂。

（三）血虚瘾疹

【证候特点】皮疹反复发作，多伴有皮肤干燥，午后或夜间加重，可延续数月或数年，常伴有口干，手足心热，面色不华，神疲乏力。舌红少津，脉沉细。

【选药】常用药物有润燥止痒胶囊、乌蛇止痒丸、湿毒清胶囊（见湿毒疮）等。

润燥止痒胶囊

【组成】生何首乌、制何首乌、生地黄、桑叶、苦参、红活麻。

【功能主治】养血滋阴，祛风止痒，润肠通便。用于血虚风燥所致的皮肤瘙痒、痤疮、便秘。

【临证要点】伴有口干，手足心热，面色不华，神疲乏力，舌红少津，脉沉细。

【现代应用】常用于荨麻疹、慢性皮炎、湿疹、银屑病等皮肤病及便秘属血虚风燥者。

【规格】每粒装0.5g。

【用法用量】口服。一次4粒，一日3次，2周为一疗程。

乌蛇止痒丸

【组成】乌梢蛇、防风、蛇床子、黄柏、苍术、人参须、牡丹皮、蛇胆汁、苦参、人工牛黄、当归。

【功能主治】养血祛风，燥湿止痒。用于皮肤瘙痒、瘾疹等属血虚郁热、风湿相搏证者。

【临证要点】皮肤风团色红，时隐时现、瘙痒难忍，或皮肤瘙痒不止、皮肤干燥、无原发皮疹。

【现代应用】 常用于荨麻疹、皮肤瘙痒等属血虚郁热者。

【规格】 每 10 丸重 1.25g。

【用法用量】 口服。一次 2.5g，一日 3 次。

思考与练习

一、单项选择题

1. 具有解表通里、清热解毒功效的中成药是（　　）
   - A. 金花消痤丸
   - B. 甘霖洗剂
   - C. 当归苦参丸
   - D. 防风通圣丸
   - E. 皮肤康洗液

2. 荆防颗粒的功能是（　　）
   - A. 发汗解表，散风祛湿
   - B. 疏风清热，宣肺止咳
   - C. 清热解毒，镇静安神
   - D. 解表散热，疏肝和胃
   - E. 清热祛湿，凉血解毒

二、案例分析

张某，女，18 岁，暑假外出中突然全身皮肤发起红色疹块，灼热剧痒，伴见发热、恶寒、咽喉肿痛或呕吐腹痛，遇热则皮疹加重。舌质红，苔薄黄，脉浮数。

请根据患者病情，推荐合适的中成药，并说明理由。

三、问答题

说出瘾疹的常见证型及中成药。

实践技能训练

实训一　中成药基础知识技能训练

【实训目的】

1. 通过实训进一步巩固和加深对中成药基础知识的理解和掌握，缩短课堂与实践之间的距离，弥补课堂教学中实践不足的缺陷，使课堂学到的理论知识能较好地与实践相结合。

2. 通过模拟药房实训，使学生直观地了解中成药各剂型，如片剂、颗粒剂、胶囊剂、散剂、栓剂等药物制剂的外观性状、质量、制剂与用法、用药注意、包装与贮存等，为学习各论奠定基础。

3. 通过模拟药房仿真性实训，提高学生综合分析问题和解决问题的能力。

【实训内容及步骤】

1. 实训用品　模拟药房中常用的各种剂型的中成药品。

2. 实训方法与步骤　以班级为单位，预先划分好小组，每组 8～10 人，组长负责制。

（1）观看常用中成药的品种、规格、含量、剂量、数量、用法用量、生产批号、使用期限、外观及包装。

（2）说出 5 种中成药的命名方式。

（3）说出 5 种中成药的剂型、特点。

（4）将中成药按其功用、剂型进行分类，并将其陈列、摆放。

（5）说出不同类中成药的贮存与保管方式及各剂型中成药的外观质量检验方法。判断药品有无变色、风化、潮解、霉变等。

（6）药品说明书上须注明药品的哪些内容。

【实训注意】

1. 药品的摆放要求按其功用、剂型分别摆放，摆放要美观、整齐。①同一药品摆放在一起（前后摆放，但不得有间隙）；②同品名或同品种不同规格药品相邻摆放，相邻品种间的间隙不能过大（不超过二指距离），相同药品按效期摆放，近效期药品放在前面；③商品正面向前，不能倒置。

2. 移动过的药品，要按品种分类放回原位，不得随意堆放。

3. 保持模拟药房原样，以便下一次实训使用。

【实训检测】

1. 每组同学轮流观看中成药的外观包装、品种、规格、含量、剂量、数量、用法用量、生产批号、使用期限等。首先对中成药各剂型的外观性状、质量等有一个初步的了解。

2. 随机选出 10 种中成药品，每组同学轮流说出其 5 种命名方式。

3. 随机选出 10 种不同剂型的中成药，每组同学轮流说出 5 种中成药的剂型及特点。

4. 对每组同学药品分类摆放情况进行检查点评。先按功用分类摆放，再按剂型分类摆放，最后摆放到模拟药房的陈列柜上，摆放要美观、整齐。

5. 随机选出 10 种不同剂型的中成药，每组同学要正确说出 4~5 种中成药剂型的贮藏保管方法及外观质量检验合格的标准。

【实训思考】

1. 药品为什么要分类摆放？应如何摆放？

2. 中成药贮存、保管的条件是什么？

【实训评价】

附表1：中成药基础知识实训技能考核表

专业班级		姓　名		日　　期	
实训项目		实训成绩		老师签名	
考核内容		评分依据			分值
5 种中成药的命名方式		回答正确满分；每错一种扣 2 分			10
5 种中成药的剂型、特点、用途		回答正确满分；每错一种扣 3 分			15
说出药品说明书上须注明的内容		回答正确满分；每错一种扣 1 分			15
中成药分类、陈列、摆放，是否正确无误		先按功用分类摆放，再按剂型分类摆放，摆放正确			20
		药品摆放美观、整齐			10
中成药的贮存与保管及各剂型中成药的质量检验		正确说出各剂型中成药的贮藏保管方法			10
		正确答出各剂型中成药外观质量合格的标准			20
合　　计		100			

实训二　常用中成药的社会调查

【实训目的】

通过调查药品零售药店，掌握常用中成药的剂型特点；熟悉中成药的包装特点和说明书应撰写的内容；了解中成药新剂型状况和常用中成药的价格；能根据常见症状判断常见疾病类型并向患者推荐合理的中成药，阐述中成药使用的注意事项。为从事药品经营和管理工作奠定基础。

【实训内容及步骤】

1. 调查常用中成药的品种、剂型、价格。（所调查的中成药品种不少于 60 种，剂型不少于 10 种，按功效归类不少于 10 种，其能治疗的病证不少于 10 种）

2. 调查常用剂型的包装特点、内外包装、说明书应撰写的内容。

以小组为单位，组长负责制，小组成员明确分工，分别到中成药零售企业进行调查，总结调查结果，分析并撰写分析报告。

【实训注意】

1. 调查应选择不同的零售药店。

2. 调查应注意比较同一处方制剂的价格区别。

【实训报告】

1. 以 PPT 的形式撰写实训报告，在报告中要体现出小组分工及所调查药店（以照片为证）。

2. 将中成药的品种、剂型、功效归类及所治病证等结果汇总成为表格形式。

3. 根据实训过程所遇到的挫折和收获，写出自己的心得体会。

【实训检测】

对所调查的零售药店中的中成药按功效任选 5 类，每类任选 5 个品种，分别写出其功效。

【实训评价】采用小组评价与个人评价相结合的方式。

附表 2：常用中成药的社会调查实训考核表

专业班级		姓　　名		日　　期	
实训项目		实训成绩		老师签名	
功效分类	中成药名称	功效	功效分类	中成药名称	功效
1	1		2	1	
	2			2	
	3			3	
	4			4	
	5			5	
3	1		4	1	
	2			2	
	3			3	
	4			4	
	5			5	

续表

专业班级		姓　名		日　期	
实训项目		实训成绩		老师签名	
功效分类	中成药名称	功效	功效分类	中成药名称	功效
5	1		6	1	
	2			2	
	3			3	
	4			4	
	5			5	
合计			100		

附表 3：常用中成药的社会调查实训综合评价评分表

专业班级		姓　名		日　期
实训项目		实训成绩		老师签名
考核内容	评分依据			分值
小组实训报告（40%）	小组分工明确得当			5
	行动听从指挥，表现积极，贡献突出			5
	调查内容真实有效			5
	报告内容充实有条理，思路清晰，重点突出			10
	中成药的归类详实、准确、简捷明了			10
	PPT 制作精良			5
认识与体会（20%）	内容真实，不空洞，无抄袭现象			5
	内容充实有条理，思路清晰，重点突出			5
	认识到位，有感而发			5
	提出了有深度和价值的看法			5
常用中成药的社会调查实训考核（40%）	常用中成药的社会调查实训考核成绩			40
合计		100		

实训三　问病荐药技能训练

【实训目的】

1. 掌握问病荐药技巧，增强学生的中成药知识及培养其合理使用中成药的能力。

2. 拓宽学生就职能力。

3. 了解 10 种常见疾病如感冒、咳嗽、胃痛、泄泻、失眠、头痛、便秘、痛经、乳蛾、鼻渊的辨病要点、辨证分型，推荐基本符合治疗的药物。

【实训内容及步骤】

1. 实训用品

（1）模拟药店：配备常用的各种剂型中成药品（或中成药品盒）。

（2）问病荐药题库：准备感冒、咳嗽、胃痛、泄泻、失眠、头痛、便秘、痛经、乳蛾、鼻渊10种病证的辨证分型、治疗原则、推荐药品。

2. 实训方法与步骤

（1）以班级为单位，预先划分好若干小组，组长负责制。

（2）每组随机抽取学生2名，经学生自我商定后，一位扮药店店员，一位扮顾客（患者）。

（3）抽题：扮演顾客的学生到模拟药店门外随机抽题。

（4）模拟药店情境：抽签后顾客学生从模拟药店门外走进相应药架前，扮药店店员学生主动热情迎接，进入问病荐药模拟情境。

（5）问病后辨证分型，推荐使用药物，进行药品介绍，指导合理用药。

【实训注意】

1. 要根据顾客（患者）的主诉和临床表现进行诊断、鉴别，然后推荐合适的药物并介绍用药方法、不良反应及一些注意事项。

2. 问病荐药内容

（1）病因及诱因：询问起病的环境与时间，以及是否有明显的起病原因或诱因。

（2）主要症状及持续时间：询问患者目前最痛苦的症状、体征特点及持续时间。

（3）伴随症状：是否有其他伴随症状。

（4）诊治经过：起病是否就医，是否服用药物治疗，用药效果如何，有无不良反应等。

（5）发病过程中饮食、二便、睡眠、精神状况如何，有无改变。

（6）既往史：既往健康状况和既往患病情况。

（7）药物过敏史：是否对一些药品有过敏史。

（8）个人生活史：社会经历、职业及工作条件、生活起居、饮食嗜好，婚姻生育等。

（9）家族史：直系亲属及配偶的健康和患病情况，有无传染病史或与遗传有关的疾病等。

（10）月经史：对于女性患者要问月经史。

【实训检测】

1. 态度目标 模拟过程中店员问病态度要和蔼可亲，语言要通俗易懂，顾客态度要严肃认真密切配合，老师可根据学生的模拟情境作出评价。

2. 能力目标 辨病要点是否清晰全面，辨证分型是否准确，推荐药品是否正确，指导合理用药是否清楚全面等，老师可根据以上要点进行综合评价。

【实训评价】

附表 4：问病荐药技能训练考核表

专业班级		姓　名		日　期	
实训项目		实训成绩		老师签名	
考核内容	评分依据			分值	得分
态度目标	仪表、礼貌用语、沟通能力			20 分	
技能目标	问病过程表述清晰简洁，语言流畅			20 分	
	辨证分型、诊断正确			15 分	
	推荐使用药物正确及药品介绍			20 分	
	指导合理用药，包括服法、不良反应、注意事项			20 分	
	药品价格			5 分	
合　计	100 分				

药 名 索 引

一 画

乙肝宁颗粒 ················ 73

二 画

二母宁嗽丸 ················ 41
二至丸 ··················· 140
二陈丸 ··················· 43
二妙丸 ··················· 131
十全大补丸 ················ 142
十香止痛丸 ················ 58
十香返生丸 ················ 116
十滴水软胶囊 ·············· 36
丁桂儿脐贴 ················ 183
七叶神安片 ················ 96
七制香附丸 ················ 158
七宝美髯丸 ················ 143
七厘散 ··················· 206
人参归脾丸 ················ 87
人参再造丸 ················ 114
人参养荣丸 ················ 143
人参健脾丸 ················ 64
八正合剂 ················· 126
八宝坤顺丸 ················ 152
八珍丸 ··················· 139
八珍益母丸 ················ 151
九一散 ··················· 194

九味羌活颗粒 ·············· 32
儿童清肺丸 ················ 178
儿感退热宁口服液 ··········· 174

三 画

三七伤药片 ················ 206
三九胃泰胶囊 ·············· 55
三金片 ··················· 124
三黄片 ··················· 223
大川芎口服液 ·············· 103
大补阴丸 ················· 140
大活络丸 ················· 113
大黄清胃丸 ················ 67
万氏牛黄清心丸 ············ 117
小儿七星茶颗粒 ············ 186
小儿止咳糖浆 ·············· 178
小儿止嗽糖浆 ·············· 177
小儿化食丸 ················ 185
小儿四症丸 ················ 182
小儿至宝丸 ················ 171
小儿百部止咳糖浆 ··········· 178
小儿肺热平胶囊 ············ 179
小儿肺热咳喘口服液 ········· 176
小儿泻速停颗粒 ············ 181
小儿泻痢片 ················ 181
小儿咽扁颗粒 ·············· 227
小儿咳喘颗粒 ·············· 179

小儿保泰康颗粒 …………………… 174
小儿退热颗粒 ……………………… 174
小儿热速清口服液 ………………… 172
小儿消食片 ………………………… 185
小儿清肺止咳片 …………………… 179
小儿清肺化痰口服液 ……………… 177
小儿清热止咳口服液 ……………… 179
小儿感冒片 ………………………… 171
小儿感冒宁糖浆 …………………… 173
小儿感冒颗粒 ……………………… 172
小儿解表颗粒 ……………………… 174
小儿腹泻外敷散 …………………… 183
小儿腹泻宁糖浆 …………………… 183
小儿敷脐止泻散 …………………… 183
小青龙颗粒 ………………………… 48
小金丸 ……………………………… 204
小建中颗粒 ………………………… 57
小活络丸 …………………………… 129
小柴胡颗粒 ………………………… 32
口炎清颗粒 ………………………… 232
山楂降压丸 ………………………… 110
千金止带丸 ………………………… 163
千柏鼻炎片 ………………………… 218
川贝枇杷颗粒 ……………………… 41
川芎茶调丸 ………………………… 99
女金丸 ……………………………… 152
马应龙麝香痔疮膏 ………………… 199

四 画

开胸顺气丸 ………………………… 59
天王补心丸 ………………………… 89
天菊脑安胶囊 ……………………… 104
天麻丸 ……………………………… 132
天麻头痛片 ………………………… 104
天麻钩藤颗粒 ……………………… 107
天麻首乌片 ………………………… 111
天舒胶囊 …………………………… 104

元胡止痛片 ………………………… 56
云南白药 …………………………… 206
木瓜丸 ……………………………… 133
木香槟榔丸 ………………………… 54
五子衍宗丸 ………………………… 143
牙痛一粒丸 ………………………… 229
止喘灵注射液 ……………………… 50
止嗽定喘口服液 …………………… 49
少腹逐瘀丸 ………………………… 153
中风回春丸 ………………………… 114
午时茶颗粒 ………………………… 37
牛黄上清胶囊 ……………………… 101
牛黄降压丸 ………………………… 108
牛黄清心丸 ………………………… 109
牛黄解毒片 ………………………… 221
气滞胃痛颗粒 ……………………… 54
仁丹 ………………………………… 37
片仔癀 ……………………………… 194
化积口服液 ………………………… 186
分清五淋丸 ………………………… 127
风痛安胶囊 ………………………… 131
风湿马钱片 ………………………… 133
风湿骨痛胶囊 ……………………… 130
丹参片 ……………………………… 77
乌鸡白凤丸 ………………………… 151
乌蛇止痒丸 ………………………… 242
六合定中丸 ………………………… 31
六应丸 ……………………………… 221
六味安消胶囊 ……………………… 58
六味地黄丸 ………………………… 140
心元胶囊 …………………………… 80
心可宁胶囊 ………………………… 82
心可舒片 …………………………… 82
心宝丸 ……………………………… 89
心荣口服液 ………………………… 82
心脉通片 …………………………… 91
心脑康胶囊 ………………………… 83

心脑舒通胶囊 …………… 83
心通口服液 ……………… 82
心痛宁滴丸 ……………… 82
双黄连口服液 …………… 29

五 画

玉泉丸 …………………… 120
玉屏风口服液 …………… 32
正天丸 …………………… 104
正骨水 …………………… 208
正柴胡饮颗粒 …………… 29
甘露消毒丸 ……………… 36
左金丸 …………………… 55
石斛夜光丸 ……………… 210
石淋通片 ………………… 126
右归丸 …………………… 141
龙凤宝胶囊 ……………… 167
龙牡壮骨颗粒 …………… 183
龙胆泻肝丸 ……………… 213
北豆根片 ………………… 222
归芍地黄丸 ……………… 143
归脾丸 …………………… 86
四君子丸 ………………… 136
四物合剂 ………………… 137
四神丸 …………………… 63
生肌玉红膏 ……………… 193
生脉饮 …………………… 81
白带片 …………………… 164
冬凌草片 ………………… 225
冯了性风湿跌打药酒 …… 133
玄麦甘桔含片 …………… 223
玄麦甘桔颗粒 …………… 233
半夏天麻丸 ……………… 108
宁心宝胶囊 ……………… 90
加味保和丸 ……………… 59
加味逍遥丸 ……………… 155
皮肤康洗液 ……………… 238

六 画

地奥心血康胶囊 ………… 82
地榆槐角丸 ……………… 200
芎菊上清丸 ……………… 100
耳聋丸 …………………… 214
耳聋左慈丸 ……………… 214
西黄清醒丸 ……………… 223
百令胶囊 ………………… 137
百合固金丸 ……………… 44
贞芪扶正颗粒 …………… 144
当归龙荟丸 ……………… 67
当归补血口服液 ………… 139
当归拈痛丸 ……………… 133
当归养血丸 ……………… 155
朱砂安神丸 ……………… 95
伤湿止痛膏 ……………… 134
华佗再造丸 ……………… 113
血府逐瘀口服液 ………… 76
血栓心脉宁胶囊 ………… 115
血脂宁丸 ………………… 147
血脂灵片 ………………… 148
血脂康胶囊 ……………… 147
全天麻胶囊 ……………… 102
冰硼散 …………………… 232
安宫牛黄丸 ……………… 116
安宫降压丸 ……………… 107
安神补心丸 ……………… 94
安神补脑液 ……………… 97
安神定志丸 ……………… 85
安神胶囊 ………………… 97
阴虚胃痛颗粒 …………… 57
防风通圣丸 ……………… 241
如意金黄散 ……………… 194
妇女痛经丸 ……………… 159
妇乐颗粒 ………………… 164
妇宁康片 ………………… 167

妇良片 …………………… 162
妇炎净胶囊 ………………… 164
妇炎康片 …………………… 164
妇宝颗粒 …………………… 163
妇科十味片 ………………… 152
妇科千金片 ………………… 161
妇科白带胶囊 ……………… 162
妇康宁片 …………………… 159

七 画

杞菊地黄丸 ………………… 109
克伤痛搽剂 ………………… 207
克咳胶囊 …………………… 45
花红片 ……………………… 162
苁蓉通便口服液 …………… 69
苏子降气丸 ………………… 51
苏合香丸 …………………… 116
杏仁止咳糖浆 ……………… 43
更年乐片 …………………… 168
更年安片 …………………… 166
更年灵胶囊 ………………… 168
更年舒片 …………………… 168
尪痹颗粒 …………………… 132
抗宫炎片 …………………… 164
护肝片 ……………………… 71
连翘败毒丸 ………………… 193
利咽解毒颗粒 ……………… 220
利胆排石颗粒 ……………… 72
利鼻片 ……………………… 218
肠炎宁片 …………………… 62
龟鹿二仙膏 ………………… 143
龟龄集 ……………………… 143
辛夷鼻炎丸 ………………… 218
辛芩颗粒 …………………… 217
补中益气丸 ………………… 137
补心气口服液 ……………… 80
补肾固齿丸 ………………… 230

补肾益脑片 ………………… 104
补益蒺藜丸 ………………… 211
补脾益肠丸 ………………… 62
良附丸 ……………………… 53
启脾丸 ……………………… 182
局方至宝散 ………………… 117
阿胶补血口服液 …………… 142
附子理中丸 ………………… 64
鸡骨草胶囊 ………………… 73
驴胶补血颗粒 ……………… 138
纯阳正气丸 ………………… 37

八 画

青果丸 ……………………… 223
坤宝丸 ……………………… 166
坤泰胶囊 …………………… 166
板蓝根颗粒 ………………… 29
松龄血脉康胶囊 …………… 102
刺五加片 …………………… 142
枣仁安神颗粒 ……………… 96
齿痛消炎灵颗粒 …………… 229
肾宝合剂 …………………… 142
肾骨胶囊 …………………… 144
明目上清片 ………………… 211
明目地黄丸 ………………… 210
明目蒺藜丸 ………………… 211
昆明山海棠片 ……………… 131
国公酒 ……………………… 134
固本咳喘片 ………………… 44
固本益肠片 ………………… 63
固经丸 ……………………… 155
知柏地黄丸 ………………… 143
乳宁颗粒 …………………… 202
乳块消片 …………………… 202
乳核散结片 ………………… 204
乳疾灵颗粒 ………………… 203
乳增宁胶囊 ………………… 204

乳癖消片 …………………… 203
乳癖散结片 ………………… 204
金水宝片 …………………… 143
金水宝胶囊 ………………… 50
金果含片 …………………… 222
金钱草片 …………………… 127
金银花露 …………………… 173
狗皮膏 ……………………… 130
肤痒颗粒 …………………… 241
肥儿丸 ……………………… 189
京万红软膏 ………………… 197
夜宁糖浆 …………………… 97
河车大造丸 ………………… 143
泻肝安神丸 ………………… 96
定坤丹 ……………………… 155
降脂灵片 …………………… 148
降糖甲片 …………………… 122
参芍片 ……………………… 146
参芪五味子片 ……………… 86
参芪降糖颗粒片 …………… 122
参芪消渴胶囊 ……………… 121
参芪消渴颗粒 ……………… 122
参苏丸 ……………………… 32
参附强心丸 ………………… 90
参苓白术散 ………………… 63
参精止渴丸（降糖丸） …… 122

九　画

珍珠明目滴眼液 …………… 212
柏子养心丸 ………………… 87
栀子金花丸 ………………… 232
枸杞膏 ……………………… 110
荆防颗粒 …………………… 242
荜铃胃痛颗粒 ……………… 56
茵栀黄口服液 ……………… 72
荨麻疹丸 …………………… 241
胃康灵胶囊 ………………… 56

复方土槿皮酊 ……………… 235
复方川贝精片 ……………… 45
复方丹参滴丸 ……………… 77
复方石韦颗粒 ……………… 126
复方瓜子金颗粒 …………… 223
复方阿胶浆 ………………… 139
复方陈香胃片 ……………… 55
复方鱼腥草片 ……………… 226
复方草珊瑚含片 …………… 220
复方南星止痛膏 …………… 134
复方益母草膏 ……………… 156
复方黄连素片 ……………… 61
复方滇鸡血藤膏 …………… 154
复方鲜竹沥液 ……………… 45
香苏正胃丸 ………………… 173
香连片 ……………………… 64
香砂枳术丸 ………………… 58
香砂养胃丸 ………………… 59
香菊胶囊 …………………… 218
便秘通 ……………………… 67
保和丸 ……………………… 53
保济丸 ……………………… 31
独活寄生合剂 ……………… 132
胆石通胶囊 ………………… 73
胆宁片 ……………………… 72
脉络通胶囊 ………………… 117
急支糖浆 …………………… 40
养心定悸口服液 …………… 87
养血安神丸 ………………… 94
养阴清肺膏 ………………… 44
养胃舒胶囊 ………………… 57
洁白胶囊 …………………… 59
济生肾气丸 ………………… 141
洋参保肺丸 ………………… 51
宫炎平片 …………………… 162
祛风止痛片 ………………… 133
祖师麻片 …………………… 130

冠心丹参片 …………………… 91
冠心苏合丸 …………………… 79
绞股蓝总苷片 ………………… 146

十 画

桂龙咳喘宁胶囊 ……………… 48
桂附地黄丸 …………………… 141
桂林西瓜霜 …………………… 221
都梁丸 ………………………… 100
荷丹片 ………………………… 147
速效救心丸 …………………… 76
热淋清颗粒 …………………… 124
柴胡口服液 …………………… 32
柴胡疏肝丸 …………………… 71
逍遥丸 ………………………… 154
铁笛丸 ………………………… 222
健儿消食口服液 ……………… 186
健民咽喉片 …………………… 222
健胃消食片 …………………… 54
健脑安神片 …………………… 96
健脾生血片 …………………… 138
脂脉康胶囊 …………………… 146
脏连丸 ………………………… 200
脑乐静 ………………………… 97
脑立清胶囊 …………………… 111
脑得生片 ……………………… 110
烧伤灵酊 ……………………… 196
益元散 ………………………… 37
益气养血口服液 ……………… 109
益心丸 ………………………… 82
益心宁神片 …………………… 89
益心通脉颗粒 ………………… 81
益心舒胶囊 …………………… 82
益心酮片 ……………………… 78
益母草颗粒 …………………… 153
益肾灵颗粒 …………………… 143
消炎利胆片 …………………… 72

消咳喘糖浆 …………………… 50
消栓口服液 …………………… 117
消栓通络片 …………………… 117
消渴丸 ………………………… 121
消渴平片 ……………………… 122
润燥止痒胶囊 ………………… 242
烫伤油 ………………………… 196
诺迪康胶囊 …………………… 78
调经止带丸 …………………… 156
调经止痛片 …………………… 155
桑菊感冒片 …………………… 33
桑葛降脂丸 …………………… 148
通天口服液 …………………… 103
通心络胶囊 …………………… 79
通宣理肺丸 …………………… 40
通窍耳聋丸 …………………… 214

十一画

理中丸 ………………………… 62
梅花点舌丸 …………………… 192
萆薢分清丸 …………………… 126
黄连上清丸 …………………… 230
黄连羊肝丸 …………………… 212
排石颗粒 ……………………… 125
虚寒胃痛胶囊 ………………… 58
蛇胆川贝枇杷膏 ……………… 41
蛇胆川贝胶囊 ………………… 42
蛇胆陈皮液 …………………… 43
银杏叶片 ……………………… 77
银黄颗粒 ……………………… 226
银翘解毒片 …………………… 30
麻仁丸 ………………………… 68
麻仁润肠丸 …………………… 68
麻仁滋脾丸 …………………… 68
痔宁片 ………………………… 200
痔炎消颗粒 …………………… 199
痔疮片 ………………………… 200

痔康片 ···················· 200

羚羊清肺丸 ················ 45

羚羊感冒片 ················ 33

清开灵口服液 ·············· 30

清开灵注射液 ············· 115

清气化痰丸 ················ 42

清宁丸 ···················· 66

清胃黄连丸 ··············· 229

清咽丸 ··················· 220

清咽润喉丸 ··············· 223

清热解毒口服液 ············ 32

清眩丸 ··················· 101

清脑降压片 ··············· 107

清凉油 ···················· 37

清暑益气丸 ················ 37

清暑解毒颗粒 ·············· 35

清喉利咽颗粒 ············· 223

颈复康颗粒 ··············· 133

维甜美降糖茶 ············· 122

十 二 画

葛根芩连片 ················ 64

紫金锭 ··················· 193

喉咽清口服液 ············· 226

蛲虫药膏 ················· 189

蛤蚧定喘胶囊 ·············· 49

跌打丸 ··················· 207

跌打活血散 ··············· 207

跌打镇痛膏 ··············· 208

暑症片 ···················· 37

舒心口服液 ················ 82

舒尔经颗粒 ··············· 158

痛经丸 ··················· 159

痛经宝颗粒 ··············· 159

普乐安片（前列康） ········ 127

湿毒清胶囊 ··············· 238

温胃舒胶囊 ················ 58

滋心阴口服液 ·············· 80

十 三 画

槐角丸 ··················· 199

感冒止咳颗粒 ·············· 45

感冒退热颗粒 ·············· 33

感冒清热颗粒 ·············· 28

感冒舒颗粒 ················ 33

愈风宁心片 ··············· 111

愈裂贴膏 ················· 236

解肌宁嗽丸 ··············· 176

解郁安神颗粒 ·············· 97

新血宝胶囊 ··············· 142

新型狗皮膏 ··············· 134

新清宁片 ················· 227

障眼明片 ················· 210

十 四 画

槟榔四消丸 ················ 58

酸枣仁合剂 ················ 95

稳心颗粒 ················· 88

鼻炎片 ··················· 216

鼻炎康片 ················· 218

鼻渊丸 ··················· 218

鼻渊舒口服液 ············· 217

鼻窦炎口服液 ············· 216

精制冠心胶囊 ·············· 82

十 五 画

橘红丸 ···················· 42

橘红化痰丸 ················ 49

镇咳宁胶囊 ················ 40

镇脑宁胶囊 ··············· 102

癃清片 ··················· 125

十 六 画

糖尿灵片 ················· 120

糖脉康颗粒 …………………… 121

避瘟散 …………………………… 35

十 七 画

藏青果颗粒 …………………… 223

十 八 画

藿香正气水 ……………………… 30

藿胆片 …………………………… 217

礞石滚痰丸 ……………………… 95

十 九 画

癣灵药水 ……………………… 235

癣湿药水 ……………………… 235

二十一画

麝香风湿胶囊 ………………… 133

麝香保心丸 ……………………… 79

主要参考书目

［1］国家药典委员会．中华人民共和国药典临床用药须知（中药成方制剂卷）［M］．北京：中国医药科技出版社，2011．

［2］范碧亭．中药药剂学［M］．上海：上海科学技术出版社，2002．

［3］俞丽霞．中成药药理学［M］．杭州：浙江大学出版社，2007．

［4］王永炎．中医内科学［M］．上海：上海科学技术出版社，1999．